高等职业教育智慧养老创新教材

供高等职业教育老年保健与管理、智慧健康养老服务与管理、护理、健康管理等相关专业使用

# 老年人常用照护技术

主　审　张黎明

主　编　张　秀

副主编　吴黎明　高　华　马艳华

编　者　（按姓氏汉语拼音排序）

卜鸿翔（张家口宣钢医院）

程　芳（唐山市截瘫疗养院）

董云青（山东医学高等专科学校）

高　华（广州卫生职业技术学院）

李文俊（北京社会管理职业学院）

马艳华（首都医科大学附属北京同仁医院）

谭　庆（重庆三峡医药高等专科学校）

吴黎明（唐山职业技术学院）

张　秀（新里程健康产业集团）

张　悦（中国人民解放军总医院第五医学中心）

张黎明（中国人民解放军总医院）

赵久华（皖西卫生职业学院）

周砚春（包钢集团第三职工医院）

科学出版社

北　京

# 内 容 简 介

本教材根据健康老龄化的社会发展需要，适应高等职业教育改革发展的新趋势，从老年人群的健康需求出发，以医养结合老年服务人才的岗位职业能力需求为导向，以养老护理员的职业标准和健康照护师的职业规范为依据设计教学内容。教材设计结合本专业学生的就业方向及人才培养要求，将所学内容分为老年照护的职业认知，老年人常用照护技术（包括老年人清洁照护、起居照护、睡眠照护、饮食照护、排泄照护、冷热应用、生命体征测量、疼痛照护、给药照护、安全移动照护、安全风险防范处理与急救、康复照护、失智照护、临终照护）。"老年人常用照护技术"是一门实践性学科，对老年人照护中常用的技术做出了较为详尽的规范，并列出技术操作步骤要点及注意事项，可操作性和实践性强。

本教材可供高等职业教育老年保健与管理、智慧健康养老服务与管理、护理、健康管理等相关专业的学生、从事老年健康服务行业的照护者和管理者学习培训使用。

**图书在版编目（CIP）数据**

老年人常用照护技术 / 张秀主编 . —北京：科学出版社，2023.6
高等职业教育智慧养老创新教材
ISBN 978-7-03-075403-5

Ⅰ .①老… Ⅱ .①张… Ⅲ .①老年人－护理学－高等职业教育－教材
Ⅳ .① R473.59

中国国家版本馆 CIP 数据核字（2023）第 068711 号

责任编辑：谷雨擎 / 责任校对：周思梦
责任印制：赵 博 / 封面设计：涿州锦晖

科学出版社 出版
北京东黄城根北街16号
邮政编码：100717
http://www.sciencep.com
三河市春园印刷有限公司印刷
科学出版社发行 各地新华书店经销
*
2023年6月第 一 版 开本：850×1168 1/16
2024年8月第三次印刷 印张：16
字数：460 000
**定价：99.80元**
（如有印装质量问题，我社负责调换）

# 前　言

党的二十大报告对新时代新征程上推进健康中国建设作出了新的战略部署，提出"把保障人民健康放在优先发展的战略位置"。这凸显了以人民为中心的发展思想，是推进中国式现代化的重要内涵。这对医药卫生事业提出了更高要求。贯彻落实党的二十大决策部署，积极推动健康事业发展，离不开人才队伍建设。教材是教学内容的重要载体，是教学的重要依据、培养人才的重要保障。本次教材编写旨在贯彻党的二十大报告精神，坚持为党育人、为国育才。

为贯彻落实《职业教育提质培优行动计划（2020—2023年）》《"十四五"国家老龄事业发展和养老服务体系规划》重大部署，推动养老服务人才教育发展，培养养老服务行业高素质技术技能人才。按照高等职业教育老年保健与管理专业、智慧健康养老服务与管理专业的国家教学标准，确立了课程教学内容并编写了本教材。

本教材内容涵盖了养老机构照护人员的岗位需求和职业技能要求，共分为十四个章节，主要包括"老年照护的职业认知""老年人清洁照护技术""老年人起居、睡眠照护技术""老年人饮食照护技术""老年人排泄照护技术""老年人冷热应用技术""老年人生命体征测量技术""老年人疼痛照护技术""老年人给药照护技术""老年人安全移动照护技术""老年人安全风险防范处理与急救技术""老年人康复照护技术""老年人失智照护技术""老年人临终照护技术"。教材定位准确、框架合理，突出前瞻性和实用性，从多个角度帮助学习者理解和掌握老年照护服务的专业技能和质量要求，为职业院校的相关专业学生掌握老年照护技能提供了参考资料。

本教材根据健康老龄化的社会发展需要，适应高等职业教育改革发展的新趋势，从老年人群的健康需求出发，以医养结合老年服务人才的岗位职业能力需求为导向设计教材内容。教材设计结合本专业学生的就业方向及人才培养要求，是一门实践性学科，对老年人照护中常用的技术做出较为详尽的规范，可操作性和实践性强。教材编写旨在以"人"为中心实现整体照护服务，遵循养老护理员国家职业技能标准、1+X老年照护职业技能等级证书要求和老年照护师规范，对接世界技能大赛和全国职业技能大赛的各项技能要求，以"互联网+"的信息化教学模式编写本教材，为更好地培养适应新时代发展需求，专业化、职业化、规范化的老年保健与管理应用型人才服务。

当下老年照护理论和实践不断发展，本教材也及时体现近年来老年照护领域取得的新成果，在科学出版社的精心组织下，我们创新内容，力求做到以人为本，有利于学生职业和技能发展。

在编写过程中，我们参考了相关的著作和文献资料，各编者单位也对相关工作给予了大力支持，在此表示感谢。由于编写时间仓促，教材中可能存在不足之处，恳请广大读者批评指正，以便进一步修订和完善。

编　者

2022 年 10 月

# 配 套 资 源

欢迎登录"中科云教育"平台，**免费**数字化课程等你来！

## "中科云教育"平台数字化课程登录路径

### 电脑端

▶ 第一步：打开网址 http://www.coursegate.cn/short/I9CSW.action

▶ 第二步：注册、登录

▶ 第三步：点击上方导航栏"课程"，在右侧搜索栏搜索对应课程，开始学习

### 手机端

▶ 第一步：打开微信"扫一扫"，扫描下方二维码

▶ 第二步：注册、登录

▶ 第三步：用微信扫描上方二维码，进入课程，开始学习

**PPT 课件，请在数字化课程中各章节里下载！**

# 目　录

第七次全国人口普查数据显示，60岁及以上人口已经达到2.64亿，占总人口的18.7%，65岁及以上人口1.9亿，达到总人口的13.5%。我国是世界上老年人口规模最大的国家，也是世界上老龄化速度最快的国家之一。"十四五"时期，我国人口老龄化程度将进一步加深，60岁及以上人口占总人口比例将超过20%，进入中度老龄化社会。在这样的背景下，贯彻积极应对人口老龄化国家战略，夯实养老服务高质量发展人才根基，建立一支高素质、强技能的养老服务队伍，呼应亿万老年人及其家庭热切期盼，是各级政府部门的重要职责。

# 第1节　职业道德与职业素质

 **案例 1-1**

> 照护人员小李从事养老照护工作有五年了，由于她所在的养老机构业务扩大，需要选拔一名技术过硬、擅长管理的照护组长，于是小李积极参加竞聘，最终却竞聘失败了，原因是小李在照护老年人的过程中，为了提高工作效率，总是替老年人做主，如经常不经老年人同意联系其家属，不经商量就替老年人安排活动时间和内容。
>
> 　　问题：1. 老年照护人员应该怎样提升自己的职业素质？
> 　　　　　2. 老年照护人员的岗位职责有哪些？
> 　　　　　3. 老年照护人员应遵守哪些职业道德？

《"十四五"健康老龄化规划》提出"增加从事老年护理工作的医疗护理员数量，加大培训力度，开展职业技能培训和就业指导服务，培训一批老年方向的医疗护理员，充实老年健康特别是长期照护服务队伍。"这就要求在养老服务相关专业学历教育和老年照护人员职业技能培训中，加强职业道德与职业素质的培养。

## 一、岗位职责

老年照护也称老年照护服务，是指经过各级岗位技能培训、获得相关专业能力证书的专业照护人员为养老机构、社区服务机构、居家的失能或半失能老年人提供的包括进食、排泄、清洁、睡眠、助行等生活照料服务和专业照护服务。老年照护人员是指能够为老年人提供基础照护、日常生活照护和康复服务的技术人员。老年照护人员应履行岗位职责，高质量完成各项工作任务，为老年人健康照护事业贡献力量。

### （一）服务对象

**1. 为老年人服务**　老年照护人员直接承担着为老年人服务的工作，从工作的第一天开始，就要做好全心全意为老年人服务的思想准备。

**2. 为养老机构服务**　在我国养老事业发展中，养老机构发挥了积极的作用，养老照护人员要以高度的责任感为养老机构服务，同时在养老照护工作中实现个人的价值。

**3. 为社会服务**　老年照护人员的工作是社会分工的一部分，面对社会和老年人的需要，老年照护人员应本着勇于承担社会使命、为社会负责的精神，为我国养老事业贡献力量。

**（二）服务内容**

**1. 清洁照护** 为老年人整理更换床单、清洁口腔、清洁与梳理头发、清洁身体、更衣等；为卧床老年人预防压力性损伤和对房间进行消毒等。

**2. 睡眠照护** 对老年人进行睡眠照护，帮助老年人获得良好睡眠。

**3. 饮食照护** 帮助老年人科学合理进食进水，为进食困难的老年人提供鼻饲进食的服务。

**4. 排泄照护** 帮助老年人安全顺利排泄，如协助如厕、帮助卧床老年人使用便器、更换尿垫与纸尿裤；帮助老年人呕吐时变换体位，使用人工取便的方法辅助老年人排便等；能够为留置导尿的老年人更换一次性尿袋，为肠造瘘的老年人更换造口袋等。

**5. 冷热应用** 帮助老年人使用热水袋、湿热敷，使用冰袋或温水拭浴为高热老年人进行物理降温。

**6. 用药照护** 协助老年人正确口服用药，对有需要的老年人协助进行雾化吸入和使用（眼、耳、鼻等）外用药。

**7. 配合专业人员提供以下照护** ①应急救护，协助医护人员进行老年人外伤的初步止血应急处理、摔伤后的初步处理、骨折后的初步固定及搬运、氧气吸入操作等，并配合为老年人处理烫伤，异物、痰液堵塞，跌倒和心搏骤停的心肺复苏等。②转运照护，帮助老年人使用助行器进行活动，使用轮椅和平车转运老年人。③日常生活能力训练，组织老年人进行穿脱衣服训练和站立、行走等训练活动。④安宁照护，为临终老年人提供心理慰藉服务，并及时清洁遗体、配合家属整理遗物等。

## 二、职业道德

职业道德是人们在从事职业活动中所应遵循的，主要依靠社会舆论、传统习惯和内心信念来维持的，与该职业活动直接相关的行为规范总和。职业道德与劳动者素质之间关系非常紧密。加强老年照护人员职业道德建设，有利于提高照护质量，促进尊老、敬老的良好社会风气的形成。

**（一）职业道德的内涵**

**1. 道德** 道德是社会、阶级调节人与人之间，个人与社会、与自然之间各种关系的行为规范的总和。道德是由社会舆论、传统习惯、所受教育和信念所维持，表现为思维、言论、行为等，最终成为行为准则和评判标准。

**2. 职业道德** 职业道德是指人们在职业生活中应遵循的基本道德，是职业品德、职业纪律、专业胜任能力及职业责任等的总称，是与人们的职业活动紧密联系的符合职业特点所要求的道德准则、道德情操与道德品质的总和。它既是在职业活动中的行为标准和要求，同时又是职业对社会所负的道德责任与义务。

**3. 职业道德的特点** 在道德的基础上突出了行业性、连续性、实用性、规范性、社会性、时代性。从事社会服务的人员应遵循爱岗敬业、诚实守信、办事公道、优质服务等原则，通过职业自律体现行业的价值观，促进企业文化建设和团队凝聚力，进而促进社会和谐进步。

**（二）职业道德作用**

**1. 职业道德是职业成长的根基** 合格的从业者不仅需要具备基本的知识和工作技能，而且还需要具备所从事专业的道德素质。特别是敬业、诚信、勤俭、公正、团队协作、创新等职业精神，这是个人成长和发展历程的必然要求，职业道德是一个人事业发展、成功的基础条件。

**2. 职业道德是良好社会风气的保证** 社会风气是人们的精神面貌和社会关系的综合反映，职业道德对于提高公民道德素质、形成良好社会道德风尚具有重要的推动作用。如果每个人都自觉遵守社会主义荣辱观，树立正确的世界观、人生观和价值观，就会在全社会形成知荣辱、讲正气、促和谐的良好风尚。

**3. 职业道德是社会经济发展的原动力**　职业道德是推动社会主义经济发展和物质文明建设的重要力量。职业道德的内容一旦被人们认同接受并内化为内心信念并付诸行动时，人们就能够正确地处理个人、他人、职业、社会之间的关系，自觉地承担社会责任和义务，并在自己的工作岗位上充分发挥各自的聪明才智、充分调动其主动性、积极性和创造性，职业道德就会成为人们努力工作的强大推力，并消除社会危害因素，促进社会主义经济持续、健康、快速发展，就会创造出更多的物质财富，对社会的物质文明建设起到巨大的推动作用。

### （三）老年照护人员职业道德

**1. 公正、中立的职业道德**　每位老年人都是独立的个体，在照护过程中需要个性化服务，应平等对待每一位老人，尊重老人及家属，遵循中立原则，维护老年人的自立性，保守老年人及家庭的信息、财产秘密，保护其生命及财产安全，正确认识老人疾病发生、发展情况，观察老年人的身心变化，进行适当干预，严格执行老年人专业照护实践的原则。

**2. 尊老、敬老、大爱的职业情怀**　从老年人的角度出发，理解老年人的身心痛苦和压力，给予他们安慰、同情、赞美和尊重。照护人员一个微笑，一个拥抱，就可以带给他们鼓励。细致观察老年人有无异常情况并给予相应处理，可减轻老年人的痛苦，让老年人的生活更舒适。与团队成员团结协作，廉洁奉公，自尊自爱，奉献老年照护事业。

**3. 保守、尊重老年人隐私的职业素养**　有些老年人不能准确表达自己的愿望、感受，需要照护人员每天和老年人互动，并细心观察，了解老年人身心、家庭、社会状况。及时掌握老年人的需要，为老年人提供适合的帮助，并做好书面记录，照护操作中注意保护老年人生理隐私，日常照护中保护老年人及其家庭相关信息，维护老年人的合法权益。

🔗 **链 接**　新时代公民道德建设实施纲要

《新时代公民道德建设实施纲要》指出：要把社会公德、职业道德、家庭美德、个人品德建设作为着力点。推动践行以文明礼貌、助人为乐、爱护公物、保护环境、遵纪守法为主要内容的社会公德，鼓励人们在社会上做一个好公民；推动践行以爱岗敬业、诚实守信、办事公道、热情服务、奉献社会为主要内容的职业道德，鼓励人们在工作中做一个好建设者；推动践行以尊老爱幼、男女平等、夫妻和睦、勤俭持家、邻里互助为主要内容的家庭美德，鼓励人们在家庭里做一个好成员；推动践行以爱国奉献、明礼遵规、勤劳善良、宽厚正直、自强自律为主要内容的个人品德，鼓励人们在日常生活中养成好品行。

## 三、职业素质

每位劳动者，无论从事何种职业，都要具备一定的职业素质。良好的职业素质能帮助老年照护人员顺应社会竞争、人际交往和工作的压力。热爱自己的工作，练就过硬的技能，树立职业的责任感和荣誉感是每位老年照护人员应具备的素养。

### （一）忠于职守，热爱本职工作

老年照护人员热爱自己的工作岗位，热爱本职工作，以正确的态度看待自己的工作，树立职业的责任感和荣誉感，认识到自己工作的重要性和社会意义，对自己的工作有极强的荣誉感和责任感，全身心投入自己所从事的工作中，练就过硬的技能，不断提高服务质量，打造服务品牌。老年照护人员承担着为老年人服务的一线工作。他们不仅是为老年人提供照顾和帮助，更担负着对老年人家庭和社会的重托。在工作中要处处为老年人着想，在实际行动中体现以老年人为本的理念，从老年人的根本利益出发，满足老年人的合理需要，切实保障老年人的权益，让老年人体会到全社会对他们的尊敬和关怀。

### （二）遵章守规，规范工作程序

首先，老年照护人员在照料老人时，从生活照料、用药照护到康复协助，都要有详细的流程，对每一种照护要求提供哪些服务内容都要有明确规定，照护人员都要实事求是、不折不扣地完成，白天晚上一个样，家属在和不在一个样。其次，要注重处理个人事情的程序。在日常生活中有些思想情绪也属正常，但是不可以带着情绪工作，任何事都要按章办事。最后，注重和家属沟通的程序，在家属向照护人员沟通了解老人生活情况时，要求老年照护人员把握好度，不了解的事情不要讲，不私下打电话或以其他形式联系家属。

### （三）遵纪守法，自律奉献

**1. 遵纪守法**　法律法规不仅是照护人员对老年人进行照护服务的依据，也是自身行为的准则和维护服务对象及自身权益的有力工具。一个合格的老年照护人员必须具有法律意识，掌握相关的法律规定，同时正确认识到自己的法律地位、法律权利、法律责任，做到知法、讲法、守法。

**2. 自律奉献**　奉献是一种忘我地全身心投入的精神。自律奉献，要求老年照护人员在对老年人的照护服务中处处为老年人着想，严格要求自己，积极进取，精益求精，不断提高老年照护服务水平，在岗位上恪尽职守、尽职尽责，把自己的青春和才能奉献到为老年人服务的光荣事业中去。

### （四）团队合作，具备全局意识

注重全局意识，服从工作安排，老年照护工作是一个整体，只有每位老年照护人员工作认真负责，才能提高整个机构的照护水平，才能创立良好的品牌。注重全局意识，同事之间互帮互助，相互协作，不相互推诿责任，不相互诋毁，更不要相互隐瞒。

# 第2节　行为规范与礼仪要求

**案例 1-2**

王奶奶，78 岁，老伴已去世，儿女在外地工作，被送来康养中心，照护人员小李负责协助王奶奶的日常生活。小李性格活泼，工作时穿着比较随便，有时工作服染上污渍也不及时更换和清洗，不喜欢听人唠叨，与老年人交流不多。王奶奶思想比较传统，也喜欢整洁，喜欢与人聊天，看不习惯的就要求小李改正。但小李不希望王奶奶说她，责怪王奶奶管得宽，王奶奶气得直流眼泪。照护组长了解情况后，与小李进行了交流，并提出了严肃批评，小李也认识到自己的错误并决心改正。

问题：1. 老年照护人员应遵循的行为规范有哪些？

2. 老年照护人员的工作礼仪有哪些？

3. 老年照护人员的日常礼仪有哪些？

老年照护人员不仅直接承担了老年人的生活照料和基础护理，而且还肩负着国家、社会、老年人家庭对老年人的关怀的重任。老年照护人员和老年人们朝夕相处，其精神风貌直接影响着老年人，因此照护人员文雅健康的风姿、稳健适度的步伐、自然亲切的微笑、热情体贴的言语，将会稳定老年人心态，激起老年人对生活的希望，唤醒老年人对美好事物的向往。

## 一、行为规范

为了建立和谐的人际关系，达到高水准的服务目标，老年照护人员要不断提高自身素质，掌握基本服务礼仪，包括卫生礼仪、着装礼仪、工作礼仪、服务态度、语言礼仪、举止行为礼仪等。规范到位的文明服务在尊重别人的同时也会赢得别人的尊重。行为规范是老年照护人员在为老年人服务中必须遵守和遵循的基本准则。

### （一）老年照护人员的卫生要求

**1. 日常卫生**　老年照护人员要养成良好的卫生习惯，保持口腔、身体无异味。

**2. 头发卫生** 要经常洗头发，头发修剪整齐，刘海不过眉，短发长度以不扫衣领为宜。如果留长发，要将头发在脑后挽成发髻，避免头发、头屑掉在老年人的饭菜上。

**3. 面部卫生** 老年照护人员可以略施淡妆，保持面部洁净，精神焕发，避免口、鼻、眼有分泌物，禁浓妆艳抹。

**4. 双手卫生** 老年照护人员要用"六步洗手法"常洗双手。饭前便后要洗手；清理便器后要洗手；整理老年人用品后要洗手；护理老年人后要洗手等。每周修剪一次指甲，不留长指甲，不涂指甲油，指甲下不存污垢。

### （二）老年照护人员的着装要求

**1. 干净整齐** 工作服装要干净平整，领口、袖口简单利落，所有扣子扣整齐，不缺扣，裤脚避免过长，应在鞋跟以上平脚面处。

**2. 色彩淡雅** 着装整体色彩要淡雅，上衣裤子颜色搭配要合理，忌色彩浓艳、黑色等。

**3. 协调得体** 工作服装要大方、合体、符合时令，不能过小、过紧，也不能过大、过松。夏季女士所穿裙装要到膝盖以下。

**4. 鞋袜轻便** 鞋子要软底轻便，袜子要和肤色相近。不宜穿凉鞋或靴子，不要光脚穿鞋、穿拖鞋。老年照护人员着装如图1-1所示。

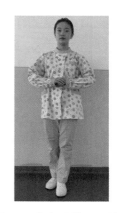

图1-1 老年照护人员着装

## 二、工作礼仪

在老年照护工作中，老年照护人员应严格遵守礼仪规范，热情周到地为老年人服务。在与每位老年人的接触中，要注意自己的行为举止，符合照护工作礼仪规范，才能给老年人留下美好的印象，营造出亲切、温暖的照护氛围。

### （一）老年照护人员服务态度

**1. 主动热情** 老年照护人员见到老年人、家属或来访者，要主动打招呼，微笑着问一声："您好！""您需要我帮助吗？"为了表示尊重，必要时可以行15°鞠躬礼。

**2. 耐心周到** 老年照护人员为老年人服务时，要想老年人所想，急老年人所急，耐心地为老年人解释，细心地观察老年人没注意到的问题，及时周到地为老年人解决，让老年人和家属体会到老年照护人员的爱心。

**3. 文明礼貌** 老年照护人员要有微笑的面容、真诚的眼神、优雅的肢体语言，要讲普通话，使用礼貌用语："您好""请""谢谢""对不起""没关系""请原谅""再见"等，不讲粗话，不大声喧哗，不发脾气。

**4. 尊重老年人及其家属** 老年照护人员要尊重老年人及其家属，熟悉和了解老年人健康状况，关心和体贴老年人及其家属。要做到换位思考：假如我也老了需要别人照顾，假如我也躺在这张床上，我希望老年照护人员怎样对待我？

### （二）老年照护人员语言礼仪

交谈是表现文明礼貌的重要方面，老年照护人员与老年人及其家属交谈时要和颜悦色，态度诚恳，音调平和，语速适中，谦虚亲切，回避隐私，不言人恶。遇到矛盾，要做到不急不躁，不推卸责任，温柔理性更容易得到人们的喜爱。

### （三）老年照护人员举止礼仪

**1. 站姿** 老年照护人员站立时所呈现的姿态，是最基本姿势，同时也是其他一切姿势的基础。良好的站姿能衬托出美好的气质与风度。

站姿的基本要求：头正、颈直、下颌微收、眼睛平视、双肩外展下沉、挺胸、收腹、立腰提臀、

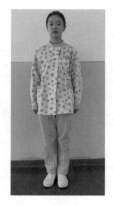

图1-2 老年照护人员站姿

腿直、手垂、重心稳；表情谦和、精神饱满。从正面看，全身笔直，精神饱满，双眼正视，两臂自然下垂置于身体两侧或者双手交叉搭放于腹前，双膝、双脚并拢，身体重心落于两腿正中。从侧面看，两眼平视、下颌微收，挺胸收腹，腰背挺直，身体重心置于双足的后部，整个身体庄重挺拔。老年照护人员的站姿，如图1-2所示。

**2. 行姿** 老年照护人员行走时要轻而稳，胸要挺，头要抬，肩放松，两眼平视，表情自然，自然摆臂。为老年人端饭菜、端饮料等，要屈肘，双手将物品平端在胸前稳步前行。不要低头含胸、左摇右晃、脚掌拖地。遇到紧急情况，可以小步快走，但要保持镇定，不要大步流星地快跑，避免制造紧张气氛。行走时，应以正确的站姿为基础，并且兼顾以下几个方面：①头正肩平；②两臂前后摆动；③挺胸收腹，重心前倾；④脚尖向前，步幅适中；⑤直线前进，自始至终；⑥全身协调，匀速前进。老年照护人员行姿，如图1-3所示。

**3. 坐姿** 正确的角度应该是上身挺直，头部端正、目视前方或面对交谈对象，双腿正放，上身与大腿，大腿与小腿均呈90°。双手掌心向下叠放于大腿之上，或放于身前的桌面上。侧坐时，双手相握搭放于身体侧向的腿上，最为适宜。坐有深坐、浅坐之别。在较为正式的场合，坐下之后不应坐满座位，也不可背靠座位的背部，只坐椅子的1/2～2/3，如图1-4所示。

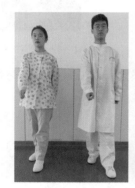
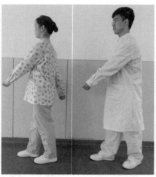
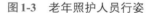

图1-3 老年照护人员行姿

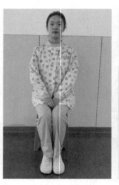
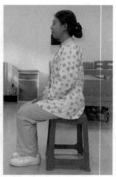

图1-4 老年照护人员坐姿

**4. 蹲姿** 蹲姿是指人下蹲时的姿势，是在站姿基础上的一种特殊姿态。常用于捡拾物品，帮助或照顾别人等情况时。

在站姿的基础上，下蹲时，左脚在前，右脚稍后，两腿靠拢并下蹲，左脚全脚着地，左腿小腿基本与地面垂直，右脚脚跟提起，脚掌着地，形成左高右低的姿态，臀部朝下，主要用右腿支撑身体。蹲下时，左手从身后抚平衣裙，双手掌心向下叠放在左侧的大腿上。脊背保持挺直，臀部向下，避免弯腰翘臀。男士两腿间可留适当的缝隙，女士则要两腿并紧。下蹲时应自然、得体、大方，两腿合力支撑身体，防滑倒，如图1-5所示。

**5. 手姿**

（1）垂放 是最基本的手姿。其做法有二：一是双手自然下垂，掌心向内，叠放或相握于腹前；二是双手自然下垂，掌心向内，分别贴放于大腿两侧，它多用于站立之时。

（2）自然搭放 是与他人交谈或进行一些服务时所采用的手势。站立时，两臂稍有弯曲，肘部朝向外侧，双手轻放桌面或病床尾挡上。坐位时，双肘自然分开、双手叠放或相握放在桌面上。

（3）持物 即用手拿东西。其做法多样，既可用一只手，也可用双手。但最关键的是，拿东西时应动作自然，五指并拢，用力均匀。不应翘起环指与小指，否则显得

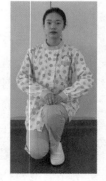

图1-5 蹲姿

故意作态。

（4）鼓掌 是用以表示欢迎、祝贺、支持的一种手势，多用于会议、演出、比赛或迎候嘉宾。其做法是以右手掌心向下，有节奏地拍击掌心向上的左掌。

（5）夸奖 主要用以表扬他人。其做法是伸出右手，跷起拇指，指尖向上，拇指指腹面向被称赞者。

（6）道别 是生活和工作中常用的手势。其做法是身体站直，目视对方，右手举起，不超过头顶左右摆动，表示"再见"之意。

（7）指示 用以引导来宾、指示方向的手姿。即以右手或左手抬至一定高度，五指并拢，掌心向上，以其肘部为轴，朝向目标方向伸出手臂。掌心向上有表示诚恳、谦逊之意。给来宾或客人引导方向时，忌用一个手指，指指点点。

### （四）持病历夹姿态

病历是重要的医疗文件，是老年人病情及整个治疗、照护过程的记录，也是整个照护过程的法律依据。病历夹是保存并便于随时书写病历的文件夹。手持病历夹的方法有：

**1. 左手持病历夹** 左手持病历夹的1/3和2/3交界处，放于前臂内侧，持病历夹的手靠近腰部，使病历夹与躯干呈锐角，如图1-6所示。

**2. 行走时持病历夹** 行走时，可用一手握病历夹中部，自然下垂，使病历夹固定于手臂和身体中间，不持夹的手前后自然摆动。持病历夹的手不可随意摆动，不能将病历夹甩来甩去，也不可将病历夹尾端朝下，否则容易导致病历掉出、丢失，如图1-7所示。

**3. 翻阅病历** 翻阅病历时，左手上臂和前壁成90°，将病历夹平稳托于前臂和左手上，右手可协助打开病历夹或记录等，如图1-8所示。

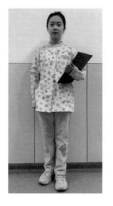 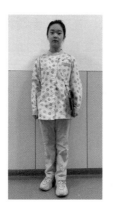 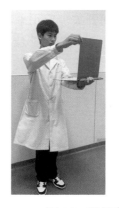

图1-6 左手持病历夹　　　图1-7 行走时持病历夹　　　图1-8 翻阅病历

### （五）端治疗盘的姿态

正确的端盘姿势配以轻盈稳健的步伐、得体的妆容，带给老年人的是一种精神安慰。

端治疗盘的姿态：双手端托治疗盘两侧中部，拇指在治疗盘的边缘，其他四指自然分开，托住盘底。双肘靠近腰部，肘关节成90°角，盘内缘距躯干3～5cm，贴近躯干，保持治疗盘重心平稳。注意拇指不可放进盘内，端起或放下治疗盘时，动作要轻、稳，盘的边缘不得触及工作服。端盘进门时，不可用脚踢门，而应用肩部或肘部轻轻推开，如图1-9所示。

### （六）推治疗车姿态

治疗车是运输照护操作中所需物品的工具。治疗车一般三面有护栏，无护栏的一面设有抽屉，用于存放物品。

照护操作中经常要用治疗车，正确的推治疗车姿势是照护人员位于无护栏侧，双手扶住两侧护栏，双臂均匀用力，重心位于前臂，上身向前倾斜。注意抬头、挺胸、收腹、直背，防止臀部撅起。推治疗车前进或停放时要平稳。推车过程中注意与车保持一定的距离，不可一只手随意拉着或推着治疗车行进。进出房间时需将车停稳，用手轻轻将门推开后，方能推车进入房间，不可用车撞开门或用脚踢开门，进入房间后应先关好门，再推治疗车至床旁。在走廊里推治疗车与老年人相遇时，应遵守"老年人先行"的原则，先将车停到一侧，请老年人先行，如图1-10所示。

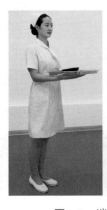 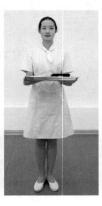　　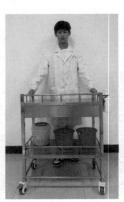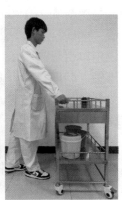

图1-9　端治疗盘　　　　　　　　图1-10　推治疗车

为保持推车时省力又姿势优美，要经常对车的各部位进行检查、维修。车轮处常使用润滑油，以防推车时发出过大响声，影响患者的休息和睡眠。

### （七）出入房间

在出入房间时应做到尊重患者并保证患者休息和治疗。正确的出入房间姿势注意以下几点。

**1. 注意房门的开关**　应用手轻推、轻拉、轻关，手端物品时则用肩或肘部。

**2. 注意面向**　进门时始终应面向对方，尤其是切勿反身关门背向对方。出门后关门时也应尽量面向房内之人，不要以后背示之。

**3. 注意顺序**　与其他人同时进入时应主动替对方开门或关门。若出入房间时恰逢他人与自己方向相反出入房间，则应主动礼让，一般是房内之人先出，房外之人后入。

## 三、沟通技巧

沟通是与老年人交换观念、表达态度、袒露心声的重要手段，也是与老年人建立良好关系的桥梁。有效的沟通，要求老年照护人员不仅要掌握沟通的知识和技巧，也要具备良好的沟通素养和专业态度。

### （一）沟通与交流技巧

**1. 言语恰当**　首先要征求老年人的意见，本人希望别人如何称呼他（她），按照老年人心愿称呼，并全员一致。要使用尊称，如爷爷、奶奶、叔叔、阿姨、大爷、大妈等。尊重老年人是沟通的桥梁，态度亲切和蔼，才会被老年人接纳认可。与老年人交谈时应语言简练、音调适中，使用标准规范的语言，让老年人能够正确接受。

**2. 善于倾听**　要认真倾听和接收、理解、思考老年人讲话的内容，同时创造一个轻松、自由倾听的良好氛围，使老年人能敞开心扉，将其不安、担忧之事及内心的想法都说出来。让老年人把话讲完，不要随意打断或插话。如"你别说了""我都听了好几遍了""说点别的"，这样的语言容易打消老年人倾诉的意愿，是照护人员切忌的。

**3. 反复核实**　初次与老年人交流时，对于老年人说话的重点给予重复，帮助老年人再次确认，避免发生误会。照护人员没有听清的事情，不要按照自己理解的意思去做，应该与老年人核实，最后对老年人与你交流的事情作总结，得到老年人的确认。

**4. 引导交谈**　开场白的技巧是交谈成功与否的关键，特别是对少言寡语的老年人，要微笑，以和蔼、关心、赞美的态度打开局面。当老年人交谈偏离话题时，要婉转地转变话题。结束交谈时也不要过于着急，从体贴老年人的角度结束话题，如"您累了吧，咱们休息一下以后再说好吗？"。

**5. 把握交谈的节奏和时间**　老年人反应比较慢，交谈的节奏不要过快。交谈要选择合适的时间，不要在吃饭时、休息时交谈，每次交谈的时间不要过长，以防止老年人身体劳累而引发不适。

**6. 适当的肢体语言**　适当的肢体语言会增进照护人员与老年人之间的亲密感情，简单的"握握手""摸摸脸""拍拍肩""拥抱一下"都有着人际交流与沟通的大学问。这些肢体语言将老年照护人员的爱和关怀传递到老年人的心里，使他们能配合照护工作的顺利进行，如图1-11所示。

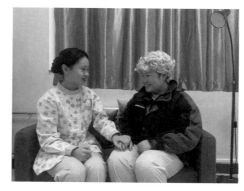

图1-11　老年照护人员与老年人沟通

**（二）沟通过程中的注意事项**

**1. 注意沟通的方式**　沟通可以闲谈开始，先让老年人谈喜欢聊的话题，增强彼此的亲和力与信任感，继而更多关心现在的切身问题，如是否碰到不开心的事情，身体有没有不舒服等。

**2. 因人而异的沟通技巧**

（1）固执、墨守成规的老年人　要注意多听他们的意见，循循善诱，注意不要与他们争吵，也不要强迫他们接受你的意见，要慢慢来，由他自己选择对自己有利的决定。

（2）自爱而寻求关心的老年人　尽可能满足其自爱心理，只要给予夸奖，多说说他们的好话，他们就马上可以改变态度，而且往往很容易与你建立关系。

（3）善疑、不易信任他人的老年人　对这样的老年人，要坦诚相待，要让他们感到你是在替他们着想，是站在他们的立场上而做的建议或提供帮助，他们一旦接受你，以后便很容易沟通。

**3. 善于调动潜在能力**　很多老年人，身体还很健康，精力依然充沛。对待这样的老年人，应根据每个人的经历与性格特点，善于给予支持与鼓励。

**4. 沟通与交流禁忌语言**

（1）涉及个人隐私　如收入、婚恋、经历或生理缺陷等。

（2）捉弄老年人的话题　不要说伤害老年人的话，用老年人的缺陷开玩笑等。

（3）令人反感的话题　引起老年人悲伤的话题尽量不要提起，如亲人去世、家庭矛盾、伦理道德的问题等。

（4）禁用的语气　如命令式，使老年人感到不被尊重，是种非常不礼貌的行为；质问式，给老年人一种受到训斥的感觉，老年人会出现抵触情绪，导致交谈失败。

# 第3节　职业防护

 **案例1-3**

王奶奶，81岁，体型偏胖，入住在一家养老院。王奶奶左侧肢体偏瘫，生活不能自理。晚上睡觉前，照护人员为王奶奶翻身，因用力过猛造成王奶奶头部碰到床挡出现淤青，照护人员的腰部也被扭伤。

　　问题：1. 怎样做到安全防护，积极预防老年照护人员的安全意外？

　　　　　2. 工作中如何避免职业损伤，做好防护？

职业防护是指医务工作者在医疗、护理等临床工作中对带人类获得性免疫缺陷病毒等传染病病原体的血液、体液、分泌物或器械等所致污染的预防规避。职业防护要求按照人体力学的原理进行照护工作，避免身体的损伤，要掌握标准预防技术，注重自身的职业安全，加强职业防护意识，增加防护措施力度，使照护人员的职业健康受到重视。

老年照护人员面临各种职业压力和职业风险，常见的有跌倒、肌肉拉伤、腰扭伤等。为了更好地做好老年人的照护工作，老年照护人员在工作中要注意安全防护，做到预防为主，关爱自己的健康，重视职业防护。在为老年人服务的同时必须做好自身安全防护，加强预防，保护身体健康。

## 一、标准预防

标准预防是基于患者的血液、体液、分泌物（不包括汗液）、排泄物、非完整皮肤和黏膜均可能具有传染性的原则，针对医院所有患者和医务人员采取的一组预防感染的措施。标准预防包括手卫生，并根据预期可能的暴露选用手套、面罩、隔离衣、口罩、护目镜或防护面屏。标准预防也包括穿戴合适的防护用品处理患者环境中污染的物品与医疗器械。老年照护工作中，标准预防是针对老年人和照护人员采取的一组预防感染的措施，照护人员在为老年人进行照护工作中严格遵守。

### （一）标准预防的基本特点

1. 标准预防：针对为所有老年人实施操作的全过程，不论老年人是否确诊或者是否传染均需采取的措施。

2. 强调双向预防：既要防止疾病从老年人传至照护人员，也要防止疾病从照护人员传至老年人。既要保护照护人员，也要保护老年人。

3. 既要防止血源性疾病的传播，也要防止非血源性疾病的传播。

4. 根据疾病的主要传播途径，采取相应的隔离措施。

### （二）标准预防技术

1. **手卫生** 洗手是最经济有效的防护措施。照护人员应掌握正确的六步洗手法（步骤不分先后，口诀：内外夹弓大立）：第一步（内）掌心相对，手指并拢，相互揉搓；第二步（外）手心对手背，沿指缝相互揉搓，交换进行；第三步（夹）掌心相对，双手交叉，指缝相互揉搓；第四步（弓）弯曲手指，使关节在另一手掌心旋转揉搓，交换进行；第五步（大）右手握住左手大拇指旋转揉搓，交换进行；第六步（立）将五个手指尖并拢放在另一手掌心旋转揉搓，交换进行；必要时，也可选择七步洗手法，第七步（腕），增加对手腕的清洗，彻底洗净双手。洗手方法如图1-12所示。

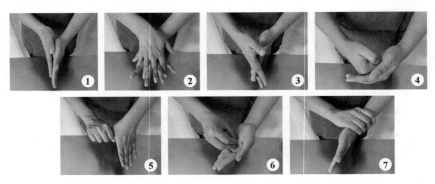

**图1-12 七步洗手法**

①掌心相对，手指并拢，相互揉搓；②手心对手背，沿指缝相互揉搓；③掌心相对，手指交叉，指缝相互揉搓；④弯曲手指关节，在另一手掌心旋转揉搓；⑤拇指在掌心旋转揉搓；⑥五指并拢，指尖在掌心旋转揉搓；⑦必要时，增加对手腕的清洗

WHO推荐手卫生"五个重要时刻"为"二前""三后"。"二前"：接触老年人前，进行清洁无菌操作前；"三后"：接触体液后，接触老年人后，接触老年人周围物品后。当手部有血液或其他体液等肉眼可见的污染时，应用肥皂或皂液和流动水洗手。手部没有肉眼可见污染时，宜使用免洗手消毒剂消毒双手代替洗手。接触老年人的血液、体液和分泌物及被传染性致病微生物污染的物品后，

直接为传染病老年人进行检查、治疗、照护或处理传染病老年人污物之后应先洗手，然后进行卫生手消毒。

**2. 戴手套** 根据不同操作的需要，选择合适种类和规格的手套。进行有可能接触老年人血液、体液的诊疗、护理、清洁等工作时应戴清洁手套，接触老年人黏膜或破损的皮肤时应戴无菌手套。操作完毕，脱去手套后立即进行手卫生。手部皮肤破损时应戴双层手套。戴手套操作过程中，应避免已经污染的手套触摸清洁区域或清洁物品。戴手套步骤如图1-13所示。

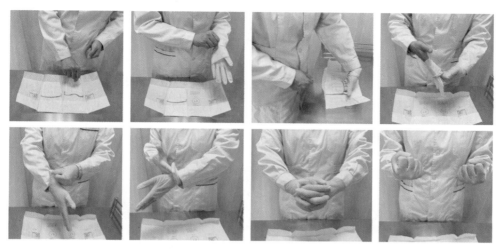

图1-13 戴手套步骤

**3. 穿隔离衣、防护服** 用于保护照护人员避免受到血液、体液和其他感染性物质污染，或用于保护老年人避免感染。接触经接触传播的感染性疾病老年人，如传染病老年人、多重耐药菌感染老年人等时，均应穿隔离衣或防护服。有可能发生老年人血液、体液大面积飞溅污染身体时，穿戴具有防渗透性的隔离衣或防水围裙，防护鞋套或靴套，如图1-14、图1-15所示。

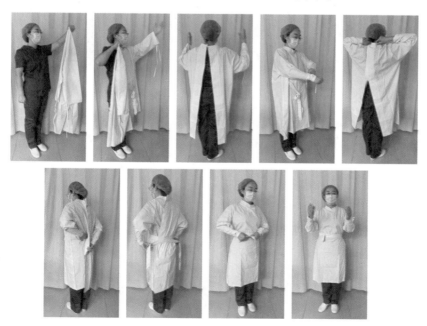

图1-14 穿隔离衣

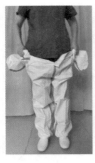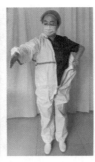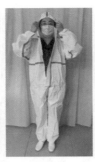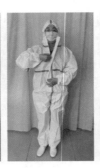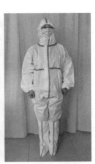

图1-15 穿防护服

**4. 戴口罩** 一次性医用外科口罩能阻止患者血液、体液和飞溅物传播，老年照护人员在工作过程中必要时佩戴。医用防护口罩能阻止经空气传播的直径≤5μm的感染因子或近距离（＜1m）接触经飞沫传播的疾病而发生感染。接触经空气传播或近距离接触经飞沫传播的呼吸道疾病老年人时，应戴医用防护口罩（图1-16）。

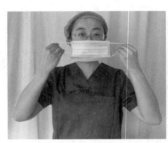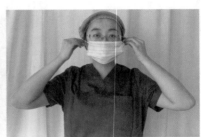

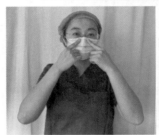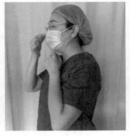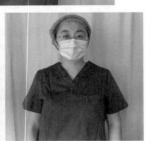

图1-16 戴口罩

**5. 戴护目镜、防护面罩** 是防止老年人血液、体液等具有感染性物质溅到人体眼部、面部的用品。老年照护人员在进行操作时，可能被血液、体液、分泌物等喷溅；近距离接触经飞沫传播的传染病老年人时应使用护目镜或防护面罩；佩戴前应检查有无破损，佩戴装置有无松懈。每次使用后应保持清洁与消毒。

各种类型的口罩、护目镜、面罩、隔离衣、防护服等应正确穿戴使用，以提供屏蔽保护。进行有可能发生老年人血液、体液飞溅到面部的操作时，佩戴具有防渗透性的口罩及护目镜，如图1-17所示。

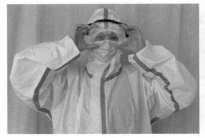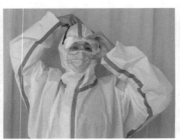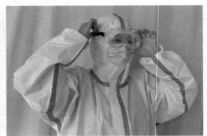

图1-17 戴护目镜

**6. 消毒与隔离** 不使用未经清洁或者消毒的器械及物品，可重复使用的应清洁消毒灭菌。落实日常环境设施清洁和卫生处理程序，有助于维持适当的卫生或环境的控制。严格遵守"分类收集、专区存放、密闭运送和集中处置"的医疗废物处置原则；严格污染物入袋制度，不同类别的污染物分别使用不同颜色、有标识的污染袋分开收集（普通生活垃圾用黑色垃圾袋盛放、一般污染的医疗垃圾用黄色垃圾袋盛放、严重污染的医疗垃圾用红色垃圾袋盛放），装满3/4时，要收集运送。污染袋未破损或袋外未被污染，单层即可，否则需要双层，并按规定无害化处置。不应用手直接接触污染的针头、刀片等锐器。废弃的锐器应直接放入耐刺破、防渗漏的专用锐器盒中；重复使用的锐器，应放在防刺破的容器内密闭运输和处理。在处理医疗废物工作时应做好防护，穿工作服、戴工作帽、戴口罩、穿隔离衣、戴厚质乳胶手套、穿防水胶鞋或长筒胶靴，近距离操作或可能有液体溅出时佩戴护目镜。应密封运送被老年人血液、体液、分泌物、呕吐物、排泄物污染的被服。

**7. 呼吸道卫生和咳嗽礼仪** 适用于医疗机构、社区和家庭，是控制潜在呼吸道感染的重要措施。咳嗽或喷嚏时掩住口鼻，将用过的纸丢弃，进行手卫生。有呼吸道感染症状的患者、探视者、照护人员等应采取呼吸道卫生相关感染控制措施，如佩戴口罩、注意咳嗽礼仪等。

## 二、职业安全预防

### （一）预防跌倒

**1. 保持健康** 照护人员要注意营养、休息和运动，保持良好的身体素质和精神状态。

**2. 工作谨慎** 照护人员在工作中要稳重、细致、谨慎，完成工作任务前先排除安全隐患。

**3. 鞋子合脚** 照护人员应穿低跟防滑软底鞋，鞋子要合脚。

**4. 光线充足** 照护人员在进行工作时，要保证工作场所的照明亮度。

**5. 地面整洁** 随时清除工作场所的障碍物，照护人员要始终保持工作地面的清洁和干燥，这是卫生的需要，也是安全的需要。

**6. 加强合作** 高空取物、搬抬重物或照护体重过大的老年人时，要注意与同事配合协作，共同完成工作。

### （二）预防肌肉拉伤

**1. 合理安排运动** 照护人员要注意平日合理安排有规律的运动，以锻炼肌肉，预防骨钙丢失，增加机体的平衡性和反应的灵活性。

**2. 做好准备活动** 照护人员在工作前应充分做好准备活动，要注意加强易拉伤部位肌肉力量和柔韧性的锻炼，如肩部、臂部、腰部和腿部。

**3. 运用人体力学** 照护人员工作前充分做好准备活动，运用人体力学原理，使身体保持正确的姿势和平衡来解决工作中的实际问题，这样不仅可以提高工作效率，也可以减少疲劳和伤害的发生。

**4. 注意局部保护** 照护人员为老年人服务时，手臂要灵活，脚跟要站稳，不要急拉、急拽。搬运重物时，不要急转身或扭动背部。

**5. 受伤后处理**

（1）休息 注意身体的感受，在出现疼痛或不适时，应停止活动，立即休息。休息可避免更严重的伤痛。

（2）冷敷 冷敷可减轻痉挛，缓解疼痛，收缩血管，限制伤处的血液供应，减轻肿胀。受伤部位发生疼痛或肿胀时，根据伤情在伤后24～72h进行冷敷。冷敷一般每次20～30min，每隔2～3h 1次，持续性冷敷不超过24h。冷敷的温度越低越好，但是不能低于5℃，避免冻伤。睡眠时不宜冷敷，避免无意识冷敷造成冻伤。

（3）加压包扎 如果出现出血或皮下淤血，可加压包扎以减轻疼痛和肿胀。

（4）抬高患肢 如四肢受伤，可以抬高患肢，以减少伤处的血液供应，减轻肿胀。

（5）热敷 热敷可舒缓紧张的肌肉，增加局部血液供应，促进康复。热敷一般在受伤的后期应用。

## （三）预防腰扭伤

**1. 腰扭伤预防措施**

（1）注意身体锻炼 做到起居有规律，适当进行体育运动，以促进血液循环，强身健骨，预防腰扭伤。

（2）避免腰部受凉 寒冷是危害身体的因素之一，腰部是最易受凉的部位，受凉后，轻微的动作就可能会使腰部扭伤，造成腰痛。

（3）避免环境潮湿 潮湿会使血管收缩，造成局部组织血液供应不足，使肌肉收缩产生代谢产物，刺激神经产生腰痛。潮湿不直接引起腰痛，但是容易引起受凉，因受凉而引起腰痛。因此，照护人员要避免衣服潮湿，同时也要保持工作环境干燥。

（4）避免久坐 久坐时，人的腰背挺直，使骨盆和关节长时间负重，椎间盘和棘间韧带长时间处于紧张僵硬状态，日久便会产生腰背疼痛。

（5）运用人体力学原理 在做移动、搬运照护时，为避免腰部关节、肌肉的损伤，要学会运用人体力学原理，发挥背肌、腿部肌肉等的主要大肌肉群的作用，并且尽量让老年人靠近自己，达到重心合一，把压力分散到身体各个部位，运用大关节、大肌肉群的活动完成照护。

**2. 腰扭伤后处理**

（1）休息 发生腰扭伤后立即停止工作，注意休息，一般需坚持平卧硬板床3～5日，保证损伤的组织有充分修复的时间，预防形成慢性腰痛病。

（2）治疗 要根据医生的建议进行相应的治疗。受伤早期不宜进行推拿、按摩、热疗等处理。

## （四）预防常见疾病

**1. 流行性感冒（简称流感）**

（1）常见症状 流行性感冒是一种由流感病毒引起的急性上呼吸道传染病，其传播方式主要为空气飞沫传播和直接接触传播。潜伏期一般为1～3天，起病突然。流感病毒经口鼻入侵后，在黏膜上皮细胞中繁殖并达到一定数量后，可使体温迅速上升，出现高热、头痛、肌痛、眼球痛等全身不适的症状，体温可达39～40℃，一般3～5天后可自行消退。

（2）预防 ①社会性预防措施：在流感流行的季节，减少或暂停社会团体到养老机构组织集会和集体活动。②居室内预防措施：经常开窗通风换气，能使居室内病原体的数量下降。③个人预防措施：勤洗手，戴口罩，口罩应每隔4h更换一次，必要时随时更换口罩。注意生活规律，保持饮食均衡，不嗜烟酒，坚持锻炼身体。打喷嚏时用纸巾或用前臂衣袖遮住口鼻，避免飞沫在空气中传播。④室内消毒措施：老年人用过的餐具、衣物、手帕、毛巾等可选择煮沸、阳光曝晒和用0.05%含氯消毒液浸泡消毒，门把手、扶手、桌面、地面等可用0.05%含氯消毒液擦拭消毒，室内空气可用0.05%含氯消毒液喷雾消毒。

**2. 胃肠炎**

（1）常见症状 胃肠炎一般在进食后几分钟或几小时内发生，常见的有恶心、呕吐、腹痛、腹泻，有时伴有发热等症状。

（2）预防 ①良好的卫生习惯：注意个人卫生，做到饭前、便后要洗手，护理完老年人后要洗手，进行清洁工作后要洗手，接触食物前要洗手。②食用安全食品：照护人员要注意，不食用无标签或非正规生产厂家出产的食品，不食用过期变质的食品，不喝生水。③生吃瓜果要洗净。④食品选料要新鲜：照护人员食用鱼、虾、肉、蛋、奶等食品时必须保证选料新鲜、干净。⑤坚持饮食规律：一日三餐，做到规律进食，不暴饮暴食，也不可长时间空腹不进食，避免胃黏膜损伤，造成防御功能降低，导致胃肠炎。

### （五）预防来自老年人的伤害

**1. 加强防范**　老年人存在认知障碍或有焦虑情绪时，可能会发生摔东西、打人、骂人等行为，照护人员要做好评估，加强防范，避免伤害。注意不要在房间内存放热水瓶、玻璃制品、棍棒、金属制品和其他容易造成自伤或他伤的物品。

**2. 察言观色**　为情绪不稳定老年人服务时，要观察老年人，如果发现有对抗现象，尽量避免激惹对方，要以好言相劝，争取老年人配合。如果老年人异常烦躁，可以暂停服务或报告医生，待其情绪稳定后再继续完成照护工作。

**3. 安全制动**　必要时，对有打人习惯的老年人可适当进行安全制动，制动后再进行有关照护。但是要注意，制动前要征得老年人家属的理解和配合。

### （六）预防来自老年人家属的伤害

**1. 保持头脑冷静**　一旦与老年人家属发生了冲突，照护人员要保持冷静，不要与老年人家属争吵或发生肢体接触，注意与家属保持一定距离或暂时离开现场，预防事态扩大或被打事件发生。

**2. 寻求团队帮助**　迅速召集同事一起处理。

**3. 及时报告领导**　及时报告领导或负责人，由其出面帮助解决。

**4. 求助司法保护**　在老年人家属不听劝阻，出现出手打人、损坏公共物品等行为时，照护人员要及时拨打110报警。打电话时要注意讲清事情发生的地点和求助人姓名。如果发生损害行为，照护人员要保护好现场，并维持现场秩序，阻止其他人围观。

## 三、职业压力与应对

### （一）职业压力与心理压力

**1. 职业压力**　压力是个体对刺激产生的一种心理与生理上的综合感受。老年照护人员承受的压力已成为一种职业性危害，其经常感到身心疲劳、缺乏理解和尊重、职业满意度低、离职意愿强烈等。

**2. 心理压力**　从事养老照护工作的人员多为中年女性，多数老年照护人员处于围绝经期阶段，更年期女性情绪不稳定、记忆力减弱等心理特点也可能影响其工作与生活。老年照护人员作为主要照护者，经常面对各种半自理、失能、临终的老年人，工作琐碎而繁重，容易产生心理倦怠。老年照护人员首先要端正自己的态度，正确认识衰老、疾病和死亡，树立正确的人生观，正确排解不良情绪，适应不同环境的角色转换。

### （二）老年照护人员常见压力及应对

**1. 来自老年人的压力**　需要照护人员照顾的老年人，大多数高龄、失智、失能、生活不能自理、长期卧床、疾病缠身。面对衰老、疾病和死亡，照护人员承受着体力和心理的双重压力。应对：正确认识衰老、疾病和死亡。端正自己的态度，家家有老年人，人人都会老，关心今天的老年人，等于关心明天的自己。

**2. 来自老年人家属的压力**　个别家属傲慢无礼、吹毛求疵、无休止的挑剔，给照护工作带来了很多不利因素，增加了照护人员的心理压力。应对：作为照护人员，要体谅家属的难处，给家属以真诚的帮助。家属的合作是排解压力、做好照护工作的重要条件。

**3. 来自老年照护人员家庭及社会的压力**　老年照护人员的家庭成员对其工作不理解，使照护人员压力得不到宣泄。同时受传统观念的影响，社会对养老照护工作的偏见常常给老年照护人员带来更大的压力。应对：正确认识养老照护工作的意义，老年照护人员是在"帮天下儿女尽孝，替世上父母解难，为党和政府分忧"。老年照护人员应认识到自己工作的光荣和伟大。

# 第4节 伦理与法律规范

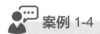 **案例** 1-4

刘奶奶，75岁，3年前因患阿尔茨海默病入住康养中心。照护刘奶奶的照护人员由小赵更换为小李。小李准备与刘奶奶聊天并陪伴其进行室外活动，但刘奶奶却不认得小李并拒绝她进入房间，打电话给她儿子说：家里进贼了，赶快回来抓小偷。照护组长闻讯赶来，安抚好刘奶奶，并强调在老年人照护中要重视基本伦理和相应的法律法规。

　　问题：1. 怎样识别常见伦理问题并运用伦理知识避免对老年人肉体和精神造成伤害？
　　　　　2. 会识别老年人常见权益问题，实施照护时不违反相关法律法规。

　　伦理和法律法规起到约束照护人员对老年人的照护行为的作用。伦理是指人与人相处的各种道德准则，伦理要求人的行动上没有对别人的肉体与精神造成伤害的行为。法律法规是指中华人民共和国现行有效的法律、行政法规、司法解释、地方性法规、地方规章、部门规章及其他规范性文件。

## 一、基本伦理学原则

### （一）老年照护的伦理原则

**1. 尊重原则**　尊重原则主要是指对老年人的自主性的尊重。老年照护人员应当尊重有自主能力的老年人自我选择、自我决策的权利和行为，尊重原则还包括对老年人知情同意的权利、老年人的隐私权。

**2. 不伤害原则**　不伤害是指在照护过程中不使老年人受到伤害，包括身体伤害（如疼痛、并发症、损伤、残疾和死亡等）和精神、社会伤害（如精神痛苦、经济损失和受侮辱歧视等）。

**3. 关爱原则**　关爱是一种自然感情，任何人都需要这种感情。关爱作为伦理原则的核心，是锤炼职业道德意识、指导照护行为、修炼道德情操的灵魂。照护人员要不断加强道德修养，培养一种自觉的伦理关爱。

**4. 公正原则**　公正是指不偏私、不偏袒和正直。具体表现为对一定社会的性质、制度及相应的法律、法规、章程和惯例等的合理性和合理程度的要求和判断，社会公正是衡量社会合理性和进步性的一个标志。个人公正，指个人的一种优良品德，主要表现在个人为人处世中，能以当时社会的法律、规章和惯例等为标准，严格规范自己的行为，正直做人，办事公道，能够保持自己行为的合法性、合理性和正当性。

### （二）老年照护的常见伦理问题

**1. 缺乏人文关怀**　最显著表现是照护中缺乏耐心和爱心。缺乏耐心是指照护人员对记忆力减退、听力不好、动作迟缓的老年人表现出的不耐烦情绪。对卫生状况差的老年患者，职业照护人员置之不理，甚至连基本的照护操作都不愿意执行。

**2. 忽视心理关怀**　老年人的风险承受力下降，情感脆弱，容易出现孤独、寂寞、情绪低落，心理上畏惧疾病和死亡，渴望得到周围人和家人的关心。照护人员一般情况下只是遵照医嘱对老年患者进行生理照护，只做自己的照护操作。

**3. 漠视和不尊重**　相对于缺乏人文关怀和忽视心理关怀而言，漠视和不尊重是一种程度较重的职业照护违背伦理道德表现，对老年患者的身心所带来的后果也是相当严重的。漠视和不尊重从语言方面来说，体现在照护人员对老年患者的恶语相向。例如，照护人员有的会直接对老年患者表达"你怎么这么脏"等语言。

### （三）防范策略

**1. 尊重服务对象的人格**　在照护服务中，照护人员会接触到一些特殊的老年人，如长期患病老年人、精神疾病老年人等，照护人员在工作中应以人道的需要行事，有爱心、耐心和同情心，要尊重这些特殊老年人。

**2. 尊重服务对象的权利**　由于在养老机构这个特定环境，照护人员更要注意尊重服务对象的权利，保护他们的合法权益不受侵害。对每一位服务对象都应认真负责，慎独尽责。

**3. 公正地对待每一位服务对象**　照护人员在单独照护老年人时，对老年人的家庭背景、社会地位、经济状况要做到一视同仁，严格按照操作规程和职业伦理道德规范做好各项工作。

**4. 有高度的责任感和严格的自律性**　高度的责任感体现在对老年人的亲情慰藉，对老年病、慢性病等老年患者的心灵安抚，对逝者的临终关怀和善后处理。照护人员要以整个机构利益为重，对机构的所有老年人负责。

**5. 坚持团结协作精神**　在照护工作中，与相关人员建立团结协作关系，照护人员、医技人员同心协力，树立整体观念，相互配合，密切合作。

## 二、法律规范

随着我国老龄事业和养老体系建设快速发展，老年人权益保障和老年照护行业发展等方面的法规政策不断完善，国家出台了一系列老年照护相关法律法规，照护人员在老年照护体系中担负着重要任务，在工作中应不断学习相关法律法规并遵守规范和要求。

🔗 链接　《中华人民共和国老年人权益保障法》

老年人权益保障法包括法律、行政法、地方性法规、部门规章政策在内的老龄法律制度体系已经基本形成。

1996 年首次发布、后经几次修正的《中华人民共和国老年人权益保障法》以《中华人民共和国宪法》为依据，是中国第一部保护老年人合法权益和发展老龄事业相结合的专门法律。这部法律的第一条即明确了"为了保障老年人合法权益，发展老龄事业，弘扬中华民族敬老、养老、助老的美德，根据宪法，制定本法。"2009 年 8 月 27 日第一次修正，2012 年 12 月 28 日修订，2015 年 4 月 24 日第二次修正，2018 年 12 月 29 日第三次修正。

### （一）《中华人民共和国老年人权益保障法》相关知识

**1.《中华人民共和国老年人权益保障法》基本规定**

（1）实现"五有"　《中华人民共和国老年人权益保障法》规定，老年人是指六十周岁以上的公民。积极应对人口老龄化是国家的一项长期战略任务。国家和社会应当采取措施，实现老有所养、老有所医、老有所为、老有所学、老有所乐。

（2）优待老年人　国家建立多层次的社会保障体系，逐步提高对老年人的保障水平。国家建立和完善以居家为基础、社区为依托、机构为支撑的社会养老服务体系，倡导全社会优待老年人，每年农历九月初九为老年节。

**2. 家庭赡养与扶养**

（1）老年人的赡养与扶养　老年人的家庭成员应当尊重、关心和照料老年人。赡养人是指老年人的子女以及其他依法负有赡养义务的人。赡养人的配偶应当协助赡养人履行赡养义务。

（2）老年人的婚姻自由　老年人的婚姻自由受法律保护。子女或者其他亲属不得干涉老年人离婚、再婚及婚后的生活。赡养人的赡养义务不因老年人的婚姻关系变化而消除。

（3）老年人的财产安全　老年人对个人的财产依法享有占有、使用、收益和处分的权利，子女或者其他亲属不得干涉，不得以窃取、骗取、强行索取等方式侵犯老年人的财产权益。老年人有依法继承父母、配偶、子女或者其他亲属遗产的权利，有接受赠与的权利。子女或者其他亲属不得侵占、抢夺、转移、隐匿或者损毁应当由老年人继承或者接受赠与的财产。老年人以遗嘱处分财产，应当依法为老年配偶保留必要的份额。

（4）老年人监护及家庭养老支持 禁止对老年人实施家庭暴力。具备完全民事行为能力的老年人，可以在近亲属或者其他与自己关系密切、愿意承担监护责任的个人、组织中协商确定自己的监护人。监护人在老年人丧失或者部分丧失民事行为能力时，依法承担监护责任。老年人未事先确定监护人的，其丧失或者部分丧失民事行为能力时，依照有关法律的规定确定监护人。

**3. 社会保障**

（1）老年人社会保险制度 国家通过基本养老保险制度，保障老年人的基本生活，通过基本医疗保险制度，保障老年人的基本医疗需要。

（2）老年人社会救助制度 国家对经济困难的老年人给予基本生活、医疗、居住或者其他救助。老年人无劳动能力、无生活来源、无赡养人和扶养人，或者其赡养人和扶养人确无赡养能力或者扶养能力的，由地方各级人民政府依照有关规定给予供养或者救助。

（3）老年人社会福利制度 国家建立和完善老年人福利制度，根据经济社会发展水平和老年人的实际需要，增加老年人的社会福利。国家鼓励地方建立八十周岁以上低收入老年人高龄津贴制度，建立和完善计划生育家庭老年人扶助制度。国家逐步开展长期护理保障工作，保障老年人的护理需求。

**4. 社会服务**

（1）居家社区养老服务 居家社区养老服务是指专业服务机构及其他组织和个人，为居家的老年人提供生活照料、紧急救援、医疗护理、精神慰藉、心理咨询等多种形式的服务。公益性养老服务设施用地，可以依法使用国有划拨土地或者农民集体所有的土地。养老服务设施用地，非经法定程序不得改变用途。

（2）养老机构管理 在设立程序上，设立公益性养老机构，应当依法办理相应的登记。设立经营性养老机构，应当在市场监督管理部门办理登记。养老机构登记后即可开展服务活动，并向县级以上人民政府民政部门备案。

（3）养老服务扶持 国家建立健全养老服务人才培养、使用、评价和激励制度，依法规范用工，促进从业人员劳动报酬合理增长，发展专职、兼职和志愿者相结合的养老服务队伍。国家鼓励高等学校、中等职业学校和职业培训机构设置相关专业或者培训项目，培养养老服务专业人才。

**5. 社会优待** 政府及其有关部门根据经济社会发展情况和老年人的特殊需要，制定优待老年人的办法，逐步提高优待水平。对常住在本行政区域内的外埠老年人给予同等优待。

**6. 宜居环境**

（1）强化无障碍设施工程建设，按照国家无障碍设施工程建设标准，优先推进与老年人日常生活密切相关的公共服务设施的改造。

（2）推动老年宜居社区建设，引导、支持老年宜居住宅的开发。

（3）推动和扶持老年人家庭无障碍设施的改造，为老年人创造无障碍居住环境。

**7. 参与社会发展** 老年人参与社会发展，是指国家和社会应当重视、珍惜老年人的知识、技能经验和优良品德，发挥老年人的专长和作用，保障老年人参与经济、政治、文化和社会生活。根据社会需要和可能，鼓励老年人在自愿和量力的情况下，从事各类社会活动。老年人参加劳动的合法收入受法律保护。

**（二）《中华人民共和国劳动法》相关知识**

**1. 劳动合同和集体合同**

（1）劳动合同是劳动者与用人单位确立劳动关系、明确双方权利和义务的协议。建立劳动关系应当订立劳动合同。订立和变更劳动合同，应当遵循平等自愿、协商一致的原则，不得违反法律、行政法规的规定。劳动合同应当以书面形式订立。劳动合同的期限分为有固定期限、无固定期限和以完成一定的工作为期限。

（2）企业职工一方与企业可以就劳动报酬、工作时间、休息休假、劳动安全卫生、保险福利等事项，签订集体合同。依法签订的集体合同对企业和企业全体职工具有约束力。职工个人与企业订立的劳动合同中劳动条件和劳动报酬等标准不得低于集体合同的规定。

**2. 工作时间和休息休假**

（1）国家实行劳动者每日工作时间不超过八小时、平均每周工作时间不超过四十四小时的工时制度，此为标准工时制。

（2）用人单位应当保证劳动者每周至少休息一日。用人单位由于生产经营需要，经与工会和劳动者协商后可以延长工作时间，一般每日不得超过一小时；因特殊原因需要延长工作时间的，在保障劳动者身体健康的条件下延长工作时间每日不得超过三小时，但是每月不得超过三十六小时。

（3）安排劳动者延长工作时间的，支付不低于工资的百分之一百五十的工资报酬；休息日安排劳动者工作又不能安排补休的，支付不低于工资的百分之二百的工资报酬；法定休假日安排劳动者工作的，支付不低于工资的百分之三百的工资报酬。

（4）国家实行带薪年休假制度。劳动者连续工作一年以上的，享受带薪年休假。

**3. 工资**

（1）工资分配应当遵循按劳分配原则，实行同工同酬。用人单位根据本单位的生产经营特点和经济效益，依法自主确定本单位的工资分配方式和工资水平。

（2）国家实行最低工资保障制度，用人单位支付劳动者的工资不得低于当地最低工资标准。工资应当以货币形式按月支付给劳动者本人，不得克扣或者无故拖欠劳动者的工资。

**4. 劳动安全卫生** 用人单位必须建立、健全劳动安全卫生制度，严格执行国家劳动安全卫生规程和标准，对劳动者进行劳动安全卫生教育，防止劳动过程中的事故，减少职业危害。劳动者在劳动过程中必须严格遵守安全操作规程。劳动者对用人单位管理人员违章指挥、强令冒险作业，有权拒绝执行。对危害生命安全和身体健康的行为，有权提出批评、检举和控告。

**5. 女职工和未成年工特殊保护**

（1）劳动法关于女职工特殊保护的内容包括：禁止安排女职工从事矿山井下、国家规定的第四级体力劳动强度的劳动和其他禁忌从事的劳动；不得安排女职工在经期从事高处、低温、冷水作业和国家规定的第三级体力劳动强度的劳动；不得安排女职工在怀孕期间从事国家规定的第三级体力劳动强度的劳动和孕期禁忌从事的劳动；对怀孕七个月以上的女职工，不得安排其延长工作时间和夜班劳动；女职工生育享受不少于九十天的产假；不得安排女职工在哺乳未满一周岁的婴儿期间从事国家规定的第三级体力劳动强度的劳动和哺乳期禁忌从事的其他劳动，不得安排其延长工作时间和夜班劳动。

（2）未成年工是指年满十六周岁未满十八周岁的劳动者。对于未成年工的特殊保护包括：不得安排未成年工从事矿山井下、有毒有害、国家规定的第四级体力劳动强度的劳动和其他禁忌从事的劳动；用人单位应当对未成年工定期进行健康检查。

**6. 职业培训** 国家通过各种途径，采取各种措施，发展职业培训事业，开发劳动者的职业技能，提高劳动者素质，增强劳动者的就业能力和工作能力。用人单位应当建立职业培训制度，按照国家规定提取和使用职业培训经费，根据本单位实际，有计划地对劳动者进行职业培训。从事技术工种的劳动者，上岗前必须经过培训。国家确定职业分类，对规定的职业制定职业技能标准，实施职业技能等级认定考核。

**7. 社会保险和福利**

（1）用人单位和劳动者必须依法参加社会保险，缴纳社会保险费。

（2）劳动者在退休、患病、负伤、因工伤残或者患职业病、失业等情形下，依法享受社会保险待遇。劳动者死亡后，其遗属依法享受遗属津贴。劳动者享受的社会保险金必须按时足额支付。国家鼓励用人单位根据本单位实际情况为劳动者建立补充保险。国家提倡劳动者个人进行储蓄性保险。

**8. 劳动争议** 用人单位与劳动者发生劳动争议，当事人可以依法申请调解、仲裁、提起诉讼，也可以协商解决。劳动争议发生后，当事人可以向本单位劳动争议调解委员会申请调解；调解不成，当事人一方要求仲裁的，可以向劳动争议仲裁委员会申请仲裁。当事人一方也可以直接向劳动争议仲裁委员会申请仲裁。对仲裁裁决不服的，可以向人民法院提起诉讼。

## 自 测 题

**单项选择题**

1. 作为一名老年照护人员应具备的职业道德，下列说法错误的是
   A. 学习和了解老年照护人员的职业道德，是为了提高老人本身的道德素质水平
   B. 职业道德是老年照护人员在职业活动中应遵循的行为准则和道德规范
   C. 老年照护人员的职业道德是规定照护人员如何运用公共的行为标准，处理与老年人之间和老年人家属之间，与同事和社会之间相互关系的准则
   D. 学习和了解老年照护人员的职业道德可以让其更好地处理人际关系
   E. 职业道德是社会道德在职业领域的具体表现

2. 老年照护人员的服务对象不正确的说法是
   A. 为高龄老年人服务      B. 为社会服务
   C. 为养老机构服务        D. 为失智老年人服务
   E. 只为经济条件好的老年人服务

3. 老年照护人员文明用语中的忌语是
   A. 我能帮助您吗          B. 我管不着
   C. 对不起                D. 不客气
   E. 请

4. 老年照护人员应当树立的第一观念是
   A. 服务                  B. 质量
   C. 工作                  D. 能力
   E. 理念

5. 下列哪项是老年照护人员预防肌肉拉伤的措施
   A. 搬抬重物或照护体重大的老年人时，尽量自己完成
   B. 运用人体力学原理，使身体保持正确的姿势和平衡
   C. 要注意保护易拉伤部位肌肉，如肩部、臂部、腰部和腿部尽量不锻炼
   D. 照护老年人时，为了提高效率，变换动作要快
   E. 为预防拉伤，老年照护人员要注意补充高蛋白、高热量食物

6. 我国每年什么时间被定为老年节
   A. 农历三月初三
   B. 农历六月十八
   C. 农历九月初九
   D. 农历九月初十
   E. 农历四月二十

7. 下列有关老年照护人员礼仪的说法中不正确的是
   A. 仪容仪态是一个人素质和修养的体现，也是一个人精神面貌的体现
   B. 行为举止是仪态方面的一个重要要求，坐、立、站、走都要以稳、慢为好
   C. 不可随意坐、躺在老年人的床上，以免引起老年人的反感
   D. 站立的姿势要挺拔，站立时双腿微微分开，收腹，颈、胸在一条线上，双手可在小腹前交叉，或自然垂于身体两侧，也可以采用"稍息"的姿势，以缓解疲劳
   E. 坐姿上身要挺拔，双腿要并拢，不能随意抖动

8. 下列关于老年人参与社会发展的观点，错误的是
   A. 国家和社会应当重视老年人参与社会的权利
   B. 老年人应发挥自己的专长和作用
   C. 老年人尽自己最大努力从事各类社会活动
   D. 社会应珍惜老年人的知识、技能经验和优良品德
   E. 老年人参加劳动的合法收入受法律保护

（吴黎明）

清洁是人类最基本的生理需要之一，清洁不但可以促进机体健康，预防疾病，还可以改善自我形象，使人拥有自信和自尊，感觉舒适、安全及心情轻松愉快。皮肤是人体最大的器官，覆盖全身，一方面防止体内水分、电解质及其他物质丢失，另一方面使体内各种组织和器官免受物理性、机械性、化学性和病原体的侵袭。

随着年龄增长，老年人皮肤逐渐松弛，弹性逐渐降低，厚度逐渐变薄，表皮角质层的更新速度减慢，导致皮肤愈合能力和屏障功能降低。同时，老年人的皮下脂肪含量逐渐减少并且分布改变，皮下脂肪的缓冲作用降低。另外，老年人皮肤毛细血管减少，神经末梢密度减小，导致老年人的体温调节能力下降，触觉、痛觉、温度觉等感觉功能减弱。此外，部分老年人长期卧床或久坐，或伴有排泄失禁等疾病也会给老年人的皮肤清洁带来难度。照护人员应当协助老年人做好个人清洁，周围环境及所用物品的消毒工作，减少并发症，维持健康的形象，提高他们的生活质量。

# 第1节　清洁头面部

 案例2-1

> 张奶奶，女，85岁。入住养老机构养护区，双下肢活动无耐力，日常生活需要照护人员照顾，今日下午，照护人员查房时，张奶奶主诉头皮瘙痒，要求洗发。
> 问题：怎样为老年人进行床上洗发？

## 一、洗脸、梳头

清洁干净的面部和外观美丽、整洁的头发与健康、自尊及自信密切相关，因此要经常清洁面部和头发，保持面部干净，头发整齐健康。老年人由于身体各方面功能的退化，活动能力下降，可能无法保持头面部的清洁状态，照护人员应当协助老年人做好头面部的清洁，减少并发症，维持健康形象，提高生活质量。

老年人可以在每天早晨起床和晚上睡觉前各梳发一次，每次5～10min。其顺序是从额头往脑后梳2～3min，从左鬓往右鬓梳1～2min，从右鬓往左鬓梳1～2min，最后低下头从枕部发根处往前梳1～2min，以头皮有热胀感为止。

【目的】

1. 保持面部清洁，促进面部血液循环，预防感染。保持头发清洁和整齐，减少感染机会；按摩头皮，促进头部血液循环和新陈代谢。

2. 维护老年人自尊，增加老年人自信，建立良好的关系。

【评估】

1. 辨识老年人，与老年人沟通交流。

2. 评估老年人的性别、年龄、病情、意识状态、合作程度及梳洗习惯。

3. 评估老年人有无头虱和头蚧。

【计划】

**1. 环境准备**　整洁、安静、舒适、安全，光线充足。

**2. 老年人准备**　了解操作目的、方法、注意事项及配合要点。

**3. 照护人员准备**　着装整洁，修剪指甲，洗手，戴口罩。

**4. 用物准备**　脸盆（内盛水1/2满，温度40～45℃）、香皂、毛巾、润肤霜、梳子、治疗巾、纸袋。必要时备发夹、橡皮圈（套）、30%乙醇、手消毒液。治疗车下层备生活垃圾桶、医用垃圾桶。

【实施】　见表2-1。

表2-1　面部清洁技术

| 操作流程 | 操作步骤 | 注意事项 |
|---|---|---|
| 核对、解释 | （1）核对老年人信息<br>（2）向老年人解释操作目的及注意事项，取得老年人配合 | — |
| 摆放用物 | （3）协助老年人坐起。将治疗巾铺在老年人面前，脸盆放在治疗巾上 | （1）脸盆摆放平稳，垫上治疗巾，避免打湿床单和衣物 |
| 协助洗脸 | （4）用毛巾包裹手，分左右两侧，轻轻擦拭脸部、额头、眼睛（由内眼角向外擦拭）、鼻尖、耳后、下颌、颈部，同法擦拭另一侧（图2-1）<br>（5）再用温水清洗毛巾，拧干<br>（6）棉签蘸温水擦拭鼻孔及耳郭沟回处<br>（7）擦干面部后，酌情使用润肤霜，均匀涂抹于脸部 | （2）测量水温，防止发生烫伤<br>（3）擦洗力度适宜，防止刮伤或擦伤老年人皮肤<br>（4）洗脸毛巾保持清洁干燥，定期更换，避免滋生细菌 |
| 协助洗手 | （8）协助老年人浸湿双手，涂擦香皂，并用清水洗净，擦干<br>（9）撤去用物<br>（10）双手涂擦润肤霜 | （5）不宜使用碱性香皂 |
| 协助梳头 | （11）将毛巾披于老年人肩上，散开头发，照护人员左手压住发根，右手梳理头发至整齐，如头发打结可用30%乙醇浸湿并从发梢向发根梳理<br>（12）梳发完毕后卷起毛巾撤下，协助老年人取舒适卧位 | （6）动作轻柔，不可强拉硬拽<br>（7）头发较长者可分段梳理，先梳理靠近发梢的一段，梳通后，再由发根部分梳理至发梢<br>（8）卧床老年人可先梳理一侧头发，再梳理另一侧头发 |
| 整理用物 | （13）整理床单位<br>（14）清洗脸盆<br>（15）处理毛巾上的头屑及脱落头发并清洗 | — |
| 洗手、记录 | （16）按六步洗手法洗手<br>（17）记录执行时间和效果 | （9）预防交叉感染<br>（10）便于评价 |

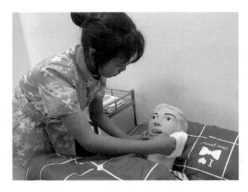

图2-1　为老年人擦洗面部

【评价】

1. 增强老年人的活动能力，提高老年人的自信。

2. 沟通有效，老年人头发整洁，感觉舒适，获得头发护理的相关知识和技能。

3. 操作轻稳节力，老年人满意。

## 二、洗发

洗头频率取决于个人日常习惯和头发卫生状况。对于出汗较多或头发上粘有各种污渍的老年人，应酌情增加洗头次数。根据老年人的健康状况、体力和年龄，可采用多种方式为老年人洗头。身体状况好的老年人，可在浴室内采用淋浴方法洗头；不能淋浴的老年人，可协助老年人坐于床旁椅上行床边洗头；失能老年人可行床上洗头。目前常用充气式洗头器、带头托塑料洗头盆和洗头车，其中充气式洗头器体积小，易收纳，拿取轻便，自带喷头，使用方便，较适合用于老年人床上洗头。

【目的】

1. 去除头皮屑和污秽，保持头发清洁和整齐，减少感染机会。

2. 按摩头皮，促进头部血液循环，促进头发的生长和代谢。

3. 维护老年人自尊，增加老年人自信，建立良好的关系。

【评估】

1. 辨识老年人，与老年人沟通交流。

2. 评估老年人的性别、年龄、病情、意识状态、合作程度及梳洗习惯。

3. 评估老年人有无头虱和头蚤。

【计划】

1. 环境准备　整洁、安静、舒适、安全，光线充足。关闭门窗，调节室温至22～26℃。

2. 老年人准备　了解操作目的、方法、注意事项及配合要点。

3. 照护人员准备　着装整洁，修剪指甲，洗手，戴口罩。

4. 用物准备

（1）充气式洗头器（图2-2）洗头　充气式洗头器（储水袋内装40～45℃温水）、毛巾、浴巾、防水单（橡皮单、大护理垫或大塑料袋）、棉球或防水耳塞、洗发液、梳子、纱布、污水桶、吹风机。

（2）带头托塑料洗头盆（图2-3）洗头　洗头盆盛温水（40～45℃）、冲水壶或水杯、毛巾、浴巾、防水单（橡皮单、大护理垫或大塑料袋）、棉球或防水耳塞、洗发液、梳子、纱布、污水桶、吹风机。

（3）洗头车（图2-4）洗头　温水（40～45℃）、毛巾、浴巾、防水单（橡皮单、大护理垫或大塑料袋）、棉球或防水耳塞、洗发液、梳子、纱布、污水桶、吹风机。

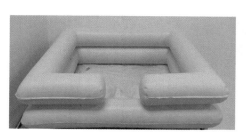

图2-2　充气式洗头器

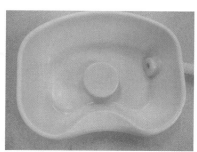

图2-3　带头托塑料洗头盆

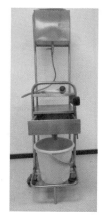

图2-4　洗头车

【实施】　见表2-2。

表2-2　洗发技术

| 操作流程 | 操作步骤 | 注意事项 |
| --- | --- | --- |
| 核对解释 | （1）核对老年人信息<br>（2）向老年人解释操作目的及注意事项，取得老年人配合<br>（3）询问老年人是否需要便器 | （1）注意调节室温和水温，防止老年人着凉 |
| 安置体位 | （4）协助老年人取仰卧位，移枕头于肩下，解开领扣<br>（5）将衣领向内反折，将小毛巾围在颈下，在老年人肩下铺浴巾、防水单 | （2）避免老年人衣服被浸湿 |

续表

| 操作流程 | 操作步骤 | 注意事项 |
|---|---|---|
| 放置洗头器<br>（三种洗发方式） | （6）充气式洗头器的使用（图2-5）：将充气式洗头器置于老年人后颈部，协助老年人颈部枕于凹槽处，头部置于水槽中，洗头器排水管下端置于污水桶内<br>（7）带头托塑料洗头盆的使用（图2-6）：将带头托的塑料洗头盆置于老年人后颈部，将老年人头部枕于头托处，洗头盆排水管下端置于污水桶内，温水盆和冲水壶放在旁边<br>（8）洗头车洗头法（图2-7）：协助老年人头部枕于洗头车的托盆上，排水管下端置于污水桶内，连接水管和水龙头 | （3）使老年人呈肩高头低位，防止水倒流 |
| 铺橡胶单 | （9）将橡胶单、大毛巾置于枕上，将枕头垫于老年人肩下 | （4）避免床上物品被浸湿 |
| 保护眼耳 | （10）用棉球塞好双耳，纱布盖好双眼 | （5）防止水流入眼睛和耳朵 |
| 正确洗发 | （11）松开头发，用少量热水试温，询问老年人感受后，将头发全部淋湿<br>（12）取适量洗发液用手掌搓开后均匀涂遍头发、按摩头皮<br>（13）揉搓完毕后用温水冲净头发<br>（14）注意抬起老年人头部，洗净脑后头发 | （6）确保水温合适<br>（7）按摩力度以老年人感觉舒适为宜 |
| 擦干头发 | （15）取下纱布、棉球，解下颈部毛巾，为老年人擦干头发 | （8）避免着凉 |
| 撤物梳发 | （16）撤去洗发用物，协助老年人取舒适卧位<br>（17）用电吹风吹干头发，梳理成老年人喜欢的发型 | （9）确保老年人舒适、整洁 |
| 洗手、记录 | （18）按六步洗手法洗手<br>（19）记录执行时间和效果 | （10）预防交叉感染<br>（11）便于评价 |

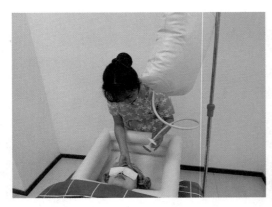

图2-5　充气式洗头器洗头

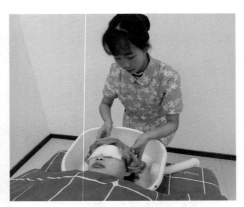

图2-6　带头托塑料洗头盆洗头

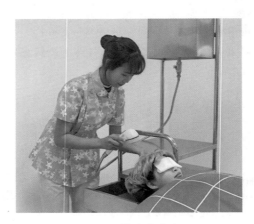

图2-7　洗头车洗头

【评价】

1. 老年人感觉清洁、舒适，心情愉快。

2. 照护人员操作轻稳，正确运用节力原理。

3. 沟通有效，老年人及家属获得头发卫生保健的知识和技能。

# 第2节　清洁口腔

 案例 2-2

邓奶奶，80岁，失能老年人，脑卒中瘫痪导致长期卧床，吞咽困难，言语不清，可在床上自行翻身活动。今日照护人员协助邓奶奶进食时，邓奶奶表示不想进食。查看邓奶奶口腔有多处白色斑点和溃疡，口腔有异味。

问题：1. 照护人员需要采取什么措施改善老年人口腔问题？

　　　2. 怎样协助老年人做好口腔护理？

口腔由颊、硬腭、软腭及舌等组成。口腔具有辅助说话、咀嚼食物、水解淀粉及分泌唾液等重要功能。由于口腔的温度、湿度和食物残渣适宜微生物的生长繁殖，因此口腔内存在大量微生物。口腔与外界相通，也是病原微生物侵入人体的主要途径之一。口腔清洁不及时可引起口臭，并影响食欲和消化功能。

随着年龄的增长，牙齿及周围组织会发生不同程度的退行性改变。表现为牙齿变短，牙龈出现萎缩，牙齿间隙增大，口腔黏膜变薄、光滑干燥，舌黏膜乳头分泌减少，使味觉、痛觉、温度觉不敏感，唾液分泌减少，咀嚼和吞咽功能下降等。对于老年人来说口腔清洁能预防误吸、预防口腔内细菌引起的肺炎等。因此，实施口腔护理是维持老年人整体健康的重要环节。

🔗 链接　牙周炎与糖尿病的关系

牙周炎和糖尿病间会互相影响，有糖尿病的患者，容易引起并发症，其中就有牙周炎，这是因为机体长期存在高血糖而导致的。另外牙周炎患者，牙龈出血非常频繁，随着炎症升级，细菌毒素增强，牙槽骨严重吸收，除了牙齿松动外，还会增加患糖尿病的风险，甚至加重病情。

## 一、协助老年人漱口

【目的】　协助老年人漱口，保持口腔清洁、无异味，促进食欲，观察口腔情况，预防疾病。

【评估】

1. 辨识老年人，与老年人沟通交流。

2. 评估老年人的性别、年龄、病情、意识状态、合作程度，对漱口操作的认知程度。

3. 评估老年人有无口腔疾病（如溃疡、义齿、牙齿松动、牙龈出血），有无食管疾病（如呕吐、吞咽障碍）。

【计划】

1. **环境准备**　整洁、安静、舒适、安全。

2. **老年人准备**　能配合操作，了解操作目的。

3. **照护人员准备**　着装整洁，洗手，戴口罩。

4. **用物准备**　水杯1个、吸管1根、弯盘或小碗1个、毛巾1条、必要时备润唇膏1支。

【实施】 见表2-3。

**表2-3　协助老年人漱口**

| 操作流程 | 操作步骤 | 注意事项 | |
|---|---|---|---|
| 核对、解释 | （1）核对老年人信息<br>（2）向老年人解释操作目的及注意事项，取得老年人配合 | — | |
| 摆放体位 | （3）协助老年人取侧卧位，抬高头胸部或取半坐卧位，面向照护人员<br>（4）将毛巾铺在老年人颌下及胸前部位，弯盘置于口角旁 | （1）卧床老年人漱口时，口角边垫好毛巾，避免污染被服 | |
| 协助漱口 | （5）水杯内盛2/3满漱口水，递到老年人口角旁，直接含饮或用吸管吸漱口水至口腔后闭紧双唇，用一定力量鼓动颊部，使漱口液在牙缝内外来回流动冲刷<br>（6）吐漱口水至口角边的弯盘或小碗中，反复多次直至口腔清洁<br>（7）用毛巾擦干口角水痕，必要时涂擦润唇膏 | （2）每次含漱口水的量不可过多，避免发生呛咳或误吸 | |
| 整理 | （8）撤去用物，协助老年人摆好体位 | — | |
| 洗手、记录 | （9）按六步洗手法洗手<br>（10）记录执行时间和效果 | （3）预防交叉感染<br>（4）便于评价 | |

【评价】

1. 老年人了解口腔清洁的相关知识，漱口后达到预期效果。

2. 照护人员做到安全、正确、无差错，无不良反应发生。

3. 老年人主动配合，与老年人的沟通顺畅。

## 二、协助老年人刷牙

【目的】 协助老年人刷牙，保持口腔清洁、无异味，促进食欲，观察口腔情况，预防疾病。

【评估】

1. 辨识老年人，与老年人沟通交流。

2. 评估老年人的性别、年龄、病情、意识状态、合作程度，对刷牙操作的认知程度。

3. 评估老年人有无口腔疾病（如溃疡、义齿、牙齿松动、牙龈出血），有无食管疾病（如呕吐、吞咽障碍）。

【计划】

1. **环境准备**　整洁、安静、舒适、安全。

2. **老年人准备**　能配合操作，了解操作目的。

3. **照护人员准备**　着装整洁，洗手，戴口罩。

4. **用物准备**　牙刷1把、牙膏1只、漱口杯1个、毛巾1条、一次性治疗巾1块、脸盆1个，必要时备润唇膏1支。

【实施】 见表2-4。

**表2-4　协助老年人刷牙**

| 操作流程 | 操作步骤 | 注意事项 | |
|---|---|---|---|
| 核对、解释 | （1）核对老年人信息<br>（2）向老年人解释操作目的及注意事项，取得老年人配合 | — | |
| 摆放体位 | （3）协助老年人取坐位，将一次性治疗巾铺于老年人胸前，放稳脸盆 | （1）脸盆放稳，避免打湿床单，如果打湿及时更换床单 | |
| 指导刷牙 | （4）在牙刷上挤好牙膏，水杯中盛2/3满漱口水<br>（5）递给老年人水杯及牙刷，嘱老年人身体前倾，先漱口，刷牙齿的内、外面时，上牙应从上向下刷，下牙应从下向上刷<br>（6）咬合面应从里向外旋转着刷 | （2）刷牙时嘱老年人动作轻柔，以免损伤牙龈<br>（3）刷牙时间不少于3min | |

续表

| 操作流程 | 操作步骤 | 注意事项 |
|---|---|---|
| 协助漱口 | （7）刷牙完毕后协助老年人漱口。用毛巾擦净老年人口角水痕 | — |
| 整理用物 | （8）撤去用物，协助老年人摆好体位。必要时涂擦润唇膏 | — |
| 洗手、记录 | （9）按六步洗手法洗手<br>（10）记录执行时间和效果 | （4）预防交叉感染<br>（5）便于评价 |

【评价】

1. 老年人了解口腔清洁的相关知识，刷牙后达到预期效果。

2. 照护人员做到安全、正确、无差错。

3. 老年人主动配合，与老年人的沟通顺畅。

## 三、特殊口腔护理

特殊口腔护理是根据老年人的病情和口腔情况，运用特殊的护理工具，采用恰当的清洁液，为老年人清洁口腔的方法。常用于昏迷、禁食、鼻饲、高热、口腔疾病、术后及生活不能自理的老年人。一般每日2～3次，如病情需要，可酌情增加次数。

【目的】

1. 保持口腔清洁、湿润，预防口腔感染等并发症。

2. 去除口臭、口垢，促进食欲，保持口腔正常功能，促进老年人舒适。

3. 观察口腔黏膜和舌苔的变化及特殊的口腔气味，为病情变化提供动态信息。

【评估】

1. 辨识老年人，与老年人沟通交流。

2. 评估老年人的病情、自理能力、口腔卫生状况。

3. 评估老年人意识状态、合作程度。

【计划】

**1. 环境准备** 整洁、安静、舒适、安全。

**2. 老年人准备** 了解口腔护理的目的、方法、注意事项及配合要点。

**3. 照护人员准备** 着装整洁，洗手，戴口罩。

**4. 用物准备**

（1）治疗盘内 治疗碗（盛漱口水浸湿的无菌棉球若干）、杯子、吸水管、止血钳、镊子、压舌板，必要时备开口器。

（2）治疗盘外 外用药（按需要准备，如液状石蜡、冰硼散、锡类散、西瓜霜、金霉素甘油、制霉菌素甘油等）、口腔护理溶液（表2-5）、棉签、手电筒、手消毒液、治疗巾、弯盘。有活动义齿者备盛冷开水的杯子、纱布。如用一次性口腔护理包，另准备口腔护理溶液、棉签、杯子、吸水管和手电筒。

表2-5 常用口腔护理溶液的浓度及作用

| 溶液名称 | 浓度 | 作用 |
|---|---|---|
| 氯化钠溶液 | 0.9% | 清洁口腔，预防感染 |
| 过氧化氢溶液 | 1%～3% | 遇有机物时，放出新生氧，抗菌除臭 |
| 硼酸溶液 | 2%～3% | 酸性防腐剂，抑菌 |
| 碳酸氢钠溶液 | 1%～4% | 碱性药剂，用于真菌感染 |
| 呋喃西林溶液 | 0.02% | 清洁口腔，广谱抗菌 |

| 溶液名称 | 浓度 | 作用 |
|---|---|---|
| 氯己定（洗必泰） | 0.02% | 清洁口腔，广谱抗菌 |
| 醋酸溶液 | 0.1% | 用于铜绿假单胞菌感染等 |
| 甲硝唑溶液 | 0.08% | 用于厌氧菌感染 |

【实施】 见表2-6。

表2-6 老年人口腔护理

| 操作流程 | 操作步骤 | 注意事项 |
|---|---|---|
| 核对、解释 | （1）核对老年人信息<br>（2）向老年人解释操作目的及注意事项，取得老年人配合 | （1）确认老年人，取得合作 |
| 安置体位 | （3）协助老年人取侧卧位或仰卧头偏向一侧，面向照护人员 | （2）便于分泌物及多余水分从口腔内流出，防止误吸 |
| 铺巾置盘 | （4）铺治疗巾于老年人颌下，弯盘置于老年人口角旁 | （3）避免床单、枕头、老年人衣服被浸湿 |
| 润唇检查 | （5）湿润口唇后，嘱老年人张口，一手持压舌板撑开颊部，一手持电筒观察口腔情况，观察口腔有无出血、炎症、溃疡及特殊气味，对长期用抗生素者，注意观察有无真菌感染 | （4）有活动义齿者，取下义齿用冷水清洗，浸没于冷开水中备用 |
| 协助漱口 | （6）协助老年人用吸水管漱口 | （5）昏迷老年人禁忌漱口 |
| 擦洗口腔（图2-8） | （7）用止血钳夹取浸有口腔护理溶液的棉球，拧干擦拭牙齿外侧面：嘱老年人咬合上、下齿，用压舌板轻轻撑开左脸颊部，擦洗左侧牙齿外面，由磨牙向切牙纵向擦洗，同法擦洗右侧<br>（8）牙齿内侧面、咬合面、颊部：嘱老年人张口，按左上内侧面→左上咬合面→左下内侧面→左下咬合面→左颊部的顺序擦洗。同法擦洗右侧硬腭、舌：按硬腭→舌面→舌下的顺序擦洗 | （6）一次夹一个棉球，棉球应包裹血管钳头端<br>（7）棉球不可过湿，以防老年人误吸入呼吸道<br>（8）擦洗过程中动作轻柔，以免损伤黏膜和牙龈<br>（9）昏迷老年人用开口器助其张口，开口器应从磨牙处放入<br>（10）勿过深，以免触及咽部引起恶心 |
| 再次漱口 | （9）协助老年人漱口，擦净口唇及面部 | — |
| 观察涂药 | （10）再次观察口腔情况，如有溃疡、真菌感染者酌情涂药，口唇干裂者可涂液状石蜡或润唇膏 | （11）确定口腔清洁有效，无损伤<br>（12）防止口唇干燥、破裂 |
| 整理用物 | （11）撤去治疗巾及弯盘<br>（12）协助老年人取舒适卧位并整理床单位 | （13）确保老年人安全、舒适<br>（14）用物按规定分类处理 |
| 洗手、记录 | （13）按六步洗手法洗手<br>（14）记录执行时间和效果 | （15）预防交叉感染<br>（16）便于评价 |

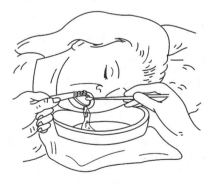

图2-8 特殊口腔护理

【评价】

1. 老年人感觉舒适，口腔清洁，口唇润泽。

2. 照护人员操作规范，老年人口腔问题得以及时处理，擦洗时无口腔黏膜及牙龈损伤。

3. 沟通有效，老年人能积极配合操作，同时获得口腔卫生保健的知识与技能，对服务满意。

# 第3节 清洁皮肤

 **案例 2-3**

高奶奶，女，85岁。患有严重骨关节炎10年，帕金森病20余年，长期卧床，在养老院已住2年。目前左髋部皮肤有5cm×6cm的发红区域，疼痛无破溃。右侧膝关节疼痛。进食、如厕、穿衣、洗漱等均需要协助。

问题：怎样协助老年人做好皮肤清洁？

身体清洁是保持个人卫生的基本条件。老年人由于皮下组织萎缩、皮肤变得松弛而出现皱褶，营养基础差，而定时身体清洁，能清除皮肤表面污垢及脱落的上皮组织，促进新陈代谢，提高皮肤抗损伤、抗感染能力，同时还可以缓解疲劳，改善睡眠，增强自信，保持心情愉悦和身体舒适。

老年人的皮肤具有萎缩、敏感、增生和反应减退等特点。①萎缩：具体表现为皮肤光泽度下降、变软、变薄、弹性减小、干燥起皱。真皮萎缩对真皮血管有很大影响，皮肤容易破损、出血，磕碰后容易出现紫癜（出血斑点），皮肤发凉等；②敏感：老年人皮肤容易发痒且受到外界因素刺激后反应比较强烈，会引起疼痛或者起疱疹等过敏反应，对病原体反应较敏感；③增生：老年人皮肤上会有老年斑产生，还有一些皮脂腺的增生造成老年疣和血管硬化；④反应减退：老年人皮肤对冷热的感觉能力较差。

常用的皮肤清洁护理方法包括淋浴法、盆浴法和床上擦浴法。淋浴法、盆浴法适用于可以自理的老年人，床上擦浴法适用于长期卧床的失能老年人。

## 一、协助老年人淋浴

【目的】

1. 祛除皮肤污垢，缓解疲劳，使老年人心情舒畅，维护老年人的自尊。

2. 有利于检查老年人的身体健康状况，也能使照护人员和老年人有更多的接触与沟通。

3. 增强老年人的皮肤免疫力，减轻外界因素对局部皮肤的刺激，有利于老年人身体健康和疾病的康复。

4. 有助于维持身体的完整性，减少卧床老年人压力性损伤等并发症的发生率。

5. 促进老年人皮肤的血液循环，加强新陈代谢，增加皮肤的排泄功能。

【评估】

1. 了解老年人的一般情况，如病情、年龄、清洁习惯及自行完成沐浴的能力等。

2. 了解老年人的皮肤状况，如颜色、温度、感觉、柔软性、厚度、弹性、有无损伤等。

3. 了解老年人及家属对皮肤清洁卫生知识的了解程度。

【计划】

**1. 环境准备** 室内环境清洁，光线充足，调节室温至24～26℃，关闭门窗。

**2. 老年人准备** 协助老年人坐于椅子上。

**3. 照护人员准备** 服装整洁，洗净并温暖双手，必要时戴手套。

**4. 用物准备** 浴巾、毛巾、沐浴液、防滑拖鞋、防滑垫、带扶手淋浴椅、清洁的衣裤等。

【实施】 见表2-7。

表2-7 协助老年人淋浴

| 操作流程 | 操作步骤 | 注意事项 |
|---|---|---|
| 核对、解释 | （1）核对老年人信息<br>（2）向老年人解释操作目的及配合要点，取得老年人配合 | （1）确认老年人，取得合作 |
| 评估沟通 | （3）评估老年人身体状况、疾病情况，是否适宜淋浴<br>（4）搀扶老年人进浴室（或用轮椅运送） | （2）淋浴应安排在进食1h之后，以免影响消化吸收<br>（3）老年人单独洗浴时，叮嘱老年人浴室不要锁门，可在门外把手上悬挂示意标牌，照护人员应经常询问是否有需要 |
| 调节水温 | （5）先开冷水，再开热水，调节水温至40～45℃ | （4）先调节水温再协助老年人洗浴<br>（5）调节水温时，先开冷水再开热水 |
| 协助洗浴 | （6）协助老年人脱去衣裤（肢体活动障碍的老年人先脱健侧后脱患侧）<br>（7）协助老年人坐于洗澡椅上，协助老年人双手握住扶手 | （6）注意老年人安全，防止老年人摔倒 |
| 清洁洗头 | （8）叮嘱老年人低头闭眼，用花洒淋湿其头发，将洗发液揉搓至起泡后，双手指腹揉搓头发、按摩头皮，力量适中，由四周发际向头顶部揉搓<br>（9）一手持淋浴喷头，另一手遮挡耳郭揉搓头发至洗发液全部冲净 | （7）注意老年人安全，防止老年人摔倒 |
| 清洁身体 | （10）手持淋浴喷头淋湿老年人下肢，询问老年人水温是否合适<br>（11）手持淋浴喷头淋湿老年人身体，由上而下涂抹沐浴液，涂擦面部、耳后、颈部、双上肢、胸腹部、背臀部、双下肢，最后擦洗会阴、双脚，轻轻揉搓肌肤<br>（12）手持淋浴喷头将全身冲洗干净 | （8）水温不可过高，以免引起老年人头晕等不适<br>（9）淋浴过程中随时观察，如有不适，应停止操作<br>（10）老年人淋浴时间不宜过久 |
| 擦干 | （13）用浴巾包裹并擦干身体<br>（14）用毛巾擦干头发 | （11）防止老年人受凉 |
| 更换衣裤 | （15）协助老年人更换清洁衣裤（肢体活动障碍的老年人，应先穿患侧后穿健侧）<br>（16）搀扶（或用轮椅运送）老年人回房间休息 | — |
| 整理用物 | （17）清洗浴室，清洗毛巾 | （12）确保老年人安全、舒适，用物按规定分类处理 |
| 洗手、记录 | （18）按六步洗手法洗手<br>（19）记录执行时间和老年人反应 | （13）预防交叉感染<br>（14）便于评价 |

【评价】

1. 老年人满意，感觉清洁、舒适、身心愉快。

2. 照护人员操作规范、流程熟练、安全。

3. 沟通有效，老年人合作，理解身体清洁的重要性。

## 二、协助老年人盆浴

【目的】

1. 去除皮肤污垢，缓解疲劳，使老年人心情舒畅，维护老年人的自尊。

2. 有利于检查老年人的身体健康状况，也能使照护人员和老年人有更多的接触与沟通。

3. 增强老年人的皮肤免疫力，减轻外界因素对局部皮肤的刺激，有利于老年人身体健康和疾病的康复。

4. 有助于维持身体的完整性，减少卧床老年人压力性损伤等并发症的发生率。

5. 促进老年人皮肤的血液循环，加强新陈代谢，增加皮肤的排泄功能。

【评估】

1. 了解老年人的一般情况，如病情、年龄、清洁习惯及自行完成沐浴的能力等。

2. 了解老年人的皮肤状况，如颜色、温度、感觉、柔软性、厚度、弹性、有无损伤等。

3. 了解老年人及家属对皮肤清洁卫生知识的了解程度。

【计划】

**1. 环境准备**　室内环境清洁，光线充足，调节室温至24～26℃，关闭门窗。

**2. 老年人准备**　协助老年人取仰卧位。

**3. 照护人员准备**　服装整洁，洗净并温暖双手，必要时戴手套。

**4. 用物准备**　浴巾、毛巾、沐浴液、防滑拖鞋、防滑垫、水温计、浴盆、沐浴凳、清洁的衣裤等。

【实施】　见表2-8。

**表2-8　协助老年人盆浴**

| 操作流程 | 操作步骤 | 注意事项 |
| --- | --- | --- |
| 核对、解释 | （1）核对老年人信息<br>（2）向老年人解释操作目的及注意事项，取得老年人配合 | （1）老年人单独洗浴时，叮嘱老年人浴室不要锁门，可在门外把手上悬挂示意标牌<br>（2）照护人员应经常询问老年人是否有需要 |
| 放水调温 | （3）浴盆中放水1/3～1/2满，水温约40℃为宜（伸手触水，温热不烫手） | （3）防止发生烫伤 |
| 脱衣洗浴 | （4）协助老年人进浴室（搀扶或用轮椅运送）<br>（5）协助老年人脱去衣裤<br>（6）协助老年人进入浴盆，坐稳，叮嘱老年人双手握住扶手或盆沿 | （4）偏瘫老年人脱衣时，应先脱健侧，再脱患侧 |
| 清洗头发 | （7）同淋浴 | （5）观察询问老年人有无不适 |
| 清洗脸部 | （8）同清洁头面部的洗脸 | — |
| 清洗身体 | （9）浸泡完身体后放尽浴盆中的水，自颈部由上至下冲淋老年人身体<br>（10）取适量沐浴液涂擦老年人颈部、胸腹部、双上肢、背部、会阴部、臀部、双下肢、双脚，轻轻揉搓肌肤<br>（11）手持淋浴喷头将全身冲洗干净 | （6）防止老年人着凉 |
| 擦干、穿衣 | （12）用毛巾迅速擦干老年人面部及头发<br>（13）用浴巾包裹老年人身体，搀扶老年人出浴盆，坐在座椅上，擦干老年人身体<br>（14）协助老年人穿好清洁衣裤<br>（15）搀扶或使用轮椅运送老年人回房休息 | （7）防止老年人跌倒<br>（8）偏瘫老年人应先穿患侧，再穿健侧 |
| 整理用物 | （16）清洗浴盆，清洗毛巾 | （9）确保老年人安全、舒适<br>（10）用物按规定分类处理 |
| 洗手、记录 | （17）按六步洗手法洗手<br>（18）记录执行时间和老年人反应 | （11）预防交叉感染<br>（12）便于评价 |

【评价】

1. 老年人满意，感觉清洁、舒适、身心愉快。

2. 照护人员操作规范、流程熟练、安全。

3. 沟通有效，老年人合作，理解身体清洁的重要性。

## 三、床上擦浴

【目的】

1. 祛除皮肤污垢，缓解疲劳，使老年人心情舒畅，维护老年人的自尊。

2. 有利于检查老年人的身体健康状况，也能使照护人员和老年人有更多的接触与沟通。

3. 增强老年人的皮肤免疫力，减轻外界因素对局部皮肤的刺激，有利于老年人身体健康和疾病的康复。

4. 有助于维持身体的完整性，减少卧床老年人压力性损伤等并发症的发生率。

5. 促进老年人皮肤的血液循环，加强新陈代谢，增加皮肤的排泄功能。

【评估】

1. 了解老年人的一般情况，如病情、年龄、清洁习惯及自行完成沐浴的能力等。

2. 了解老年人的皮肤状况，如颜色、温度、感觉、柔软性、厚度、弹性、有无损伤等。

3. 了解老年人及家属对皮肤清洁卫生知识的了解程度。

【计划】

**1. 环境准备**　室内环境清洁，光线充足，调节室温至24～26℃，关闭门窗。

**2. 老年人准备**　协助老年人取仰卧位。

**3. 照护人员准备**　服装整洁，洗净并温暖双手，必要时戴手套。

**4. 用物准备**　水盆，水桶2个（一桶盛有40～45℃的温水，另一桶放污水），小方毛巾，浴巾，沐浴液，润肤霜，梳子，清洁的衣裤等。

【实施】　见表2-9。

表2-9　为老年人床上擦浴

| 操作流程 | 操作步骤 | 注意事项 |
| --- | --- | --- |
| 核对、解释 | （1）备齐用物，携至床旁<br>（2）核对老年人信息，向老年人解释操作目的及配合要点，取得老年人配合 | （1）确认老年人，取得合作 |
| 浴前准备 | （3）关闭门窗，调节室温至24～26℃<br>（4）用屏风或隔帘遮挡老年人<br>（5）协助老年人脱去衣裤，盖好被子<br>（6）脸盆内倒入温水，浸湿小方毛巾 | （2）注意保暖，保护老人隐私 |
| 擦洗面部 | （7）将浴巾覆盖在枕巾及胸前被子上<br>（8）将小方毛巾拧干，横向对折，再纵向对折。用小方毛巾的四个角分别擦拭双眼的内眼角和外眼角<br>（9）洗净小方毛巾，包裹于手上，洒上沐浴液。由额中间分别向左，再向右擦洗额部；由鼻根向鼻尖擦洗，由鼻翼一侧向下至鼻唇部横向擦，沿一侧唇角向下，再横向擦拭下颌；由唇角向鬓角方向擦拭一侧面颊，同法擦拭另一侧；由中间分别向左，再向右擦洗颈部；由上向下擦拭耳及耳后<br>（10）洗净小方毛巾，同法擦净脸上沐浴液，再用浴巾沾干脸上水渍 | （3）操作时动作要迅速、轻柔 |
| 擦拭手臂 | （11）暴露老年人近侧手臂，将浴巾半铺半盖于手臂上；小方毛巾包手，涂上沐浴液，打开浴巾由前臂向上臂擦拭，擦手，擦拭后用浴巾遮盖；洗净小方毛巾，同法擦净上臂沐浴液，再用浴巾包裹沾干手臂上的水渍。同法擦拭另一侧手臂 | （4）擦浴过程中，身体暴露部位要及时遮盖，以防受凉<br>（5）由远心端向近心端擦洗，促进静脉血回流<br>（6）擦洗时动作快捷，可适当用力，但不宜过重 |
| 擦拭胸部 | （12）将老年人盖被向下折叠，暴露其胸部，用浴巾遮盖胸部；将清洁的小方毛巾包裹于手上，倒上沐浴液，打开浴巾上部，环形擦拭老年人胸部，擦拭后用浴巾遮盖；洗净小方毛巾，同法擦净胸部沐浴液，再用浴巾擦干胸部水渍 | （7）注意擦净皮肤褶皱处，如女性乳房下垂部位的清洁<br>（8）女性老年人乳房应环形擦洗 |
| 擦拭腹部 | （13）将盖被向下折至大腿根部，用浴巾遮盖胸腹部；将清洁的小方毛巾包裹在手上涂上沐浴液，掀开浴巾下角向老年人胸部反折，暴露老年人腹部，顺时针螺旋形擦拭腹部，由上向下擦拭腹部两侧，擦拭后用浴巾遮盖<br>（14）洗净小方毛巾，同法擦净腹部沐浴液，再用浴巾擦干腹部水渍 | （9）注意顺时针螺旋形擦拭腹部 |
| 擦洗背臀 | （15）协助老年人翻身侧卧，使其面部朝向照护人员；将被子向上折起暴露老年人背部和臀部；将浴巾一侧边缘铺于老年人背臀下，向上反折遮盖背部和臀部；将清洁的小方毛巾包裹于手上倒上沐浴液，打开浴巾，由老年人腰部沿脊柱向上擦至肩颈部，再螺旋向下擦洗背部一侧，同法擦洗另一侧，用清水擦洗干净后再用浴巾擦干水渍<br>（16）打开浴巾，先用沐浴液再用清水分别环形擦洗臀部两侧，擦拭后用浴巾擦干<br>（17）撤去浴巾，协助老年人取平卧位，盖好被子 | （10）注意做好床旁保护<br>（11）皮肤按摩，预防压力性损伤 |

续表

| 操作流程 | 操作步骤 | 注意事项 |
|---|---|---|
| 擦拭下肢 | （18）暴露一侧下肢，浴巾半铺半盖；将清洁的小方毛巾包裹于手上涂上沐浴液，打开浴巾，一手固定老年人下肢踝部呈屈膝状，另一手由小腿向大腿方向擦拭，擦洗后用浴巾遮盖；洗净小方毛巾，同法擦净下肢沐浴液，再用浴巾沾干下肢水渍；同法擦洗另一侧下肢 | （12）由远心端向近心端擦洗，可促进静脉回流 |
| 擦拭会阴 | （19）使用专用水盆，盛装温水1/3盆；协助老年人侧卧，臀下垫护理垫后呈平卧位；暴露近侧下肢及会阴部，展开浴巾盖在近侧下肢上；戴好橡胶手套，将专用毛巾浸湿后拧干进行擦拭。随时清洗毛巾，直至局部清洁无异味<br>（20）老年女性擦洗顺序：由阴阜向下至尿道口、阴道口、肛门，边擦洗边转动毛巾，清洗毛巾后分别擦洗两侧腹股沟<br>（21）老年男性擦洗顺序：尿道口、阴茎、阴囊、肛门，边擦洗边转动毛巾，清洗毛巾后分别擦洗两侧腹股沟<br>（22）盖好被子，撤下浴巾，撤去护理垫 | （13）清洗会阴部的毛巾和水盆要单独使用<br>（14）注意擦净腹股沟 |
| 足部清洗 | （23）更换脚盆，盛装半盆温水；将老年人被尾向一侧打开，暴露双足；将浴巾卷起来垫在老年人膝下支撑，足下铺护理垫，将水盆放在上面；将老年人一只脚浸没在水中搓洗，抬起老年人的这只脚，涂沐浴液，并揉搓脚掌、足背、足跟、趾缝、脚踝；将老年人的脚再次浸没在水中，洗净沐浴液；用专用脚巾擦干足部，放入被子中，同法清洗另一只脚<br>（24）撤去水盆、护理垫和膝下浴巾，盖好被子<br>（25）协助老年人更换清洁衣裤，盖好被子 | （15）清洗足部的水盆和毛巾要单独使用<br>（16）必要时更换床单 |
| 整理用物 | （26）倾倒污水桶，刷洗水盆、污水桶，清洗浴巾、毛巾、污衣裤<br>（27）协助老年人取舒适卧位并整理床单位 | （17）确保老年人安全、舒适，用物按规定分类处理 |
| 洗手、记录 | （28）按六步洗手法洗手<br>（29）记录执行时间和效果 | （18）预防交叉感染<br>（19）便于评价 |

【评价】

1. 老年人满意，感觉清洁、舒适、安全、身心愉快。

2. 照护人员操作规范、流程熟练、安全无意外发生。

3. 沟通有效，老年人合作，理解身体清洁的重要性。

# 第4节　压力性损伤的预防和照护

 案例2-4

赵奶奶，79岁，外出活动时不慎摔倒，经诊断为右侧股骨颈骨折，给予克氏针固定，长期卧床。今日上午照护人员小李发现赵奶奶骶尾部出现皮肤压红，有触痛感，观察其精神状态尚好。

问题：1. 赵奶奶骶尾部皮肤发生了什么情况？如何进行照护？

2. 照护人员应该采取哪些措施保护老年人皮肤？

压力性损伤是指由压力或压力联合剪切力导致的皮肤和（或）皮下组织的局部损伤，通常位于骨隆突处，但也可能与医疗器械或其他物体有关。2019版《压力性损伤的预防和治疗：临床实践指南》强调了压力性损伤可能与医疗器械相关，压力性损伤的发生不仅局限于体表皮肤，也可能发生在黏膜上、黏膜内或黏膜下。黏膜（呼吸道、胃肠道和泌尿生殖道黏膜）压力性损伤主要与医疗器械有关。

压力性损伤是长期卧床及身体移动障碍的老年人最严重的并发症之一。一旦发生将影响老年人的生活质量甚至危及生命，给护理工作增加难度，给社会及家庭带来沉重的经济压力与医疗负担。压力性损伤是由多种因素引发的复杂的病理性过程，其发病机制尚待研究。局部组织承受过高的压力和机体组织对压力的耐受性，是导致压力性损伤发生的重要因素。

## 一、发生原因

### （一）局部组织长期受压

卧床或坐位的老年人长时间不改变体位，局部组织因受压过久而出现血液循环障碍。导致压力性损伤的物理力是压力、摩擦力和剪切力，通常是两三种力联合作用所致。

**1. 压力**　垂直压力作用于皮肤，是导致压力性损伤发生的最重要原因。单位面积承受的压力越大，组织发生压力性损伤所需时间越短。持续受压2h以上即可引起组织不可逆的损害。

**2. 摩擦力**　当老年人卧在床上活动或坐轮椅时，皮肤随时可以受到床单及轮椅坐垫表面的逆行阻力摩擦，而摩擦易损害皮肤的保护性角质层。当皮肤被擦伤后，容易受到汗、尿液或粪便、血及渗出液的浸渍而形成压力性损伤。摩擦还可使局部升温，增加氧耗，加重组织缺氧。

**3. 剪切力**　由两层组织相邻表面间的滑行而产生的进行性的相对移位引起，是由摩擦力和压力相加而形成的，与体位关系极为密切。当床头抬高而使身体下滑时，可产生与身体皮肤平行的摩擦力，以及和皮肤垂直方向的重力，导致剪切力的产生。剪切力是深度压力性损伤形成的主要原因。因此，不能自行变换体位或长期维持半卧位的老年人，要避免床头或床尾抬高的角度超过30°。

### （二）潮湿因素

皮肤由于经常受到汗液、大小便等排泄物，以及分泌物及各种引流渗出液的刺激，会由于浸泡而变软，且皮肤弹性下降，这时一旦受外力侵害，皮肤的完整性极易受损，从而发生压力性损伤。

### （三）医疗措施使用不当

老年人使用石膏、绷带、夹板、约束带或牵引时，由于衬垫不当、松紧不适宜，致使局部血液循环不良，造成组织缺血、缺氧。

### （四）机体营养不良

机体营养不良是压力性损伤发生的内因。营养不良的老年人皮下脂肪减少，肌肉萎缩，一旦受压，骨隆突处的皮肤要承受外界压力和骨隆突本身对皮肤的挤压力，受压处因缺乏肌肉和脂肪组织保护而容易引起血液循环障碍，引起压力性损伤。过度肥胖者卧床时，体重对皮肤的压力较大，因而容易发生压力性损伤。

此外，低血压、贫血，皮肤的温度和心理压力等都可增加压力性损伤发生的危险性。

## 二、易患部位

压力性损伤多发生于受压和缺乏脂肪组织保护、无肌肉包裹或肌层较薄的骨骼隆起处，它与体位密切相关。体位不同，受压点就不同，压力性损伤易发部位亦不同（图2-9）。

**1. 仰卧位**　易发于枕骨粗隆、肩胛骨、肘部、骶尾部、足跟。

**2. 侧卧位**　易发于耳郭、肩峰、肘部、髋部、膝关节的内外侧、内外踝。

**3. 俯卧位**　易发于面颊部、耳郭、肩部、女性乳房、男性生殖器、髂峰、膝部及足尖处。

**4. 坐位**　易发于坐骨结节。

## 三、评估

压力性损伤的评估目前常用Braden危险因素评估量表和Norton压力性损伤风险因素评估量表。

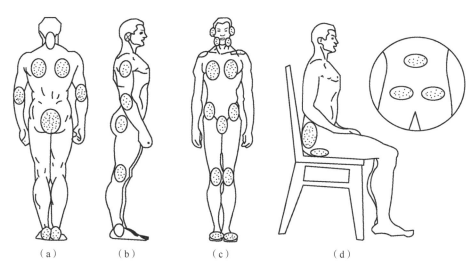

图2-9 压力性损伤的易患部位

(a)仰卧位;(b)侧卧位;(c)俯卧位;(d)坐位

Braden危险因素评估量表是用来预测压力性损伤发生的较为常用的方法(表2-10)。该量表对压力性损伤高危人群具有较好的预测效果,且评估简便、易行。评估内容包括感觉、潮湿、活动力、移动力、营养、摩擦力和剪切力6个部分。总分值范围为6~23分,分值越少,提示发生压力性损伤的危险性越高。评分≤18分,提示老年人有发生压力性损伤的危险,建议采取预防措施。

**表2-10 Braden危险因素评估量表**

| 项目 | 1分 | 2分 | 3分 | 4分 |
| --- | --- | --- | --- | --- |
| 感觉 | 完全受限 | 非常受限 | 轻度受限 | 未受损 |
| 潮湿 | 持续潮湿 | 潮湿 | 有时潮湿 | 很少潮湿 |
| 活动力 | 限制卧床 | 坐位 | 偶尔行走 | 经常行走 |
| 移动力 | 完全无法移动 | 严重受限 | 轻度受限 | 未受限 |
| 营养 | 非常差 | 可能缺乏 | 充足 | 丰富 |
| 摩擦力和剪切力 | 有问题 | 有潜在问题 | 无明显问题 | — |

Norton压力性损伤风险因素评估量表也是目前公认的,用于预测压力性损伤发生的有效评分方法(表2-11),尤为适用于老年人的评估。评估内容包括身体状况、精神状态、活动能力、灵活程度及失禁情况5个方面。总分值范围为5~20分,分值越少,提示发生压力性损伤的危险性越高。评分≤14分,提示老年人有发生压力性损伤的危险,建议采取预防措施。由于此评估量表缺乏对营养状态的评估,故临床使用时需补充相关内容。

**表2-11 Norton压力性损伤风险因素评估量表**

| 项目 | 4分 | 3分 | 2分 | 1分 |
| --- | --- | --- | --- | --- |
| 身体状况 | 良好 | 一般 | 不好 | 极差 |
| 精神状态 | 思维敏捷 | 无动于衷 | 不合逻辑 | 昏迷 |
| 活动能力 | 可以走动 | 需协助 | 坐轮椅 | 卧床 |
| 灵活程度 | 行动自如 | 轻微受限 | 非常受限 | 不能活动 |
| 失禁情况 | 无失禁 | 偶有失禁 | 经常失禁 | 二便失禁 |

## 四、分期

2019年，由欧洲压疮咨询委员会（European Pressure Ulcer Advisory Panel）、美国国家压力性损伤咨询委员会（National Pressure Injury Advisory Panel）和泛太平洋地区压力性损伤联盟（Pan Pacific Pressure Injury Alliance）在2014版《压疮预防和治疗：临床实践指南》的基础上，联合来自12个国家的14个伤口组织正式发布了第3版《压力性损伤的预防和治疗：临床实践指南》（简称"2019版指南"）。"2019版指南"对压力性损伤分期及分类如下所述。

**1. Ⅰ期压力性损伤** 指压不变白红斑，皮肤完整。局部皮肤完好，出现压之不变白的红斑，深色皮肤表现可能不同；指压变白红斑或者感觉、皮温、硬度的改变可能比观察到皮肤改变更先出现。此期的颜色改变不包括紫色或栗色变化，因为这些颜色变化提示可能存在深部组织损伤。

**2. Ⅱ期压力性损伤** 部分皮层缺失伴随真皮层暴露。伤口床有活性、呈粉色或红色、湿润，也可表现为完整的或破损的浆液性水疱。脂肪及深部组织未暴露。无肉芽组织、腐肉、焦痂。该期损伤往往是由于骨盆皮肤微环境破坏和受到剪切力，以及足跟受到的剪切力导致。该分期不能用于描述潮湿相关性皮肤损伤，如失禁性皮炎、皱褶处皮炎，以及医疗黏胶相关性皮肤损伤或者创伤伤口（皮肤撕脱伤、烧伤、擦伤）。

**3. Ⅲ期压力性损伤** 全层皮肤缺失，常常可见脂肪、肉芽组织和边缘内卷。可见腐肉和（或）焦痂。不同解剖位置的组织损伤的深度存在差异；脂肪丰富的区域会发展成深部伤口。可能会出现潜行或窦道。无筋膜、肌肉、肌腱、韧带、软骨和（或）骨暴露。如果腐肉或焦痂掩盖组织缺损的深度，则为不可分期压力性损伤。

**4. Ⅳ期压力性损伤** 全层皮肤和组织缺失，可见或可直接触及筋膜、肌肉、肌腱、韧带、软骨或骨头。可见腐肉和（或）焦痂。常常会出现边缘内卷，窦道和（或）潜行。不同解剖位置的组织损伤的深度存在差异。如果腐肉或焦痂掩盖组织缺损的深度，则为不可分期压力性损伤。

（1）不可分期压力性损伤 全层皮肤和组织缺失，由于被腐肉和（或）焦痂掩盖，不能确认组织缺失的程度。只有去除足够的腐肉和（或）焦痂，才能判断损伤是Ⅲ期还是Ⅳ期。缺血肢端或足跟的稳定型焦痂（表现为：干燥，紧密黏附，完整无红斑和波动感）不应去除。

（2）深部组织损伤期压力性损伤 完整或破损的局部皮肤出现持续的指压不变白深红色，栗色或紫色，或表皮分离呈现黑色的伤口床或充血水疱。疼痛和温度变化通常先于颜色改变出现。深色皮肤的颜色表现可能不同。这种损伤是由于强烈和（或）长期的压力和剪切力作用于骨骼和肌肉交界面导致。该期伤口可迅速发展暴露组织缺失的实际程度，也可能溶解而不出现组织缺失。如果可见坏死组织、皮下组织、肉芽组织、筋膜、肌肉或其他深层结构，说明这是全皮层的压力性损伤（不可分期、Ⅲ期或Ⅳ期）。该分期不可用于描述血管、创伤、神经性伤口或皮肤病。

## 五、预防和照护

压力性损伤是对卧床老年人威胁较大的主要并发症之一，一旦发生可增加老年人的痛苦。绝大多数压力性损伤是可以预防的，精心、科学的护理可将压力性损伤的发生率降到最低。为此，要求照护人员在工作中做到"七勤"，即勤观察、勤翻身、勤按摩、勤擦洗、勤整理、勤更换、勤记录。交接班时，照护人员应严格、细致地交代老年人的局部皮肤情况和护理措施的执行情况。照护压力性损伤的首要措施是预防，而预防压力性损伤的主要措施在于消除诱发因素。

### （一）避免和解除局部长期受压

**1. 经常变换体位，间歇性地解除局部承受的压力** 指导年老体弱、长期卧床的老年人定时翻身；鼓励清醒老年人勤翻身；照护人员应协助病情危重、昏迷、瘫痪等老年人定时翻身，一般情况下白天应每2h翻身一次，晚间不超过3h翻身一次，翻身间隔时间最长不能超过4h，必要时每30min翻身一次。

**2. 保护骨隆突处和支持身体空隙处** 易受压部位，如骨隆突处可用软枕、海绵垫等垫起，使受压处得以缓解。病情严重者在条件允许时可用水垫床、气垫床、沙床、特制翻身床等，以缓解局部受压情况。

**3. 正确使用石膏、绷带及夹板固定**　对使用石膏、夹板、牵引固定的老年人，应随时观察局部指（趾）甲的颜色、温度变化，听取老年人的诉求，适当地调节夹板或器械松紧或加衬垫。

### （二）避免潮湿、摩擦因素的刺激

保持皮肤清洁、干燥，对有大小便失禁、出汗及分泌物多的老年人应及时擦洗，以保护皮肤免受刺激；保持床铺、被服清洁、干燥、平整、无皱褶、无渣屑，不可使用掉瓷或有裂损的便器。使用便盆时，应协助老年人抬高臀部，并可在便盆上垫软纸或棉垫，以防擦伤皮肤。移动老年人时要避免拖拉，以防损伤皮肤。

### （三）促进局部血液循环，改善营养状况

对长期卧床的老年人，每日应进行主动或被动的全范围关节运动，以维持关节的活动性和肌肉的张力，促进肢体的血液循环，鼓励老年人早期活动。定期为老年人温水擦浴，保持皮肤清洁干燥，避免局部不良刺激。禁止按摩或用力擦洗压力性损伤易患部位的皮肤，防止造成皮肤损伤。

加强营养，增强机体抵抗力。长期卧床的老年人应给予营养丰富且易于消化的膳食。压力性损伤常发生于负氮平衡的老年人，故在病情允许的情况下，给予高蛋白饮食，以增强抵抗力和组织修复能力。不能进食的老年人，应使用鼻饲或静脉营养补充。

# 第5节　更换衣物

**案例 2-5**

　　王奶奶，83岁，6年前曾患"脑血栓"，现入住医养结合机构。能正常沟通，能自行进食进水，右侧偏瘫，左侧肢体能活动，自行穿脱衣服有困难，可借助四脚拐杖行走。今日凌晨老年人感觉口渴，自行起床倒开水，不慎将水洒在衣服上。照护人员夜间巡视发现后，给予处理，协助休息。
　　问题：怎样协助老年人更换衣服？

老年人体温调节中枢的调节功能降低，尤其对寒冷的抵抗力和适应力降低，在寒冷时节要特别注意衣着的保暖功效。由于老年人皮肤的特点，其衣着与健康的关系越来越受到照护人员的关注。老年人的服装选择，首先必须考虑实用性，即是否有利于人体的健康及穿脱方便。另外，还要考虑衣着布料，以及脏衣服上脱落表皮的分解产物对皮肤的刺激等方面的因素。有些衣料如毛织品、化纤织品，穿起来轻松、柔软、舒适，因而受到老年人的喜爱。然而其中有些成分很可能成为过敏原，一旦接触皮肤，容易引起过敏性皮炎，且这类织物带有静电，容易吸附空气中的灰尘，引起支气管哮喘。因此，在选料时要慎重考虑，尤其是内衣，应以透气性和吸湿性较高的纯棉织品为好。

衣服容易穿脱对于老年人来说是非常重要的，对自理能力受损的老年人，要鼓励和指导老年人参与衣服的穿脱过程，以最大限度地保持和发挥其残存功能，协助老年人更换开襟衣服、穿脱套头上衣、更换裤子等，因此要选择便于穿脱的服装。

【目的】

1. 协助老年人掌握穿脱衣的方法。

2. 避免老年人受凉，减轻护理劳动强度。

3. 使老年人感到舒适。

【评估】

1. 辨识老年人，与老年人沟通交流。

2. 评估老年人的病情、自理能力。

3. 评估老年人意识状态，合作程度。

【计划】

**1. 环境准备**　室内环境清洁，光线充足，调节室温至24～26℃，关闭门窗。

**2. 老年人准备**　能配合操作，了解操作目的。协助老年人安置体位。

**3. 照护人员准备**　服装整洁，洗净并温暖双手。

**4. 用物准备**　清洁的开襟上衣、裤子，必要时备脸盆（盛温水）、毛巾、护肤油。

【实施】　见表2-12。

### 表2-12　为老年人更换衣物

| 操作流程 | 操作步骤 | 注意事项 | |
|---|---|---|---|
| 核对、解释 | （1）核对老年人信息，解释操作目的、配合要点及注意事项等，取得老年人配合 | （1）对于不能进行有效沟通或低效型沟通的老年人，应主动核对老年人相关信息，耐心解释，用心观察不适反应 | |
| 安置体位 | （2）如病情允许，优先安置老年人坐位，其次为卧位 | — | |
| 清洗局部皮肤 | （3）清洗被尿液浸润的皮肤，擦干，抹护肤油 | （2）保护老年人隐私 | |
| 更换开襟上衣 | （4）掀开盖被，解开上衣纽扣<br>（5）一手拖住老年人肩部，另一手扶住髋部，协助老年人翻身侧卧<br>（6）脱去一侧衣袖<br>（7）取清洁开襟上衣，穿好一侧（患侧）的衣袖<br>（8）其余部分（清洁及被更换的上衣）平整地掖于老年人身下<br>（9）协助老年人取平卧位<br>（10）从老年人身下拉出清洁及被更换的上衣<br>（11）脱下被更换的上衣<br>（12）穿好清洁上衣另一侧衣袖（健侧），整理、拉平衣服，扣好纽扣<br>（13）盖好被子，整理床铺 | （3）协助老年人翻身时，要注意老年人的安全<br>（4）遇老年人一侧肢体不灵活时，应卧于健侧，使患侧在上<br>（5）操作轻柔快捷，避免老年人受凉 | |
| 更换套头上衣 | （14）脱衣：套头上衣的下端向上拉至胸部，从背后向前脱下衣身部分；一手扶住老年人肩部，一手拉住近侧袖口，脱下一侧衣袖，同法脱下另一侧衣袖<br>（15）穿衣：辨别上衣前后面；照护人员一手从衣袖口处伸入至衣身开口处，握住老年人手腕，将衣袖套入老年人手臂，同法穿好另一侧；先穿患侧（左侧）肢体衣袖；握住衣身背部的下开口至领口部分，套入老年人头部 | （6）如病情允许可协助老年人取坐位脱衣<br>（7）遇老年人一侧肢体不灵活时，应先脱健侧，后脱患侧<br>（8）遇老年人一侧肢体不灵活时，应先穿患侧，后穿健侧<br>（9）操作轻柔快捷，避免老年人受凉 | |
| 更换裤子 | （16）协助老年人取坐位或平卧位<br>（17）为老年人松开裤带、裤扣<br>（18）协助老年人身体右倾，将裤子左侧部分向下拉至臀下<br>（19）再协助老年人身体左倾，将裤子右侧部分向下拉至臀下<br>（20）照护人员两手分别拉住老年人两侧裤腰部分下拉至膝部，抬起一侧下肢，褪去一侧裤腿。同样方法褪去另一侧<br>（21）更换裤子<br>（22）照护人员左手从裤管口套入至裤腰开口，轻握老年人脚踝，右手将裤管向老年人大腿方向提拉。同法穿上另一条裤管<br>（23）照护人员两手分别拉住两侧裤腰部分向上提拉至老年人臀部<br>（24）协助老年人身体左倾，将右侧裤腰部分向上拉至腰部，再协助老年人身体右倾，将裤子左侧部分向上拉至腰部，系好裤带、裤扣 | （10）遇老年人一侧肢体不灵活时，应先脱健侧，后脱患侧<br>（11）取清洁裤子时要辨别正反面<br>（12）遇老年人一侧肢体不灵活时，应先穿患侧，后穿健侧 | |
| 整理用物 | （25）盖好被子<br>（26）协助老年人取舒适卧位并整理床单位 | （13）确保老年人安全、舒适<br>（14）用物按规定分类处理 | |
| 洗手、记录 | （27）按六步洗手法洗手<br>（28）记录执行时间和效果 | （15）预防交叉感染<br>（16）便于评价 | |

【评价】

1. 老年人的衣着得体、清洁、舒适。

2. 协助卧床老年人更换衣物，以满足老年人心理需求。

# 第6节　更换床上用品

案例2-6

　　胡爷爷，男，75岁，高血压病史20余年。7年前因行动迟缓，言语缓慢，反应迟钝，面部表情呆板，捡拾物品困难，四肢肌张力稍增高，记忆力下降，诊断为帕金森病。自入住养老机构以来，经常出现步态迟缓，静止性震颤，流涎过多，乏力，焦虑、情绪低落，入睡困难。今天吃早餐时，不慎将牛奶洒在床单上。

　　问题：如何为胡爷爷更换床单？

　　清洁是人类最基本的生理需要之一。清洁的环境和身体，不仅可以使人感觉舒适，改善自我形象，拥有自信和自尊，还可以起到预防疾病的目的。照护人员需要掌握有关居室卫生清洁及协助老年人做好基本身体清洁的知识，使被照护的老年人身心舒适，减少疾病的发生。

【目的】

1. 保持居室环境整洁，减少老年人疾病的发生。

2. 让老年人更好地休息和生活。

3. 使长期卧床老年人避免发生并发症。

【评估】

1. 辨识老年人，与老年人沟通交流。

2. 评估老年人的病情、自理能力。

3. 评估老年人意识状态，合作程度。

【计划】

1. **环境准备**　关闭门窗，调节室温至24～26℃。

2. **老年人准备**　平卧于床上，盖好被子。

3. **照护人员准备**　着装整洁，洗手，戴口罩。

4. **物品准备**　扫床车1辆、床刷1把、一次性床刷套、清洁床单、被罩、枕套，必要时备清洁衣裤。

【实施】　见表2-13。

表2-13　为老年人更换床上用品

| 操作流程 | 操作步骤 | 注意事项 |
| --- | --- | --- |
| 核对、解释 | （1）核对老年人信息，解释操作目的、配合要点及注意事项等，取得老年人配合 | — |
| 安置卧位 | （2）平卧于床上，盖好被子 | — |
| 更换床单 | （3）物品按使用顺序放在床尾椅上（上层床单，中层被罩，下层枕套）<br>（4）照护人员站在床右侧，一手托起老年人头部，另一手将枕头平移到床左侧，协助老年人翻身侧卧于床左侧（背向照护人员），盖好被子，立起对侧床挡。从床头至床尾松开近侧床单，将床单向上卷起至老年人身下<br>（5）床刷套上一次性床刷套，从床中线开始清扫床褥，从床头扫至床尾，每扫一刷要重叠上一刷的1/3，避免遗漏 | （1）协助老年人翻身侧卧时，注意老年人安全，防止发生坠床。必要时使用床挡 |

续表

| 操作流程 | 操作步骤 | 注意事项 |
|---|---|---|
| 铺清洁床单 | （6）将床单的中线对齐床中线，展开近侧床单平整铺于床褥上，对侧床单向上卷起塞于老年人身下，分别将近侧床单的床头床尾部分反折于床褥下绷紧，将近侧下垂部分的床单平整塞于床褥下<br>（7）将枕头移至近侧，协助老年人翻转身体侧卧于清洁大单上（面向照护人员），盖好被子，立起近侧床挡<br>（8）照护人员转至床对侧，放下床挡，从床头至床尾松开床单，将污床单从床头、床尾向中间卷起放在污衣袋内，清扫褥垫上的渣屑（方法同上），撤下床刷套<br>（9）拉平老年人身下的清洁床单，平整铺于床褥上（方法同上）。协助老年人平卧于床中线上，盖好被子 | （2）扫床时，每扫一刷要重叠上一刷的1/3，避免遗漏<br>（3）一床一床刷套，不可重复使用 |
| 更换被套 | （10）照护人员站在床左侧，将棉被展开，打开被尾开口，一手揪住被罩边缘，另一手伸入被罩中分别将两侧棉胎向中间对折；一手抓住被罩被头部分，另一手抓住棉胎被头部分，将棉胎呈S形从被罩中撤出，折叠置于床尾。被罩仍覆盖在老年人身上<br>（11）取清洁被罩平铺于污罩上，被罩中线对准床中线。床罩的被头置于老年人颈肩部。打开清洁被罩被尾开口端，将棉胎装入清洁被罩内，并将棉胎向两侧展开。将污被罩从床头向床尾方向翻卷撤出，放于污衣袋内<br>（12）棉被两侧分别向内折叠，被尾塞于床垫下 | （4）更换被罩时，避免遮住老年人口鼻<br>（5）棉胎装入被罩内，被头部分应充满，不可有虚沿<br>（6）操作动作轻稳，不要过多暴露老年人身体并注意保暖 |
| .更换枕套 | （13）照护人员一手托起老年人头部，另一手撤出枕头<br>（14）将枕芯从枕套中撤出，污枕套放在污衣袋内<br>（15）在床尾部，取清洁枕套反转内面朝外，双手伸进枕套内撑开揪住两内角<br>（16）抓住枕芯两角，反转枕套套好<br>（17）将枕头从老年人胸前放至左侧头部旁边，照护人员右手托起老年人头部，左手将枕头拉至老年人头下适宜位置。枕套开口应背门 | （7）套好的枕头四角充实，枕套开口背门<br>（8）必要时，为老年人更换衣裤 |
| 整理用物 | （18）盖好被子<br>（19）协助老年人取舒适卧位并整理床单位、开窗通风 | （9）确保老年人安全、舒适<br>（10）用物按规定分类处理 |
| 洗手、记录 | （20）按六步洗手法洗手<br>（21）记录执行时间和效果 | （11）预防交叉感染<br>（12）便于评价 |

【评价】

1. 老年人居室环境整洁、空气清新、无异味。

2. 床单位干净平整，无渣屑。

3. 老年人满意、舒适。

# 第7节　环境物品清洁消毒

案例2-7

　　赵奶奶，81岁，患子宫内膜癌2年，1个月前，医护人员发现赵奶奶的肿瘤全身广泛转移，目前，张奶奶神志恍惚，烦躁不安，呼吸浅慢，大小便失禁，处于临终状态。

　　问题：根据上述情景，如何在赵奶奶死亡后做好终末处理？

　　清洁、消毒是预防与控制老年人居家环境和养老服务机构感染的关键措施之一。照护人员掌握清洁、消毒的相关知识和技术，在照护过程中可有效避免交叉感染。

## 一、清洁

### （一）概念

清洁是用清洗、擦拭等物理方法清除物体表面的污垢、尘埃和有机物，以去除或减少有害微生物的过程。适用于各类物体表面，如家具、餐具，也是物品消毒前的必要步骤。常用的清洁方法包括水洗、清洁剂或去污剂去污、机械去污等。

### （二）清洁法

用清水洗净或用肥皂水、洗洁精等清洁剂刷洗，除去物品上的污渍、水垢等残留物质和锈斑，常用于地面、墙面、桌椅、家具等的清洁及一些物品消毒或灭菌前的准备。特殊污渍特殊处理，如碘酊污渍，可用乙醇或维生素C溶液擦拭；甲紫污渍可用乙醇或草酸擦拭；陈旧血渍，可用过氧化氢溶液浸泡后洗净；高锰酸钾污渍，可用维生素C溶液或0.2%～0.5%过氧乙酸溶液浸泡后洗净擦拭；墨水污渍可用肥皂、清水洗，不能洗净时再用稀盐酸或草酸溶液洗，也可用氨水或过氧化氢溶液做褪色处理。

## 二、消毒

消毒是用化学、物理、生物等方法消除或杀灭外界环境中的致病性微生物的措施。包括预防性消毒和疫源地消毒。常用消毒方法有日光消毒法、紫外线消毒法、煮沸消毒法、蒸汽消毒法、化学消毒法。当养老机构中有传染病患者时，应随时消毒。当患者治愈或转移、死亡，均需进行终末消毒。选择物理消毒法还是化学消毒法，主要取决于病原体的抵抗力、被消毒物品的性质和当时的条件。

### （一）日光消毒法

日光消毒法是利用日光的热、干燥作用和日光中的紫外线，达到杀灭病原体的目的。用于不宜蒸、烫、药物浸泡的物品，如被褥、棉衣、皮衣、毛毯等，在日光照射下可杀灭如痢疾杆菌、伤寒杆菌、结核杆菌和某些病毒。日光消毒的物品要清洁干燥，放在日光下直接照射6h，在日光强的中午前、后效果最佳，物品应定时翻动，使各个面都受到照射。

### （二）煮沸消毒法

煮沸消毒法简单、方便、经济、实用，是应用最早的消毒方法之一，也是养老服务机构、家庭常用的消毒方法，适用于金属、搪瓷、玻璃、橡胶或其他耐热、耐湿物品的消毒。机构内常用于抹布、桌布、餐巾、毛巾、浴巾、手帕等棉织品和餐具、食具等的消毒；用沸水冲洗瓜果类直接进口的食物也有消毒的作用。煮沸消毒法是将物品清洗干净，全部浸没在水中，水面应至少高于物品表面3cm，然后加热煮沸，水沸后开始计时，若中途加入物品，则从第二次水沸后开始计时。在1个标准大气压下，水的沸点是100℃，煮沸5～10min可杀灭细菌繁殖体；煮沸15min可杀灭多数细菌芽孢；某些热抗力极强的细菌芽孢需煮沸更长时间，如肉毒梭菌芽孢需要煮沸3h才能被杀灭。

煮沸消毒法注意事项：①消毒前，必须将物品清洗干净，完全浸没水中。②摆放物品时，带盖的物品要将盖子打开，大小相同的容器不能重叠。③为确保消毒效果，一次性放入的物品不宜过多，放置物体不超过容器容量的3/4。④玻璃类、橡胶类物品，先用纱布包好，玻璃类应在冷水时放入，避免爆炸；橡胶类要在水沸后放入，避免变软、变形。⑤水的沸点受气压影响，一般海拔每升高300m，消毒时间需要延长2min。⑥在金属类物品消毒时，水中加入1%～2%的碳酸氢钠，水沸点可达105℃，能增强杀菌作用，又能去污除锈。⑦消毒后应将物品及时取出，置于无菌容器内备用，4h内未使用需重新煮沸消毒。

### （三）蒸汽消毒法

养老服务机构中常用普通蒸锅进行蒸汽消毒，蒸汽消毒法常用于不怕受热的、耐潮湿的金属、玻璃、棉织品的消毒，消毒时间从水沸腾产生大量蒸汽开始计时5～10min，如餐具的消毒。

### （四）化学消毒法

化学消毒法应用化学消毒剂使病原体蛋白质凝固变性而达到灭活效果，是养老服务机构广泛使用的消毒方法。化学消毒剂常用的有漂白粉、苯扎溴铵（新洁尔灭）、氯己定（洗必泰）、过氧乙酸、甲醛、乳酸、高锰酸钾等。用化学药品时必须按消毒有效浓度比例配制，药品要妥善保管，初次使用应有医务人员指导。消毒液应充分与被消毒物接触。消毒痰液时，使用量为被消毒物1倍，并搅拌。消毒门、墙、地面时，必须全部湿润。用气体熏蒸时，要把消毒物充分暴露。掌握规定的消毒时间和浓度。

## 三、终末消毒

终末消毒是当传染源痊愈、死亡或离开后对疫源地所进行的彻底消毒。目的是完全消除传染源播散在外环境中的病原体。如在患传染病的老年人解除隔离后，对老年人及所使用的物品、居住的房间等进行消毒处理。其消毒方法遵循先消毒、再清洁、最后再消毒的原则。

## 四、为老年人环境物品清洁消毒

【目的】

1. 保持老年人居室整洁。

2. 有效降低感染事件的发生率。

【评估】

1. 老年人的基本病情（有无传染病）。

2. 室内的面积、通风情况，有无固定的紫外线灯等。

【计划】

**1. 物品准备**　消毒剂、拖把、抹布、污物袋、屏风、移动式紫外线车、紫外线登记本，必要时备大单、防紫外线伞、墨镜、口罩等。

**2. 环境准备**　使用紫外线灯消毒前确保室内整洁，肉眼不可看见灰尘和污垢，关闭门窗，关闭日光灯，将房间内的容器等盖好盖子。

**3. 老年人准备**　活动方便的老年人：在照护人员的陪伴下离开房间，避开紫外线。活动不便的老年人：屏风挡护，用大单或盖被保护身体及皮肤，戴好墨镜或者黑色眼罩、口罩，闭上眼睛；头部可用支架或防紫外线伞，也可用较厚的棉布遮挡头面部。

**4. 照护人员准备**　穿工作服，戴好口罩、手套，必要时戴眼罩，穿隔离衣。

【实施】　见表2-14。

表2-14　为老年人环境物品清洁消毒

| 操作流程 | 操作步骤 | 注意事项 | |
|---|---|---|---|
| 核对、解释 | （1）核对老年人信息，解释操作目的、配合要点及注意事项等，取得老年人配合<br>（2）核对老年人的基本病情（有无传染病）<br>（3）居室的面积，室内有无固定墙上的紫外线灯、屏风或床帘<br>（4）向室内其他人员解释紫外线消毒的方法和注意事项，征得同意和配合 | （1）如有传染病，应严格执行对应的传染病终末消毒法<br>（2）30W的紫外线灯管可以消毒15m²的房间，紫外线灯管消毒累计时长不超过1000h<br>（3）如老年人躁动，暂时不能进行紫外线消毒。若必须消毒，则应注意安全，保护得当，适当约束，专人看护 | |
| 居室的终末消毒 | （5）消毒前准备：照护人员打开各种柜门、抽屉，翻转床垫，关闭门窗<br>（6）选用消毒方法：照护人员选用不同的方法进行房间消毒<br>（7）消毒后处理：打开门窗通风，将床上用品放入污物袋，用消毒剂擦拭地面、家具 | （4）按要求正确使用各种消毒剂<br>（5）房间内的所用物品须经过终末消毒后方可进行清洁、处理 | |

续表

| 操作流程 | 操作步骤 | 注意事项 |
|---|---|---|
| 居室的紫外线消毒 | （8）将紫外线车/灯携至床旁，距床至少2m，远离老年人头部，配合消毒的老年人使用黑色眼罩保护眼睛；行走方便的老年人尽量离开房间，待消毒结束开窗通风后再回到房间<br>（9）检查紫外线车/灯，确保处于备用状态<br>（10）连接电源，再次确认老年人的保护情况<br>（11）打开开关消毒<br>（12）将紫外线灯的开关打开，照射时间为30～60min，对房间进行消毒<br>（13）紫外线灯打开的过程中，要定时巡视房间情况，确保老年人的安全 | （6）注意紫外线灯要距离地面2m才能消毒<br>（7）若在消毒过程中因特殊情况而终止消毒，再次打开需重新计时<br>（8）若老年人在消毒过程中，出现恶心、呕吐、心悸、气促、面色苍白、抽搐等症状，应及时停止消毒，并报告 |
| 消毒后处理 | （14）照射时间完成后，关闭紫外线车/灯的开关，断开电源<br>（15）拉开窗帘，打开门窗<br>（16）妥善安置居室的老年人<br>（17）卧床老年人：拿去保护老年人所用的大单、盖被及其他保护用具<br>（18）能活动的老年人：查看老年人情况，开窗通风30min后请室外老年人返回房间 | （9）开窗通风时，注意室内老年人的保暖，切勿着凉 |
| 整理用物 | （19）将紫外线车/灯移走，放回原处，用清洁的棉布擦拭 | （10）用物按规定分类处理 |
| 洗手、记录 | （20）按六步洗手法洗手<br>（21）在紫外线登记本上登记使用时间及情况 | （11）预防交叉感染<br>（12）便于评价 |

【评价】

1. 老年人居室环境整洁、空气清新、无异味。
2. 床单位干净平整，无渣屑。
3. 老年人满意、舒适。

# 自 测 题

## 单项选择题

1. 口腔清洁的目的不包括
   A. 清除口腔内一切细菌　B. 去除口臭
   C. 预防疾病　　　　　　D. 清洁口腔
   E. 促进食欲

2. 老年人的义齿取下后应浸泡在什么中
   A. 乙醇　　　　　　　　B. 热开水
   C. 冷开水　　　　　　　D. 0.5%消毒灵
   E. 0.1%苯扎溴铵

3. 协助老年人口腔清洁时，错误的方法是
   A. 平卧位时头偏向一侧
   B. 弯盘置于口角边
   C. 棉球不可过湿
   D. 擦拭舌面时，位置不可以太靠近咽部
   E. 一个棉棒可反复使用

4. 关于床上擦洗，以下说法错误的是
   A. 擦浴过程中，身体暴露部位要及时遮盖，以防着凉
   B. 操作时动作要迅速、轻柔
   C. 擦洗过程中，注意观察老年人反应，如出现寒战、

面色苍白等情况，要加快速度
   D. 清洗会阴部、足部的水盆和毛巾要分开单独使用
   E. 注意调整水温，及时更换温水

5. 口腔护理时，对长期使用抗生素者，应注意观察口腔黏膜
   A. 有无溃疡　　　　　　B. 有无真菌感染
   C. 口唇是否干裂　　　　D. 有无口臭
   E. 牙龈是否肿胀出血

6. 口腔有铜绿假单胞菌感染的老年人应选用的口腔护理溶液是
   A. 0.02%呋喃西林溶液
   B. 1%～3%过氧化氢溶液
   C. 2%～3%硼酸溶液
   D. 0.1%醋酸溶液
   E. 1%～4%碳酸氢钠溶液

7. 头发打结时应选用哪种溶液梳通
   A. 百部酊　　　　　　　B. 0.1%醋酸溶液
   C. 30%乙醇　　　　　　D. 食醋
   E. 清水

8. 头发清洁与梳理的目的不包括
　A. 按摩头皮，促进头发血液循环
　B. 保持头发清洁，使老年人舒适
　C. 有效地清除头皮屑及污垢
　D. 保持良好个人形象
　E. 进行心理护理及卫生宣教，满足老年人身心需要

9. 照护人员为老年人进行洗发时，水温应调节至
　A. 22～26℃　　　　　B. 28～32℃
　C. 40～45℃　　　　　D. 50～60℃
　E. 60～70℃

10. 床上擦浴的目的不包括
　A. 促进血液循环　　　B. 增强皮肤排泄
　C. 清洁舒适　　　　　D. 观察皮肤情况

　E. 预防过敏性皮炎

11. 老年人沐浴时，下列哪项是错误的
　A. 空腹时可以入浴
　B. 入浴时间过长，应予以询问
　C. 穿防滑拖鞋
　D. 老年人不能自行沐浴时，可以为其床上擦浴
　E. 沐浴时调节室温至22～26℃

12. 皮肤清洁的目的不包括
　A. 改善皮肤血液循环
　B. 防止肌肉萎缩
　C. 维持皮肤正常功能
　D. 清洁皮肤，预防压力性损伤等并发症
　E. 增强患者舒适度

（谭　庆）

为老年人提供良好的起居环境，保持居室清洁、安全、光线柔和、温湿度适宜，是重要的日常照护内容之一。居住环境是否舒适，也是影响老年人睡眠的重要因素，所以根据老年人的生理睡眠特点，做好睡前居住环境布置，营造舒适的睡眠环境，会有效改善老年人睡眠。良好的睡眠是维持人体健康的必要条件，是促进老年人身心健康及提高生活质量的关键。

# 第1节 环境布置

## 一、居家环境

居家环境是老年人的主要活动场所，特别是部分或完全丧失自理能力的老年人。良好的居家环境是减少老年人意外事故发生、维持或促进老年人日常生活的重要保障。安全性、无障碍性、舒适性和便利性是老年人居家环境布局的基本原则。作为照护人员，要意识到营造照护环境的重要性，能为不同照护需求的老年人营造适宜的照护环境。

### （一）环境布局

 案例 3-1

> 小赵最近买了一套新房子，准备把其中一间给母亲居住。由于母亲 70 岁了行动不方便，小赵想选择一间对母亲健康有利的房间。
>
> 问题：1. 请为小赵介绍老年人居室环境要求，指导他选择适合其母亲居住的房间。
>
> 　　　2. 请指导小赵布置适合其母亲居住的房间环境。

1. 老年人宜选择阳面房间，即窗户朝向南或东南方向，日照充足。阳光不仅能增加老年人的舒适感，而且可以提高其免疫力，杀灭细菌，对防病保健有积极意义。房间的窗帘宜选用遮光性好的深色窗帘，老年人睡眠容易受到光线的影响，光线较暗适合老年人午休和晚间睡眠。

2. 老年人经常活动的区域，如走廊、卫生间、楼梯边缘应装有固定的扶手（图 3-1）。地面安装软木地板或防滑地砖，不设门槛。台阶的终止边缘要涂颜色标记（图 3-2），以便老年人行走。楼梯要及时维护，做好防滑处理。注意门口、卫生间前、室内楼梯的脚垫，最好能固定在地面或楼梯踏板上。

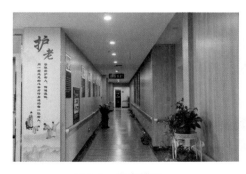
　　图3-1　走廊扶手

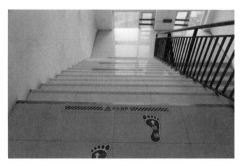
　　图3-2　台阶边缘涂色标记

3. 房间内设卫生间，方便老年人使用。卫生间的门应采用推拉门或能向外打开的门，以便老年人发生意外时能及时救治。卫生间洗手池旁、坐便器旁均应安装好扶手，坐便器旁适当位置安装呼叫器（图3-3、图3-4）。为便于老年人如厕，坐便器高度可比一般家中高1～2cm。卫生用品放在老年人伸手可取的位置。浴缸或洗澡椅前铺设防滑垫。

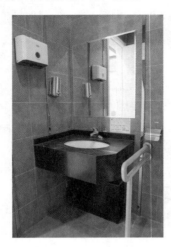

图3-3　卫生间扶手

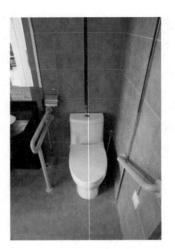

图3-4　卫生间内的紧急求助装置

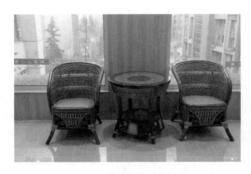

图3-5　圆角家具

4. 房间设备简单实用、家具靠墙摆放、尽量采用圆角家具（图3-5），以免碰伤老年人的肢体。椅子宜选用牢固结实的扶手椅。活动区域地面不放杂物，不牵拉电线，防止老年人绊倒。床要牢固稳定，高矮合适，以老人坐在床上、足底能完全着地，膝关节与床成近90°为理想，以保证老年人上下床的安全。床垫软硬要适宜，老年人的床不宜太软，过软的床容易凹陷引起腰痛。房间内的沙发也不宜过于柔软。

5. 老年人的床单、被罩最好选择柔软透气的纯棉织品。对大小便失禁的老年人可多加一个中单或一次性尿垫，便于更换。卧床老人应保持床单平整、无褶、无碎屑，以免出现压力性损伤。枕头的高度要合适，一般以7～8cm为宜，过低容易引起眼睑水肿或影响睡眠，过高会造成颈、肩部不适。

6. 注意电器、煤气开关应该在显眼的位置，开关方便简单。房间的灯光开关最好选择夜光开关，或选择带有光控、声控功能的开关，以便于老年人夜间去厕所使用。

## （二）环境调节

### 案例3-2

小江想给父母的房子进行一次改造和布置，让老两口生活得更舒心、更安全。请帮小江提出建议使房间布置更适合老年人居住。

问题：1. 调节哪些环境因素可使老年人的生活更舒适？

2. 调节哪些环境因素可使老年人的生活更安全？

1. 光线　随着年龄的增长，老年人视觉功能会逐渐下降，突然进入阴暗或耀眼的环境时，会因视物不清而恐惧或因反射光而感觉眩晕，因此老年人室内光线应足够亮但不刺眼。夜间老年人睡眠容易受光亮影响，同时夜尿增多经常起夜，因此可采用地灯增加地面照明度又不影响睡眠。老年人床头应设床头灯或台灯，方便使用。

**2. 温度、湿度**　老年人对温度、湿度调节能力下降，温度稍低便会感到冷，因此要注意室内温湿度的调节。一般老年人房间的温度冬季以18～22℃，夏季以26～30℃为宜，相对湿度在50%～60%。室温过高，会影响老年人的消化和呼吸功能，不利于散热而使其感到烦躁；室温过低老年人则会因寒冷而蜷缩，缺乏动力，肌肉紧张而产生不安。室内湿度过高，空气潮湿容易滋生细菌，同时机体水分蒸发慢，会感到闷热不适，还可能使人患风湿性关节炎及过敏性疾病；室内湿度过低，则皮肤黏膜干裂，导致呼吸道黏膜干燥、咽痛、口渴。

**3. 安静**　老年人居室应避免噪声，噪声强度在50～60dB时，一般人会觉得吵闹，长时间处于90dB的房间内，则会引起头痛、头晕、耳鸣、失眠和血压升高等症状。

**4. 整洁**　老年人房间应经常打扫，定期彻底扫除。打扫室内时宜采用湿式清扫法，避免尘土飞扬。房间要经常通风，春秋季节，每天2次，选择晨起、午睡后通风，每次30min；冬季可改为短时多次通风，每次10min，每天4～5次。通风时，要做好房间内老人的保暖。

**5. 布置与色调**　舒适、温馨的生活环境有利于老年人的身心健康，因此老年人房间和床单位的装饰要根据老年人的喜好进行布置。装饰品宜少不宜杂，常用物品放在老年人便于取用的固定位置。可在室内、走廊和院内种植、摆放一些花草、树木，窗台、桌面摆放小型花卉、盆景，营造温馨、充满生机的居住环境。墙壁的颜色宜淡雅，可选择淡绿色、淡蓝色、淡粉色等，过于浓重的暖色或冷色会使老年人情绪兴奋或抑郁。

## 二、睡眠环境布置

 **案例** 3-3

　　于奶奶，83岁，生活半自理，1周前入住医养结合机构。现在是20：30，于奶奶坐在轮椅上看电视。这时照护人员进到房间，准备协助其上床睡觉。
　　问题：请为老年人布置睡眠环境以促进其睡眠。

**（一）睡眠**

睡眠是指高等脊椎动物周期性出现的自发、可逆的静息状态。表现为机体对外界刺激的反应性降低和意识的暂时中断。正常人脑的活动始终处在觉醒和睡眠交替状态，这种交替是生物节律现象之一。

**1. 睡眠与健康**　睡眠可以消除疲劳、延缓衰老、提升机体免疫功能，对人体有重要作用。睡眠与老年人的健康关系主要有以下几个方面。

（1）消除疲劳，恢复体力　老年人入睡后，机体活动减少，基础代谢率降低，机体制造能量物质和储存增多，有利于老年人体力的恢复。

（2）保护大脑，恢复精神　在睡眠状态下，老年人大脑耗氧量减少，疲劳的神经细胞逐渐得到恢复。因此，充足的睡眠有利于保护老年人大脑功能，促进其精神的恢复。

（3）增强免疫力，康复机体　正常情况下，当外界致病物质侵入人体时，人体可通过免疫系统将其清除，从而保持人体的健康。当人体处于睡眠状态时，免疫系统更加活跃，各组织器官自我康复加快，有利于疾病的恢复。

（4）延缓衰老，促进皮肤美容　机体处于睡眠状态时，皮肤的血液循环加快，营养更加充足，分泌和清除作用增强，同时促进皮肤再生，因此充足睡眠有益于皮肤美容和延缓衰老。充足睡眠还可以促进机体恢复和重新积聚能量，如果长时间睡眠不足，机体会出现头晕、眼花、耳鸣等一系列反应，重者可导致死亡。

（5）有利于心理健康　睡眠充足的人，精力充沛、思维敏捷、心情愉悦、工作效率高。睡眠不足的人，会出现精神萎靡、烦躁易激动、注意力涣散、记忆力减退等症状。长期睡眠不足的人，还会出现精神疾病表现，如抑郁症、焦虑症。

**2. 睡眠的表现与分期** 睡眠是一个复杂的生理过程。包括两个相互交替的睡眠状态，一种是非快速眼动睡眠，又称慢波睡眠；另一种是快速眼动睡眠，又称快波睡眠。

（1）非快速眼动睡眠 是指以非快速眼动为特点的睡眠期。此睡眠状态下伴有慢速眼动，各种感觉功能减退，骨骼肌反射活动和肌紧张减退，自主神经功能普遍下降，但胃液分泌和发汗功能增强，生长素分泌明显增多，脑电图呈现同步化的慢波。非快速眼动睡眠期包括4期，其中第1期为极浅睡期，第2期为浅睡期，第3期为中睡期，第4期为深睡期。

（2）快速眼动睡眠 是指以快速眼球运动为特点的睡眠期。眼电图显示快速眼球转动。此时个体脑部高度活跃，脑组织代谢升高，脑电波与清醒状态时很相似，高频率、低波幅的脑电波出现，呼吸变快、变浅。

（3）睡眠周期 睡眠首先进入非快速眼动睡眠然后进入快速眼动睡眠，两种状态交替出现。成人每夜这种睡眠交替4～6个周期，一个完整的睡眠周期一般为60～120min。在一个睡眠周期内，人要经历数个从第一期到第四期的非快速眼动睡眠过程。第一个周期里的深度睡眠阶段的时间是全部深度睡眠阶段里最长的，进入深夜逐渐变短。第一个快速眼动睡眠阶段是全部快速眼动睡眠中最短的，之后变得越来越长。

人在睡眠时被中断，再继续入睡，将从睡眠的最初状态开始，无法回到被中断前的那个阶段。老年人如果在睡眠中经常被中断，将无法获得足够的深度睡眠和快速眼动睡眠，睡眠质量大大下降。因此，在对老年人进行睡眠照料时，应充分了解睡眠的规律和特点，评估老年人的睡眠需求及影响因素，从而提高老年人的睡眠质量。

**（二）老年人的生理睡眠特点和影响因素**

**1. 老年人的生理睡眠特点** 随着年龄的增长，老年人的机体发生退化，睡眠功能也在退化。老年人睡眠时间长短因人而异，觉醒后感觉精力充沛、情绪愉快即可。

（1）睡眠时间缩短 60～80岁的健康老年人睡眠时间平均为6～7h。

（2）夜间容易觉醒 老年人夜间容易受到环境中声、光、温度等因素的影响，以及自身疾病和不适的干扰，导致睡眠断断续续，睡眠质量下降。

（3）老年人浅睡眠增多，深睡眠减少，且年龄越大的老年人睡眠越浅。而浅睡眠时期，大脑无法获得充分的休息，因此很多老年人睡眠后仍觉疲倦。

（4）老年人容易早醒，睡眠趋向早睡早起。

**2. 老年人睡眠环境要求** 老年人睡眠环境包括房间位置、床的位置、墙壁颜色、窗帘颜色、声音、光线、温度、湿度、通风及其他（如蚊虫）等妨碍睡眠的因素。

（1）适宜的温湿度 老年人体温调节能力差，夏季室内温度以26～30℃为宜，冬季以18～22℃为宜，相对湿度保持在50%～60%为宜。

（2）室内安静、色彩温馨 老年人睡眠易受声音、光线的影响，居住环境要保持安静。老年人视觉适应能力下降，光线过暗或过亮，都会产生因看不清周围景物而跌倒、坠床等安全问题。夜间应有适当的照明设施，如夜灯或地灯。淡雅、清爽的冷色有助于睡眠，使人安静入睡。老年人卧室墙壁可采用淡蓝、淡绿、白色的色调，窗帘、被服也配成清新淡雅的颜色则助眠效果更佳。

（3）空气清新 通风可调节室温、减轻室内异味并可降低室内细菌数量，减少疾病发生概率。居室要经常通风以保证室内空气新鲜。

（4）居室设备简单 室内设备应简单实用，靠墙摆放，家具的转角应尽量选择弧形，以免夜间碰伤起夜的老年人。

（5）卫生间方便安全 卫生间应靠近卧室，内设置坐便器并有扶手，地面铺设防滑砖。叮嘱老年人上床前排空大小便，避免和减少起夜对睡眠造成的影响。对于行动不便的老年人，在睡前将所需物品放置于适宜位置，如水杯、痰桶、便器等。

（6）床铺被服舒适，床垫软硬适中　选用保温性能较好的棉芯被褥，薄厚随季节调整，松软适中。床单平整舒适，无渣屑。枕头软硬适中并透气，调整枕头高度至老年人习惯高度，但不宜太高。

### （三）睡眠环境布置

【目的】

1. 为老年人布置睡眠环境，去除可能影响睡眠的环境因素。

2. 提升老年人的睡眠质量。

【评估】

1. 核对老年人信息，与老年人沟通交流。

2. 评估老年人的身体情况、合作程度及睡眠习惯。

3. 评估老年人是否已洗漱完毕，是否已排空大小便。

【计划】

**1. 环境准备**　安静、整洁、空气清新（睡前开窗通风，时间约30min），温湿度适宜。

**2. 老年人准备**　已经如厕、洗漱完毕。

**3. 照护人员准备**　着装整洁，洗手。

**4. 用物准备**　根据情况准备被褥、毛毯、靠枕。

【实施】　见表3-1。

表3-1　为老年人布置睡眠环境

| 操作流程 | 操作步骤 | 注意事项 |
| --- | --- | --- |
| 核对、解释 | （1）核对老年人信息，向老年人解释操作目的及注意事项，取得老年人配合 | — |
| 布置环境 | （2）关闭门窗，拉好窗帘（图3-6、图3-7） | （1）老年人睡前，卧室应适当通风换气，避免空气浑浊或异味影响睡眠 |
|  | （3）确认温湿度适宜老年人入睡 |  |
|  | （4）放下床挡，检查床褥厚薄适宜并铺平，展开盖被"S"形折叠于对侧或床尾，拍松枕头（图3-8） | （2）根据季节准备适宜的被褥 |
|  | （5）确认无其他影响睡眠的因素，包括但不限于噪声 | （3）注意枕头软硬、高低适中 |
|  |  | （4）注意与老年人沟通 |
| 体位转移 | （6）打开刹车，推轮椅至床边，呈30°～45°夹角，刹车 | （5）注意要有安全意识 |
|  | （7）取下支撑老年人身体的软垫，让老年人双脚着地，打开安全带 | （6）注意应用老年人自身力量 |
|  | （8）协助老年人坐到轮椅前方便于站立位置，协助老年人起身站立，协助其转身坐在床边 | （7）注意保护患侧肢体 |
|  | （9）嘱老年人右手掌按住床面，身体稍微向右倾斜，帮助老年人向右旋转，使老年人慢慢仰卧于床上 | （8）注意观察老年人反应 |
|  | （10）嘱老年人右手掌按压床面，右下肢屈曲，右脚掌撑住床面，尽力用健侧肢体带动患侧肢体向床的左侧移动，平卧于对侧的床边位置 | （9）注意动作轻柔稳妥 |
|  | （11）帮助老年人整体翻身向右侧，侧卧于床中间的位置 |  |
|  | （12）取软枕垫于老年人后面肩背部，固定体位，并在身体合适位置使用软枕 |  |
| 整理床铺 | （13）整理床铺平整、舒适 | — |
|  | （14）盖好盖被，折好被筒，支起床挡，检查床挡安全性 |  |
| 离开房间 | （15）嘱咐老年人休息，将轮椅摆放于固定位置备用 | （10）动作轻稳 |
|  | （16）开启地灯，关闭大灯 |  |
|  | （17）照护人员开门退出，关闭房门 |  |
| 整理、洗手、记录 | （18）整理物品，按六步洗手法洗手，记录 | — |

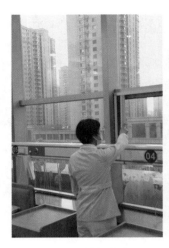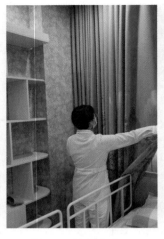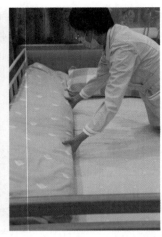

图3-6　关闭窗户　　　　　图3-7　拉好窗帘　　　　　图3-8　被子"S"形折叠

【评价】

1. 能充分了解老年人睡眠习惯和需求。

2. 为老年人布置舒适的睡眠环境,达到促进睡眠的目的。

3. 操作轻稳节力,老年人满意。

# 第2节　睡眠障碍照护

 案例 3-4

张奶奶,75岁,1周前入住某养老机构单人房间。入住后一直睡眠不好,入睡困难,经常半夜醒来难以入睡。最近每晚只能睡1~2h。白天张奶奶精神萎靡不振,情绪低落,兴趣缺乏,心情烦躁。

问题:1. 请找出影响张奶奶睡眠的因素。

2. 请采取有效措施促进张奶奶入睡,提升其睡眠质量。

睡眠障碍是指以入睡困难、睡眠维持困难、过度睡眠、睡眠觉醒周期紊乱或者睡眠行为异常等为表现的一类睡眠相关的临床综合征。可由多种因素引起,常与躯体疾病有关,包括睡眠失调和异态睡眠。睡眠失调表现为睡眠时间或睡眠节律异常的一种睡眠障碍,包括失眠、过度嗜睡、睡眠-清醒周期紊乱等。异态睡眠是睡眠中发生异常动作、行为、情绪、事件的一组睡眠障碍。睡眠障碍会导致大脑功能紊乱,对身体造成多种危害,严重影响身心健康,容易出现头晕、头痛、心慌、烦躁等现象,还可引起记忆力减退、反应能力下降,免疫力下降,并且可以诱发糖尿病、心血管疾病、肿瘤等多种疾病。

睡眠质量是指在最佳睡眠时间达到足够睡眠量,并且半小时内入睡,基本上不醒或醒后能很快入睡。觉醒后感觉精力充沛、情绪愉快。最佳睡眠时间:成年人一般为22:00至次日6:00;老年人可稍提前,为21:00至次日5:00。睡眠量:成年人一般为7~9h;老年人由于新陈代谢减慢,为6~7h。老年人睡眠质量的判断,不能仅以睡眠时间的长短来衡量,而应以是否消除疲劳,精力是否充沛来评判。

 链接　嗜睡

嗜睡是指意识清晰度有轻微降低的一种意识障碍。经常处于睡眠状态,给予较轻微的刺激或呼唤即可被唤醒,醒后意识活动接近正常,能勉强回答问题和配合检查,但对周围环境的鉴别能力较差,当刺激去除后很快又进入睡眠状态。老年人嗜睡常见原因包括环境因素、身体因素、药物因素和脑部病变。生活比较孤独、单调，环境比较冷清；体力衰弱合并冠心病、高血压等多种疾病；服用安眠药、抗抑郁药等药物；脑萎缩、脑动脉硬化和脑血管疾病等，都会引起老年人的嗜睡。老人一旦出现嗜睡表现，应及时通知医护人员，积极查找原因，以免延误病情。

## 一、老年人常见睡眠障碍的原因

**1. 体位** 老年人因病采取被动体位，或不能自理的老年人未及时翻身，长时间处于一种姿势，导致肌肉疲劳而难以入睡。照护人员要按时、适当地调整老年人睡眠的体位。最佳睡眠姿势为右侧卧位，这样既可以避免心脏受压迫，又有利于血液循环。

**2. 管道** 老年人身上留置有输液导管、各种引流管，易造成牵拉不适，影响睡眠。因此在睡前要合理安置各种导管。

**3. 疼痛** 老年人出现诊断明确的疾病性疼痛时，应遵照医嘱按时按量给予止痛药。

**4. 环境** 居室环境、床具舒适度以及床单是否平整、干燥、有无渣屑都可影响老年人睡眠。照护人员应勤观察、勤整理，以保证老年人的睡眠质量。

**5. 干扰** 如果老年人居住在两人间或多人间，互相干扰也是影响老年人睡眠的因素。照护人员要及时了解情况，采取相应措施，必要时调整房间。照护人员在照护过程中也要做到"四轻"，即说话轻、走路轻、关门轻、操作轻。

## 二、老年人睡眠障碍表现

**1. 入睡困难** 入睡时间超过30min。

**2. 睡眠持续障碍** 夜间觉醒次数大于等于两次或凌晨早起。

**3. 睡眠质量下降** 浅睡眠增多，而且多梦。

## 三、老年人睡眠障碍照护

### （一）老年人睡眠障碍照护内容

1. 根据老年人身体状况，适当调整睡眠时间。

2. 睡前用热水为老年人泡脚，以促进血液循环，缩短入睡时间。

3. 睡前不宜进食，以免增加胃肠负担，造成腹胀。不喝含咖啡因和酒精的饮料，以免引起神经兴奋。

4. 协助老年人睡前排便，少饮水，避免夜尿增多影响睡眠。

5. 为老年人创造令其满意的、良好的睡眠环境。

6. 根据医嘱按时协助老年人服药。

7. 按时为老年人翻身，摆放舒适的体位。

8. 加强巡视，发现老年人有嗜睡、睡眠呼吸暂停等情况，及早报告，建议尽快就医。

### （二）老年人睡眠障碍照护技术

【目的】

1. 充分了解老年人的睡眠习惯。

2. 找出影响老年人睡眠的因素，去除影响因素，照护老年人入睡。

【评估】

1. 核对老年人信息，与老年人沟通交流。

2. 评估老年人的身体情况、配合程度、睡眠习惯及睡眠问题。

3. 评估老年人是否已排空大小便。

【计划】

**1. 环境准备**  安静、整洁、温湿度适宜。

**2. 老年人准备**  已经如厕。

**3. 照护人员准备**  着装整洁，洗净双手。

**4. 用物准备**  记录单、笔。

【实施】  见表3-2。

表3-2  老年人睡眠障碍照护技术

| 操作流程 | 操作步骤 | 注意事项 |
|---|---|---|
| 核对、解释 | （1）核对老年人信息，向老年人解释操作目的及注意事项，取得老年人配合 | — |
| 询问睡眠障碍的原因 | （2）照护人员询问时要全面考虑，包括但不限于影响睡眠的环境因素、疾病因素、心理因素、其他因素等 | （1）照护人员与老年人沟通时应主动、认真听取老年人的诉说 |
| | （3）询问完毕，对老年人表示感谢和理解，对老年人进行安抚 | （2）注意不要遗漏一些心理问题、家庭问题、社会因素对老年人睡眠造成的影响 |
| | （4）询问过程中语言要恰当合理，尊重老年人，关注老年人感受 | （3）注意涉及私人问题时要保护老年人的隐私 |
| | （5）记录应完善、合理 | |
| 观察因素 | （6）观察老年人居室环境，识别影响老年人睡眠的因素 | （4）观察方法正确，观察全面 |
| 改进措施 | （7）向老年人解释影响老年人睡眠的因素有哪些 | （5）采取的措施应适合老年人的特点，切实可行 |
| | （8）向老年人解释改进睡眠的措施 | |
| | （9）沟通应语言恰当、合理，沟通有效 | |
| 协助改进 | （10）根据措施，协助老年人改善睡眠环境 | （6）措施合理，老年人愿意配合，不牵强 |
| | （11）因疾病原因影响睡眠的，通知医生，遵医嘱协助老年人改善因疾病带来的痛苦 | （7）观察应方法正确，观察全面，及时评估措施的有效性，并根据实际情况进行调整 |
| | （12）因心理原因影响睡眠的，对老年人进行心理安抚、放松训练等 | |
| 征求意见 | （13）征求老年人对改进措施的意见 | — |
| 整理、洗手 | （14）整理物品 | |
| | （15）洗净双手 | |

【评价】

1. 查找出影响睡眠的因素全面且准确。

2. 采取的措施合理有效，老年人愿意配合。

3. 老年人睡眠质量得到改善，老年人满意。

## 四、老年人睡眠习惯

 案例 3-5

　　张奶奶，75岁，一周前入住某养老机构。她喜欢看电视，经常看到很晚，平时午后喜欢喝浓茶。最近因家中事情情绪不佳，一直睡眠不好，入睡困难。白天张奶奶精神萎靡不振，兴趣缺乏，心情烦躁。

　　问题：1. 请找出影响张奶奶睡眠的不良习惯。

　　　　　2. 对张奶奶进行有效宣教，使其改善不良习惯，提升睡眠质量。

（一）老年人良好的睡眠习惯

1. 每天按时起床就寝，作息规律，午睡时间30～60min。

2. 按时进食，晚餐少食。睡前不进食，不饮用有兴奋作用的饮料，减少饮水量。

3. 睡前不看刺激性的书刊及影视节目。

4. 睡前排空大小便，用热水泡脚、温水沐浴等，加速血液循环，促进睡眠。穿宽松睡衣。

5. 睡前做身体放松活动，如按摩、静坐、冥想。听旋律优美、节奏舒缓的音乐。

6. 有不愉快或未完成的事情用笔记录下来，减少思虑。

7. 睡前可喝少量热牛奶以帮助睡眠。平时补充有益于睡眠的营养物质，如含维生素、钙、镁、铁、锌等丰富的食物。

8. 穴位按压。可按压百会、风池、涌泉、足三里等助眠穴位。

9. 调节老年人的思想和情绪，减少老年人的忧虑，使其情绪稳定。

## （二）老年人常见不良睡眠习惯

1. 睡前过度用脑，过度活动，看刺激性的影视节目，都会干扰人的正常生物节律，影响睡眠。

2. 白天睡眠过多，夜晚难以入睡。

3. 晚餐过饱或不足，睡前吃东西，加重胃肠负担，影响入睡。

4. 睡前饮酒、咖啡、浓茶等，使精神亢奋，导致入睡困难。

## （三）指导老年人改变不良睡眠习惯

【目的】

1. 充分了解老年人的睡眠习惯，找出不良习惯。

2. 协助指导老年人改变不良睡眠习惯，提升睡眠质量。

【评估】

1. 核对老年人信息，与老年人沟通交流。

2. 评估老年人的身体情况、配合程度、不良睡眠习惯及目前睡眠情况。

3. 评估老年人是否已排空大小便。

【计划】

**1. 环境准备** 安静、整洁、温湿度适宜。

**2. 老年人准备** 已经如厕。

**3. 照护人员准备** 着装整洁，洗手。

**4. 用物准备** 记录单、笔。

【实施】 见表3-3。

表3-3 指导老年人改变不良睡眠习惯

| 操作流程 | 操作步骤 | 注意事项 |
| --- | --- | --- |
| 核对、解释 | （1）核对老年人信息，向老年人解释操作目的及注意事项，取得老年人配合 | — |
| 确定问题 | （2）详细询问老年人的个人喜好、生活习惯、活动情况，找出其中影响睡眠的不良习惯 | （1）照护人员与老年人沟通时应亲切、主动营造良好的气氛<br>（2）照护人员要有耐心，认真听取老年人的诉说 |
| 帮助指导 | （3）将确认存在的不良习惯与老年人共同探讨，得到老年人的认可<br>（4）共同讨论改变不良习惯的方法 | （3）在确认不良习惯及探讨解决方法时，应采取适合老年人的方式充分宣教，得到老年人认可<br>（4）注意尊重老年人 |
| 实施改善不良睡眠习惯计划 | （5）按照上述达成的共识，实施1个月，并观察老年人的不良睡眠习惯是否得到改善 | （5）要调动老年人的积极性，使其主动配合、共同参与 |
| 整理、记录 | （6）每日详细记录老年人的睡眠情况，经对比，不良睡眠习惯较以前有明显改善 | （6）要随时了解老年人不良睡眠习惯改变的情况，循序渐进 |

【评价】

1. 确认的不良习惯得到老年人认可。

2. 充分调动老年人积极性，共同改变不良习惯。

3. 老年人睡眠得到改善，老年人满意。

## 五、老年人睡眠的观察

### （一）老年人睡眠观察要点

1. 一般情况下应包括老年人的入睡时间、夜间觉醒时间及次数、总睡眠时间、睡眠质量（晨起精神状况）等。

2. 当发现老年人晨起精神不佳或主诉睡眠不好时，应重点观察其是否有入睡困难、不能维持睡眠、昼夜颠倒、睡眠呼吸暂停、夜间阵发性呼吸困难或嗜睡等现象。

### （二）异常睡眠记录内容

1. 异常睡眠记录内容包括床号、姓名、睡眠一般情况（入睡时间、觉醒时间及次数、总睡眠时间、睡眠质量）、老年人主诉、异常睡眠的表现，有无采取助眠措施等。

2. 观察并确认老年人存在异常睡眠情况，做好记录的同时应报告医护人员或家属。

### （三）老年人睡眠观察记录

【目的】

1. 通过观察及时了解老年人的睡眠情况，如有异常及时协助解决。

2. 帮助老年人去除影响睡眠的因素，提升老年人睡眠质量。

【评估】

1. 核对老年人信息，与老年人沟通交流。

2. 评估老年人的身体情况、配合程度、睡眠习惯和近期睡眠状况。

3. 评估老年人是否已洗漱完毕，是否已排空大小便。

【计划】

**1. 环境准备** 安静整洁、空气清新、温湿度适宜。

**2. 老年人准备** 已经如厕、洗漱完毕。

**3. 照护人员准备** 着装整洁，洗手，查阅既往照料记录，了解老年人近期状况。

**4. 用物准备** 准备记录单、笔，必要时准备被子、褥子或毛毯等。

【实施】 见表3-4。

表3-4 老年人睡眠观察记录

| 操作流程 | 操作步骤 | 注意事项 |
| --- | --- | --- |
| 核对、解释 | （1）核对老年人信息，向老年人解释操作目的及注意事项，取得老年人配合 | — |
| 协助入睡 | （2）为老年人布置舒适的睡眠环境，协助老年人上床休息 | （1）动作轻稳，老年人感觉舒适 |
| 观察睡眠 | （3）夜间查房，老年人仍未进入睡眠状态 | （2）夜间查房注意走路轻、开关门轻，避免惊醒老年人 |
| | （4）夜间再次查房，如老年人正在如厕，协助其上床休息 | |
| | （5）夜间查房，如老年人主诉脚冷，为老年人增盖薄被 | |
| | （6）凌晨查房，观察老年人睡眠情况如昏昏欲睡 | |
| 沟通 | （7）晨起7:00查房并询问老年人的睡眠情况。倾听主诉如夜间睡眠差，觉醒4次，现在感觉疲乏 | （3）有效沟通，了解老年人睡眠情况以及影响因素 |
| 记录 | （8）交班报告如实记录老年人夜间睡眠情况。记录内容如下：101-1床，××奶奶，昨晚×时协助就寝，×时查房仍未进入睡眠状态，夜间如厕1次，整晚觉醒4次，间歇睡眠，每次睡眠时间为30~60min。晨起感觉疲乏。已经告知医护人员 | （4）记录内容详细、字迹清楚 |
| 整理、洗手 | （9）整理物品、洗手 | — |

【评价】

1. 夜间及时了解老年人睡眠情况。

2. 记录详细准确、字迹清楚。

# 第3节 晨间照护

 **案例 3-6**

李爷爷，80岁，患有失智症，3个月前入住养老机构，目前生活不能自理，无法自行梳洗，胡子和指甲的清洁也需要他人协助。早晨，照护人员来到房间为李爷爷进行晨间照护。

问题：1. 如何为李爷爷进行晨间照护？

2. 如何协助李爷爷剃须？

3. 如何协助李爷爷修剪指甲？

老年人的晨间照护是指晨起为老年人进行的局部身体清洁照料服务。晨间照护内容包括晨间梳洗、协助排便、整理床单位等。晨间梳洗可以使老年人整洁舒适，身心愉悦，包括刷牙（漱口或口腔护理）、洗脸、洗手、梳头。在保障安全的前提下，鼓励自理老年人自己进行晨间梳洗，注意照护人员要做到离手不离眼；对半自理的老年人，照护人员协助进行晨间梳洗；对完全不能自理的老年人由照护人员给予照料。

## 一、为老年人进行晨间照护

【目的】

1. 协助老年人排便，对排便情况进行观察。

2. 协助老年人刷牙（漱口）、洗脸、剃须、洗手、梳头，保持良好的个人卫生。

3. 为老年人整理床铺，保持床单和衣裤干燥、整洁，预防压力性损伤。

4. 及时通风，整理床头柜和房间，保持环境整洁。

5. 使老年人舒适、心情愉悦。

【评估】

1. 核对老年人信息，与老年人沟通交流。

2. 评估老年人的身体情况、生活自理能力、配合程度。

【计划】

**1. 环境准备** 室内环境整洁、温湿度适宜。

**2. 老年人准备** 老年人平卧床上或坐于床边。

**3. 照护人员准备** 着装整洁，洗净双手。

**4. 用物准备** 牙杯、牙刷、牙膏、脸盆、毛巾、香皂、梳子、镜子等。

【实施】 见表3-5。

表3-5 为老年人进行晨间照护

| 操作流程 | 操作步骤 | 注意事项 |
| --- | --- | --- |
| 核对，解释 | （1）核对老年人信息，向老年人解释准备为其进行晨间照护，使老年人做好身心准备 | （1）操作过程中注意观察老年人的心理状态 |
| 协助排便 | （2）根据老年人情况选择排便方式<br>（3）观察老年人排便情况 | （2）观察大小便的颜色、性状，有异常及时汇报医生 |

续表

| 操作流程 | 操作步骤 | 注意事项 |
| --- | --- | --- |
| 晨间梳洗 | （4）协助老年人刷牙（漱口）<br>（5）协助老年人洗脸或擦脸<br>（6）协助老年人洗手或擦手<br>（7）协助老年人梳头 | 操作过程中注意观察老年人情况：<br>（3）观察老年人的神志变化，有无呼之不应、嗜睡等情况<br>（4）观察老年人的精神状态，有无烦躁、兴奋等现象<br>（5）观察皮肤颜色，有无发红、黄染、发绀等异常；皮肤的完整性，有无皮肤破损、炎症等；皮肤温度，有无发热、冰冷等情况 |
| 整理床单位 | （8）清扫、整理床单位<br>（9）床单脏、湿要及时更换 | — |
| 整理、洗手 | （10）用物放回原处<br>（11）清洗毛巾，悬挂晾干<br>（12）洗净双手 | — |
| 记录 | （13）记录为老年人进行晨间照护的全过程，记录老年人大小便和皮肤情况，老年人有无不适 | — |

【评价】

1. 老年人梳洗干净，房间整洁，操作过程中未引起老年人不适。
2. 动作轻稳节力，老年人满意。

## 二、为老年人剃须

【目的】

1. 及时为老年人剃须，保持良好个人卫生。
2. 使老年人舒适、心情愉悦。

【评估】

1. 核对老年人信息，与老年人沟通交流。
2. 评估老年人的身体情况、配合程度、面部皮肤情况和胡须情况。
3. 评估老年人是否已排空大小便。

【计划】

**1. 环境准备**　室内环境整洁、温湿度适宜。

**2. 老年人准备**　已经如厕。

**3. 照护人员准备**　着装整洁，洗净双手。

**4. 用物准备**　准备电动剃须刀、毛巾。

【实施】　见表3-6。

表3-6　为老年人剃须

| 操作流程 | 操作步骤 | 注意事项 |
| --- | --- | --- |
| 核对，解释 | （1）核对老年人信息，向老年人解释准备为其剃须，使老年人做好身心准备 | — |
| 剃须 | （2）先为老年人清洁面部，然后准备剃须<br>（3）在老年人颌下垫好毛巾<br>（4）一手持电动剃须刀，另一手向脸颊外部轻推皮肤，绷紧剃须部位。按下电动剃须刀开关，按照从左到右、从上到下的顺序剃须（图3-9）<br>（5）剃须完毕，使用毛巾擦拭剃须部位，检查是否剃净<br>（6）关闭电动剃须刀开关，撤去毛巾，协助老年人取舒适体位 | （1）剃须时绷紧皮肤，以免刮伤皮肤<br>（2）胡须较为坚硬时，可用温热毛巾热敷5～10min |

续表

| 操作流程 | 操作步骤 | 注意事项 |
|---|---|---|
| 整理用物 | （7）用物放回原处<br>（8）清洗毛巾，悬挂晾干<br>（9）洗净双手 | — |
| 记录 | （10）记录为老人剃须的过程，老人有无不适 | — |

【评价】

1. 剃须干净，操作过程中未引起老年人不适。

2. 动作轻稳节力，老年人满意。

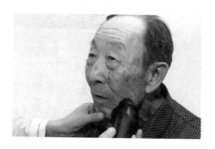

图3-9　为老年人剃须

## 三、为老年人修剪指（趾）甲

【目的】

1. 及时为老年人修剪指（趾）甲，保持良好个人卫生。

2. 避免老年人因指（趾）甲过长抓伤自己。

【评估】

1. 核对老年人信息，与老年人沟通交流。

2. 评估老年人的身体情况、配合程度、指（趾）甲的软硬度。

3. 评估老年人是否有意愿修剪指（趾）甲。

【计划】

**1. 环境准备**　室内环境整洁，温湿度适宜。

**2. 老年人准备**　已经如厕。

**3. 照护人员准备**　着装整洁，洗净双手。

**4. 用物准备**　指甲刀（指甲锉）、纸巾。

【实施】　见表3-7。

表3-7　为老年人修剪指（趾）甲

| 操作流程 | 操作步骤 | 注意事项 |
|---|---|---|
| 核对、解释 | （1）核对老年人信息，向老年人解释准备为其修剪指（趾）甲，取得老年人配合 | — |
| 修剪指甲 | （2）在老年人手（或足）下铺好纸巾<br>（3）一手握住老年人手指（脚趾），另一手修剪指（趾）甲，保留指（趾）甲长度1～1.5mm，逐个修剪<br>（4）手指甲可剪成圆弧形，脚趾甲一般剪平<br>（5）先剪手指甲，后剪脚趾甲（图3-10） | （1）老年人沐浴后指（趾）甲较软，更方便修剪<br>（2）老年人指（趾）甲较硬时，可用温水浸泡或温热湿毛巾包裹5min，再进行修剪<br>（3）修剪指（趾）甲时应避免剪伤皮肤 |
| 挫平指甲边缘 | （6）用指甲锉仔细挫平指（趾）甲边缘（图3-11） | （4）修剪完毕的指（趾）甲边缘应光滑，无棱角或毛刺，以免抓伤皮肤 |
| 整理、洗手 | （7）将纸巾连同指甲碎屑一起扔入垃圾桶<br>（8）将指甲刀、指甲锉消毒放回原处<br>（9）洗净双手 | — |
| 记录 | （10）记录为老年人修剪指（趾）甲的情况 | |

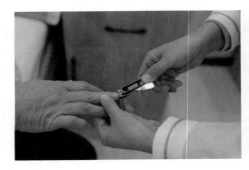 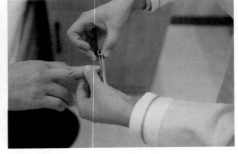

图3-10 修剪指甲          图3-11 挫平指甲

【评价】

1. 指（趾）甲修剪圆滑，操作过程中未引起老年人不适。

2. 操作轻稳节力，老年人满意。

# 第4节 晚间照护

**案例** 3-7

王奶奶，72岁，2个月前因脑梗死导致左侧肢体偏瘫，生活不能自理入住养老机构，目前无法自行完成晚间清洁。20：30时，王奶奶准备入睡。

问题：1. 如何为王奶奶进行晚间照护？

2. 如何协助王奶奶清洗会阴？

3. 如何协助王奶奶洗脚？

晚间照护，是指在老年人入睡前所进行的局部身体清洁照料服务。晚间照护内容包括洗脸、刷牙、会阴清洁、洗脚、协助排便等。

## 一、为老年人进行晚间照护

【目的】

1. 协助老年人刷牙（漱口），洗脸，洗手，使老年人清洁舒适。

2. 为老年人擦洗臀部，清洁会阴部，必要时协助排便，使老年人清洁舒适。

3. 协助老年人用温水泡脚，促进入睡。

4. 为老年人整理床铺，保持床单整洁，预防压力性损伤。

5. 使老年人舒适、心情愉悦。

【评估】

1. 核对老年人信息，与老年人沟通交流。

2. 评估老年人的身体情况、生活自理能力、配合程度。

【计划】

**1. 环境准备** 室内环境整洁、温湿度适宜。

**2. 老年人准备** 老年人平卧于床上。

**3. 照护人员准备** 着装整洁，洗净双手。

**4. 用物准备** 牙杯、牙刷、牙膏、水壶（内盛38～42℃温水）、水盆（清洁身体、会阴、足部各一个）、毛巾（擦拭身体、会阴、足部各1条）、香皂、大便器、小便器等。

【实施】 见表3-8。

表3-8　为老年人进行晚间照护

| 操作流程 | 操作步骤 | 注意事项 |
|---|---|---|
| 核对、解释 | （1）核对老年人信息，向老年人解释准备为其进行晚间照护，使老年人做好身心准备 | （1）操作过程中注意观察老年人的心理状态 |
| 晚间清洁 | （2）根据老人情况，协助老年人刷牙（漱口）<br>（3）协助老人洗脸或擦脸<br>（4）协助老人洗手或擦手 | （2）在保障安全的前提下，鼓励老年人自行完成 |
| 协助排便 | （5）根据老人情况选择排便方式<br>（6）观察老人排便情况 | （3）观察大小便的颜色、性状，有异常及时汇报医生 |
| 清洗臀部、会阴 | （7）具体步骤见下面操作讲解 | — |
| 温水泡脚 | （8）具体步骤见下面操作讲解 | — |
| 整理床单位 | （9）清扫、整理床单位<br>（10）床单脏、湿要及时更换 | — |
| 整理、洗手 | （11）用物放回原处<br>（12）清洗毛巾，悬挂晾干<br>（13）洗净双手 | — |
| 记录 | （14）记录为老人进行晚间照护的全过程，老人有无不适 | — |

【评价】

1. 老人身体清洁，房间整洁，操作过程中未引起老年人不适。
2. 动作轻稳节力，老年人满意。

## 二、为老年人清洗会阴

【目的】

1. 保持会阴部清洁，促进舒适，减少异味。
2. 长期卧床老年人及时清洗会阴可预防尿布疹、湿疹发生。

【评估】

1. 核对老年人信息，与老年人沟通交流。
2. 评估老年人的身体情况、配合程度、会阴部有无破损和湿疹。
3. 评估老年人是否已排空大小便。

【计划】

**1. 环境准备**　环境干净整洁，温湿度适宜，必要时屏风遮挡。

**2. 老年人准备**　已排空大小便。

**3. 照护人员准备**　着装整洁，洗净双手。

**4. 用物准备**　水壶（内盛38～42℃温水），会阴专用毛巾、手套、便盆、护理垫、浴巾。

【实施】　见表3-9。

表3-9　为老年人清洗会阴

| 操作流程 | 操作步骤 | 注意事项 |
|---|---|---|
| 核对，解释 | （1）核对老年人信息，向老年人解释准备为其冲洗会阴部，取得老年人配合 | — |
| 摆放体位 | （2）掀开老年人被子下端并向远侧打开，暴露近侧下肢和会阴部<br>（3）协助老年人臀下垫护理垫，垫好便盆，老年人呈仰卧屈膝位，腿呈八字形分开，近侧下肢覆盖浴巾保暖 | （1）注意保护老年人的隐私<br>（2）毛巾四折使用 |

续表

| 操作流程 | 操作步骤 | 注意事项 |
|---|---|---|
| 冲洗会阴部 | （4）照护人员戴手套，一手持水壶冲洗会阴部皮肤，另一手用毛巾擦洗会阴部，注意从阴阜向下，依次擦洗尿道口、阴道口、肛门、大腿内侧腹股沟皮肤（图3-12）<br>（5）撤去便盆，拧干毛巾，擦干会阴部（由上向下一次性擦下）<br>（6）检查会阴部皮肤情况<br>（7）更换干净的护理垫<br>（8）摘下手套，为老年人盖好被子，撤去浴巾 | （3）注意擦洗顺序由上向下，每擦一个部位，毛巾应更换一个面，都用过后清洗干净再擦 |
| 整理、洗手 | （9）整理床铺<br>（10）倾倒便盆，刷洗晾干<br>（11）所有用物放回原处<br>（12）毛巾洗净晾干备用<br>（13）洗净双手 | — |
| 记录 | （14）记录为老年人清洗会阴的情况，老年人有无不适 | |

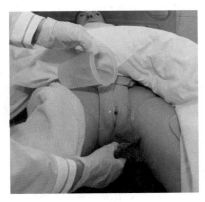

图3-12　清洗会阴

【评价】
1. 会阴清洁、无异味。
2. 操作轻稳节力、舒适保暖，老年人满意。

## 三、为老年人洗脚

【目的】
1. 保持足部清洁，及时观察足部皮肤情况。
2. 老年人舒适、心情愉悦。

【评估】
1. 核对老年人信息，与老年人沟通交流。
2. 评估老年人的身体情况、配合程度、足部皮肤情况、感知觉是否异常。
3. 评估老年人是否已排空大小便。

【计划】
**1. 环境准备**　室内环境整洁，温湿度适宜。
**2. 老年人准备**　已排空大小便。
**3. 照护人员准备**　着装整洁，洗净双手。
**4. 用物准备**　洗脚盆（内盛半盆38～40℃的温水）、擦脚专用毛巾、香皂、润肤油。

【实施】　见表3-10。

表3-10　为老年人洗脚

| 操作流程 | 操作步骤 | 注意事项 |
|---|---|---|
| 核对，解释 | （1）核对老年人信息，向老年人解释要为其洗脚及注意事项，取得老年人配合 | — |
| 洗脚 | （2）检查老年人双脚有无破损或脚部疾病等问题<br>（3）照护人员测试水温，并以少量水湿润老人足部，询问水温是否合适<br>（4）将老年人双脚放于洗脚盆中，询问老年人有无不适，泡脚10min（图3-13）<br>（5）抬起老年人一只脚，在脚底、脚面涂擦香皂，揉搓脚底、脚背、趾缝及脚踝<br>（6）将脚浸没在水中，反复多次洗净皂液并抬起擦干<br>（7）用同样方法洗净另一只脚 | （1）测量水温，防止发生烫伤<br>（2）不宜使用碱性香皂<br>（3）擦洗力度适宜，防止刮伤或擦伤老年人皮肤 |

续表

| 操作流程 | 操作步骤 | 注意事项 |
|---|---|---|
| 擦润肤油 | （8）为老年人双脚涂润肤油，按从脚跟至脚趾的顺序涂抹 | （4）边涂边细致观察足部皮肤情况 |
| 整理用物 | （9）携物至洗漱间 | （5）毛巾定期更换 |
| | （10）将污水倾倒于水池内 | |
| | （11）将用物放回原处 | |
| | （12）清洗毛巾及脚盆，毛巾悬挂晾干 | |
| | （13）洗净双手 | |
| 记录 | （14）记录为老年人洗脚的情况，老年人的感受 | — |

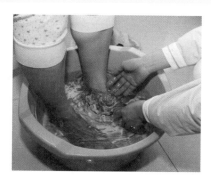

图3-13 为老年人洗脚

【评价】

1. 及时了解老年人足部的情况，有破损及时通知医生。

2. 操作轻稳节力，老年人满意。

 链 接 为糖尿病足老年人洗脚

　　照护人员准备好洗脚盆（内盛38～40℃的温水）、毛巾、香皂、润肤油、保鲜膜、胶布。向老年人说明准备为其洗脚，使老年人做好身心准备。检查老年人双脚有无皮肤破损或脚部疾病。检查糖尿病足脚趾部位包裹纱布有无渗液，外周有无红肿等情况。使用保鲜膜覆盖纱布表面并向外展开1cm，用胶布粘贴保鲜膜与皮肤衔接处。先洗健侧脚，再洗患侧脚。洗健侧脚方法与一般老年人相同，洗患侧脚时，一手掌心托住老年人患侧脚跟，位于脚盆上方，一手避开保鲜膜包裹处，用水淋湿脚部，涂抹香皂，揉搓脚部各部位。再次淋水洗净皂液，并擦干。打开胶布，撤下保鲜膜。检查包裹的纱布是否干燥。当老年人足部患有传染性皮肤疾病时，照护人员应戴乳胶手套或一次性橡胶手套，并使用毛巾为老年人擦洗足部。

---

**自 测 题**

**单项选择题**

1. 正确的老年人居室环境照护要求是

　A. 房间朝向南或东南方向，光线充足

　B. 房间设备多种多样，方便使用

　C. 卫生间位置远离房间，减少异味

　D. 家具不宜选用圆角家具

　E. 房间内的沙发越软越好

2. 老年人卫生间的要求是

　A. 卫生间位置远离房间，减少异味

　B. 卫生间房门向内打开，方便顺手

　C. 卫生间设置蹲位，安全卫生

　D. 卫生用品放在老年人伸手可取处

　E. 卫生间内不必设扶手

3. 冬季老年人室内适宜的温、湿度是

　A. 16～18℃，20%～30%

　B. 16～18℃，30%～40%

C. 18～22℃，50%～60%

D. 26～30℃，70%～80%

E. 22～26℃，50%～60%

4. 60～80岁的健康老年人睡眠时间平均为

A. 5～6h           B. 6～7h

C. 8～9h           D. 9～10h

E. 6.5～7h

5. 老年人睡眠质量优劣的判断标准为

A. 睡眠时间的长短

B. 睡眠障碍严重程度

C. 有无入睡困难

D. 醒后是否消除疲劳，精力是否充沛

E. 是否在最佳睡眠时段入睡

6. 下列哪项不是睡眠障碍表现

A. 入睡困难

B. 夜间觉醒大于等于2次

C. 多梦

D. 睡眠时长不足

E. 入睡时间超过30min

7. 老年人良好睡眠习惯是指

A. 按时起床就寝，每日午睡2h

B. 按时进食，晚餐吃少

C. 睡前回想一下还有哪些事情没有完成

D. 睡前看一些精彩的电视节目

E. 睡前饮酒、咖啡或浓茶

8. 冬季老年人室内通风每次时间为

A. 10min           B. 30min

C. 60min           D. 2h

E. 40min

9. 以下哪项不是晚间照护的具体内容

A. 漱口           B. 泡脚

C. 清洗会阴部           D. 擦背

E. 洗脸

10. 以下不是晨间照护内容的是

A. 协助排便

B. 协助刷牙、洗脸、剃须、洗手

C. 协助洗会阴、洗脚

D. 整理床铺

E. 通风换气

（程　芳）

《中国居民膳食指南（2022）》发布2岁以上健康人群合理膳食要遵循八准则：食物多样，合理搭配；吃动平衡，健康体重；多吃蔬果、奶类、全谷、大豆；适量吃鱼、禽、蛋、瘦肉；少盐少油，控糖限酒；规律进餐，足量饮水；会烹会选，会看标签；公筷分餐，杜绝浪费。一般老年人膳食指南推荐为：①食物品种丰富，动物性食物充足，常吃大豆制品；②鼓励共同进餐，保持良好食欲，享受食物美味；③积极户外活动，延缓肌肉衰减，保持适宜体重；④定期健康体检，测评营养状况，预防营养缺乏。高龄老年人膳食指南核心推荐：①食物多样，鼓励多种方式进食；选择质地细软，能量和营养素密度高的食物。②多吃鱼禽肉蛋奶和豆，适量蔬菜配水果；关注体重丢失，定期营养筛查评估，预防营养不良。③适时合理补充营养，提高生活质量。④坚持健身与益智活动，促进身心健康。营养是健康老龄化的关键因素，老年人虽然生理功能有所下降，但经过一系列研究证实，老年人对营养的需求量同中、青年相比，是没有明显下降的，而充分的营养摄入保证，也可直接降低营养不良发生概率，从而降低因营养不良导致的不良结局的发生概率。老年照护人员要掌握老年人营养健康知识和饮食照护技术，引导老年人形成营养健康的生活方式，改善老年营养，促进老年健康。

# 第1节　协助进食、进水

**案例 4-1**

李爷爷，75岁，既往诊断"高血压、糖尿病"，自服降压药，餐前注射胰岛素，血压血糖控制可，有一保姆日常陪伴照顾，每日三餐，其余时间根据情况加餐1～2次，大部分为水果类，饮水量每天在1500ml左右，进食进水均需协助。

问题：如何正确协助老年人进食、进水？

随着年龄增长，老年人各大系统功能均发生变化，具体的改变表现：①消化道运动功能：如口腔、食管、胃、小肠和大肠的运动功能下降，牙齿的脱落，因肌肉、骨骼的结构和功能退化，导致咀嚼、吞咽功能的退化；②吸收功能：主要是小肠对于各种营养素的吸收减少，主要原因是胃酸和消化酶分泌减少，其次与肠壁供血减少也有一定关系；③分泌功能：主要是胃酸、消化酶分泌减少，活性降低，导致消化功能减退；④组织改变：老年人口腔黏膜过度角化、味蕾数量减少、萎缩、牙周组织退行性改变、消化道腺体萎缩等。

因消化、吸收和利用功能的下降，老年人每次进食的量不多，只进食正餐往往难以满足食物营养的摄入量，故需在三餐之外增加进餐的次数，一般1～2次为宜，一次正餐可提供全天总能量的20%～25%，加餐可提供5%～10%，要尽量保证进餐时间相对固定，早餐7：00～8：00，午餐11：30～12：30，晚餐17：30～18：30，加餐可在10：00和15：30左右进行，形式可灵活进行，以能满足机体营养需求为准，不建议三餐都吃得过饱，也不建议睡前进餐，避免影响睡眠。

为提高食物的吸收效果，应注重口腔、牙齿卫生，维持牙齿的咀嚼功能，及时修补龋齿、治疗病牙，牙齿清洁要彻底，缺失的牙齿应及时补充，要高度重视牙齿、舌、牙龈和口腔黏膜的异常情况，发现问题及时处理。为了增加老年人食欲，需将食物做得细软易消化，如软食、半流食，减少液体食物摄入，避免呛咳发生吸入性肺炎。具体可采取的措施：①在做饭时将食物做成细软、浓稠状；②食物切成小碎块，延长烹制时间；③肉类切成肉丝、肉片、肉丸等，鱼虾类同理；④坚果、杂粮要研碎成粉末或颗粒状；⑤进食新鲜水果，优选香甜可口、质地细软的，如草莓、猕猴桃、香蕉等；⑥少吃煎炸、熏烤等生硬食物，多使用炖、煮、蒸、焖、烧等方法；⑦对于吞咽困难的老人，将增稠剂加入水、茶、果汁、牛奶、咖啡、鸡汤等液体中，用汤匙搅拌均匀后喂食。液体食物使用增稠剂，可减少饮水呛咳，纠正脱水情况。

## 一、协助老年人进食

营养不良在老年人群中发生率很高，确保有效进食是降低营养不良发生率的有效解决办法，正确协助老年人进食可提高老年人有效进食。

【目的】

1. 正确协助老年人进食。

2. 正确进行餐后整理。

3. 通过合理、规律进食，降低老年人营养不良发生率。

【评估】

1. 通过沟通，使老年人知悉进餐内容，同时了解老年人的进餐喜好。

2. 评估老年人的意识状态、有无吞咽困难及合作程度。

3. 评估周边环境是否适宜进餐。

【计划】

**1. 环境准备** 整洁、明亮、舒适，温度在22～24℃。

**2. 老年人准备** 询问是否排便，需提供帮助者协助排便，有义齿者安装义齿，有餐前药物者协助服药，洗净双手。

**3. 照护人员准备** 着装整齐，洗净双手。

**4. 用物准备** 进餐小桌、餐具（碗、筷、勺）、食物、围巾、纸巾、口腔清洁物品，水杯，饮用水。

【实施】 见表4-1。

表4-1 协助老年人进食

| 操作流程 | 操作步骤 | 注意事项 |
| --- | --- | --- |
| 核对、解释 | （1）向老年人告知食物种类，取得老年人配合 | — |
| 评估 | （2）评估老年人的意识状态、有无吞咽困难及合作程度<br>（3）了解老年人的进餐喜好<br>（4）评估周边环境是否适宜进餐 | — |
| 体位摆放 | （5）老年人取坐位，将靠垫儿或软枕垫于老年人后背及膝下，保证坐位稳定舒适，床上放置餐桌<br>（6）老年人取半卧位时可将老年人床头摇起，抬高至与床水平面成30°～45°角。应在身体两侧及膝下垫软枕，以保证体位稳定 | （1）结合老年人实际情况，体力状态允许者可坐于餐桌旁进餐 |
| 协助进餐 | （7）鼓励能够自理的老年人自行进餐，做好用餐指导<br>（8）将准备好的食物盛入老年人的餐具中，摆放在适宜位置<br>（9）用前臂内侧接触碗壁，感受食物温热程度<br>（10）对于需协助进食的老年人，使用汤匙，每次喂食量为汤匙的1/3，待老年人完全咽下后再继续喂食下一口<br>（11）视力障碍老年人进食时要将盛入食物的碗和汤匙放入老年人手中，使其确认食物的位置，告知食物的种类 | （2）进餐时上身坐直稍前倾，头稍下垂<br>（3）食物温度在35～50℃，嘱咐老年人细嚼慢咽<br>（4）用手触及碗壁感受温度，避免食物温度过高<br>（5）进食过程要缓慢，如有带骨头、鱼刺的食物，要首先剔除骨头和鱼刺 |

续表

| 操作流程 | 操作步骤 | 注意事项 |
|---|---|---|
| 整理 | （12）协助老年人进食后漱口，用纸巾擦拭口角<br>（13）撤去餐具，流动水清洁餐具，归位放置<br>（14）洗手<br>（15）记录进餐的时间、进食的量和种类 | （6）宜使用温水<br>（7）嘱老年人保持进餐体位30min，餐具必要时消毒 |

【评价】

1. 使自理老年人提高自身价值感。

2. 指导有效，通过正确协助进食，增加老年人营养摄入。

3. 整体操作流畅，安排合理，使老年人感到身心愉悦。

## 二、协助老年人进水

水是人体组织细胞重要的组成部分，是维持正常生理活动的重要物质。体内水分的主要来源为饮水，食物中含水量较高的包括奶、豆浆、水果、蔬菜等。水具有多种生理功能，摄入量和排出量应保持相对平衡，人体内的水分大部分经过肾脏排出体外，约占总排出量的60%，其次是呼吸、出汗、排便等行为，排出量受气候、温湿度的影响。

水是膳食的重要组成部分，是一切生命活动必需的物质，其需要量主要受年龄、身体活动、环境温度等因素的影响。

《中国居民膳食指南（2022）》建议老年人每日饮水量1500～1700ml。老年人因肾脏功能下降及感知觉较年轻时迟钝，对脱水、口渴等症状不敏感，不能等口渴了再饮水，应主动饮水、少量多次。喝水可以在一天的任意时间，每次1杯，每杯约200ml。晨起睡前1～2h，可分别饮一杯水。其他时间每1～2h喝一杯水。建议饮水的适宜温度在10～40℃。首选温开水，根据个人喜好，适当选择淡茶水，应避免饮浓茶。

【目的】

1. 正确协助老年人补充水分。

2. 通过正确协助饮水，避免发生脱水症状。

【评估】

1. 通过沟通，使老年人做好饮水准备。

2. 评估老年人的意识状态、有无吞咽困难及合作程度。

3. 评估周边环境是否适宜饮水。

【计划】

**1. 环境准备** 环境整洁、明亮、舒适，温度在22～24℃。

**2. 老年人准备** 洗净双手，戴围巾于胸前。

**3. 照护人员准备** 着装整齐，洗净双手。

**4. 用物准备** 水杯、小水壶，吸管，汤匙，围巾。

【实施】 见表4-2。

表4-2 协助老年人进水

| 操作流程 | 操作步骤 | 注意事项 |
|---|---|---|
| 核对、解释 | （1）向老年人告知，提醒饮水 | — |
| 体位摆放 | （2）取坐位或者半卧位，脖子围围巾 | — |

续表

| 操作流程 | 操作步骤 | 注意事项 |
|---|---|---|
| 协助饮水 | （3）鼓励能自理的老年人自行饮水，手持水杯或用吸管饮水，若出现呛咳，应稍事休息再饮用<br>（4）前臂内侧接触杯壁测试水的温度，水温要适宜，不能过热或过凉<br>（5）对于不能自理的老年人，使用吸管或汤匙喂水，每次喂水量为汤匙的1/3～2/3，注意放慢频次，确定水咽下去后再继续喂第二口水 | （1）饮水时上身坐直稍前倾，头稍下垂，小口饮水，避免呛咳<br>（2）水温以前臂内侧触及杯壁不感到烫为宜<br>（3）为不能自主进水者分次定时喂水<br>（4）饮水过程中注意观察老年人有无呛咳发生，如有应停止喂水，休息片刻再继续喂水<br>（5）当误吸同时伴有呼吸困难、面色苍白或发绀等情况时，应立即停止并及时报告上级照护人员，积极进行相应处理 |
| 整理 | （6）饮水后使用纸巾擦拭嘴角<br>（7）撤去水杯、水壶，清洁，归位<br>（8）根据老年人情况记录饮水次数和饮水量 | （6）饮水后保持体位30min，不宜立即躺下<br>（7）必要时消毒饮水用具，记录饮水量 |

【评价】

1. 使自理老年人提高自身价值感。

2. 指导有效，通过正确协助饮水，没有发生呛咳。

3. 整体操作流畅，安排合理，使老年人感到身心愉悦。

# 第2节　鼻饲饮食照护

案例4-2

张奶奶，83岁，因小脑萎缩长期处于卧床状态，生活不能自理，留置胃管行鼻饲饮食，不能回答问题，可以配合简单操作，每日匀浆饮食，每次200ml，每次3h。

问题：1. 老年人留置胃管的适应证有哪些？

2. 留置胃管老年人饮食种类有哪些？

3. 协助留置胃管老年人进食的具体步骤有哪些？有哪些注意事项？

## 一、鼻饲法

鼻饲法是将导管经鼻腔插入胃内，通过导管灌注流质食物、水和药物，以满足患者的营养和治疗需要的方法。一般由医护人员进行插管操作，照护人员做好老年人鼻饲导管的使用维护。

老年人鼻饲的适应证：

（1）意识障碍、痴呆不能经口进食的老年人。

（2）因脑血管意外导致经口进食困难且进食后出现严重呛咳的老年人。

（3）其他原因引起的吞咽障碍，导致严重营养不良，水、电解质紊乱，酸碱平衡失调的老年人。

【目的】　对以下不能经口进食的老年人使用鼻胃管供给食物和药物，用来维持老年人营养和治疗的需要。

1. 昏迷老年人。

2. 口腔疾病或口腔手术后老年人，上消化道肿瘤引起吞咽困难的老年人。

3. 不能张口进食的老年人，如破伤风、脑梗死后遗症等。

4. 其他老年人，如病情危重、拒绝进食等。

【评估】

1. 评估老年人的年龄、病情、意识状态。

2. 评估老年人的鼻腔黏膜完整性及是否通畅、心理状态及配合程度。

3. 评估周边环境是否适宜进行操作。

【计划】

**1. 环境准备**　环境整洁，温度适宜（22～24℃）。

**2. 老年人准备**　取适宜体位，保持情绪稳定、平静。

**3. 照护人员准备**　着装整齐，洗净双手，戴口罩。

**4. 用物准备**

（1）无菌鼻饲包（治疗碗、镊子、止血钳、压舌板、纱布、胃管、50ml注射器、治疗巾）。

（2）根据鼻饲时间、老年人的耐受程度选择胃管种类，如普通胃管（图4-1）、硅胶胃管（图4-2）、新型胃管（图4-3）。

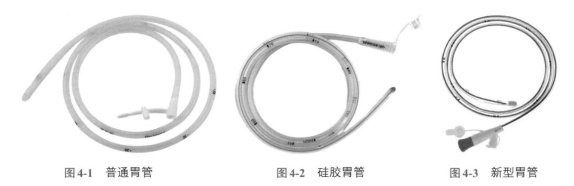

图4-1　普通胃管　　　　图4-2　硅胶胃管　　　　图4-3　新型胃管

（3）其他　液状石蜡、棉签、胶布、别针、手电筒、听诊器、弯盘、鼻饲饮食、温开水、漱口水或口腔护理包。

（4）生活垃圾桶、医用垃圾桶。

【实施】　见表4-3。

表4-3　鼻饲法

| 操作流程 | 操作步骤 | 注意事项 |
| --- | --- | --- |
| 核对、解释 | （1）护士备齐用物携至老年人床旁，核对老年人床号、姓名/腕带 | （1）认真执行查对制度，确认老年人，避免差错事故的发生 |
| 评估 | （2）评估老年人的年龄、病情、意识状态<br>（3）评估老年人的鼻腔黏膜完整性及是否通畅、心理状态及配合程度<br>（4）评估周边环境是否适宜进行操作 | — |
| 摆体位 | （5）有义齿者取下义齿，能配合者取半坐位或坐位，无法坐起者取右侧卧位，昏迷老年人取去枕平卧位，头向后仰 | （2）取下义齿，防止脱落、误咽<br>（3）坐位有利于减轻老年人咽反射，利于胃管插入<br>（4）根据解剖原理，右侧卧位利于胃管插入<br>（5）头向后仰有利于昏迷老年人胃管插入 |
| 插胃管前准备 | （6）将治疗巾围于老年人颌下，弯盘置于便于取用处<br>（7）观察鼻腔是否通畅，选择通畅一侧，用棉签清洁鼻腔<br>（8）测量胃管插入的长度，并标记<br>（9）将少许液状石蜡倒于纱布上，润滑胃管前端 | （6）鼻腔通畅，便于插管<br>（7）插入长度一般为前额发际至胸骨剑突处或由鼻尖经耳垂至胸骨剑突处的距离<br>（8）一般成人插入长度为45～55cm，应根据老年人的身高等确定个体化长度。为防止反流、误吸，插管长度可在55cm以上；若需经胃管注入刺激性药物，可将胃管再向深部插入10cm，润滑胃管可减少插入时的摩擦阻力 |

续表

| 操作流程 | 操作步骤 | | 注意事项 | |
| --- | --- | --- | --- | --- |
| 插管 | （10）一手持纱布托住胃管，一手持镊子夹住胃管前端，沿选定侧鼻孔轻轻插入<br>（11）插入胃管10～15cm（咽喉部）时，根据老年人具体情况进行插管<br>（12）清醒老年人：嘱老年人做吞咽动作，顺势将胃管向前推进，至预定长度<br>（13）昏迷老年人：左手将老年人头托起，使下颌靠近胸骨柄，缓缓插入胃管至预定长度 | | （9）插管时动作轻柔，镊子尖端勿碰及老年人鼻黏膜，以免造成损伤<br>（10）吞咽动作可帮助胃管迅速进入食管，减轻老年人不适，护士应随老年人的吞咽动作插管。必要时，可让老年人饮少量温开水<br>（11）下颌靠近胸骨柄可增大咽喉通道的弧度，便于胃管顺利通过会咽部<br>（12）若插管中出现恶心、呕吐，可暂停插管，并嘱老年人做深呼吸。深呼吸可分散老年人注意力，缓解紧张<br>（13）如胃管误入气管，应立即拔出胃管，休息片刻后重新插管<br>（14）插入不畅时应检查口腔，了解胃管是否盘在口咽部，或将胃管抽出少许，再小心插入 | |
| 确认胃管位置 | （14）确认胃管是否在胃内 | | （15）确认胃管插入胃内的方法：①在胃管末端连接注射器抽吸，能抽出胃液；②置听诊器于老年人胃部，快速经胃管向胃内注入10ml空气，听到气过水声；③将胃管末端置于盛水的治疗碗中，无气泡溢出 | |
| 固定 | （15）确定胃管在胃内后，将胃管用胶布在鼻翼及颊部固定 | | （16）防止胃管移位或滑出 | |
| 灌注食物 | （16）连接注射器于胃管末端，抽吸见有胃液抽出，再注入少量温开水<br>（17）缓慢注入鼻饲液或药液，每次鼻饲量不超过200ml，间隔时间大于2h<br>（18）鼻饲完毕后，再次注入少量温开水 | | （17）每次灌注食物前应抽吸胃液以确定胃管在胃内及胃管是否通畅<br>（18）温开水可润滑管腔，防止鼻饲液黏附于管壁<br>（19）每次注入前应先用水温计测试温度，以38～40℃为宜<br>（20）每次抽吸鼻饲液后应反折胃管末端，避免灌入空气，引起腹胀<br>（21）冲净胃管，防止鼻饲液积存于管腔中变质造成肠炎或堵塞管腔 | |
| 处理胃管末端 | （19）将胃管末端反折，用纱布包好，用橡皮筋扎紧或用夹子夹紧，用别针固定于大单、枕旁或老年人衣领处 | | （22）防止食物反流<br>（23）防止胃管脱落 | |
| 鼻饲操作后处理 | （20）协助老年人清洁鼻孔、口腔<br>（21）整理床单位<br>（22）嘱老年人维持原卧位20～30min<br>（23）洗净鼻饲用的注射器，放于治疗盘内，用纱布盖好备用<br>（24）洗手<br>（25）记录鼻饲的时间，鼻饲物的种类、量、老年人的反应 | | （24）维持原卧位有助于防止呕吐<br>（25）鼻饲用物应每天更换消毒 | |
| 拔管 | （26）置弯盘于老年人颌下，夹紧胃管末端，轻轻揭去固定的胶布<br>（27）用纱布包裹近鼻孔处的胃管，嘱老年人深呼吸，在老年人呼气时拔管，边拔边用纱布擦胃管，到咽喉部时快速拔出 | | （26）长期鼻饲应定期更换胃管，晚间拔管，次晨再从另一侧鼻孔插入<br>（27）夹紧胃管，以免拔管时管内液体反流 | |
| 拔管操作后处理 | （28）将胃管放入弯盘，移出老年人视线<br>（29）清洁老年人口鼻、面部，擦去胶布痕迹，协助老年人漱口，采取舒适卧位<br>（30）整理床单位，清理用物<br>（31）记录拔管时间和老年人反应 | | （28）避免污染床单位，减少老年人的视觉刺激<br>（29）可用松节油等消除胶布痕迹 | |
| 健康教育 | （32）交代注意事项<br>（33）根据情况进行健康教育 | | — | |
| 整理用物 | （34）整理其他用物，清洁后放于原处备用<br>（35）洗手 | | | |

【评价】

1. 胃管置入顺利、安全、准确，未造成不适或损伤。

2. 胃管通畅，妥善固定。

3. 操作过程中动作轻巧细致，患者舒适度较高，对操作满意。

【注意事项】

1. 插管动作轻柔，避免损伤食管黏膜，尤其是通过3个狭窄部位时（环状软骨水平处、平气管分叉处、食管通过膈肌处）。

2. 胃管插入10～15cm（咽喉部）时，如老年人清醒，嘱其做吞咽动作，如老年人不能配合，则左手托起其头部，使下颌靠近胸骨柄，以利于导管插入。

3. 如在置管过程中出现呛咳、呼吸困难、发绀等症状，应立即拔出胃管。

4. 食管静脉曲张、食管梗阻的老年人禁忌使用鼻饲法。

## 二、鼻饲饮食照护

常用鼻饲饮食的种类包括混合奶、匀浆饮食、要素饮食三种。

混合奶：以牛奶为主要原料的流质食物。

匀浆饮食：常用食物有米饭、粥、面条、馒头、鸡蛋、虾、鸡肉、瘦肉、猪肝、蔬菜、油、盐等，将多种食物混合，通过捣碎机或胶体磨制成，经加温消毒后可进行鼻饲喂养。

要素饮食：是以氨基酸混合物或蛋白质水解物为氮源，以易于消化的糖类为能源，与矿物质和维生素及含少量的必需脂肪酸的植物油等物质配制而成的无渣饮食，不需要消化，可直接在小肠吸收。

在鼻饲喂养初期，量宜少，适应后逐渐加量，昏迷或者较长时间未进食者，初始应喂养混合奶1～2天，每次50～100ml，每4h进行一次，第3天开始可进食匀浆饮食。

【目的】

1. 熟练掌握鼻饲法。

2. 能结合老年人的实际情况正确完成鼻饲进食。

3. 体现人文关怀，进行有效沟通。

【评估】

1. 评估老年人的年龄、病情、营养状况、意识状态、躯体活动能力、留置管道固定情况。

2. 评估老年人胃管是否在胃内。

3. 评估周边环境是否适宜进行鼻饲喂养。

【计划】

**1. 环境准备** 室内环境整洁无异味，温度在22～24℃。

**2. 老年人准备** 取适宜体位，戴围巾。

**3. 照护人员准备** 衣着整洁，洗净双手。

**4. 用物准备** 温开水、鼻饲饮食（38～40℃）、纱布、听诊器、推注器、注射器、压舌板、别针、夹子、胶布、医用垃圾桶。

【实施】 见表4-4。

表4-4 鼻饲饮食照护技术

| 操作流程 | 操作步骤 | 注意事项 |
|---|---|---|
| 核对、解释 | （1）向老年人做好解释工作，取得配合，确保喂养达到预设量 | （1）对于存在沟通障碍的老年人要耐心细致做好解释工作<br>（2）每次准备的鼻饲饮食为一餐量，温度适宜，禁止使用明火加热，可将鼻饲饮食放在热水中加温<br>（3）已经配制好的鼻饲饮食4℃保存，24h内用完，超过24h的鼻饲饮食禁止使用，避免发生变质<br>（4）配制鼻饲饮食时，新鲜果汁和牛奶应分开，避免产生凝集，药片应碾碎后注入胃管 |
| 体位摆放 | （2）能配合的老年人取半坐位或坐位，将靠垫或软枕垫于老年人后背及膝下，保证坐位稳定舒适，床上放置餐桌<br>（3）卧床老年人取右侧卧位，后背及双侧膝间垫软枕，起到支撑、保护皮肤的作用，脖子围围巾 | （5）卧床老年人鼻饲喂养前抬高床头30°～35° |
| 进行鼻饲喂养 | （4）检查胃管是否在胃内：用注射器抽20ml温水，注入胃管内，观察是否通畅<br>（5）确定通畅后用推注器缓慢分次注入鼻饲饮食<br>（6）喂食结束后再缓慢注入20ml温水至胃管内 | （6）确定位置无误后进行喂养<br>（7）注入速度宜慢，15ml/min<br>（8）每次喂养量为200ml，每3～4h一次，每日6～8次，注意观察老年人反应<br>（9）在喂食过程中如发现胃液颜色异常、胃管位置异常等情况应立即停止喂食，及时处理 |
| 整理 | （7）喂食结束后将胃管反折，无菌纱布包裹好，夹子夹住胃管，妥善固定<br>（8）协助老年人保持喂食时体位20～30min<br>（9）洗手<br>（10）整理并清洁喂食用物，记录喂食时间、喂食量<br>（11）早晚进行口腔护理 | （10）询问老年人感受<br>（11）彻底清洗喂食用具，必要时消毒 |

【评价】

1. 老年照护人员喂食技术熟练，无喂食并发症发生。

2. 整体操作流畅，安排合理，使老年人感到身心愉悦。

🔗 链接 肠内营养泵

肠内营养泵是一种肠内营养输注系统，能经过鼻胃管或鼻肠管连接营养泵的泵管和附件，用泵内的电脑芯片精确控制营养液输注的速度、剂量、温度、输注总量等，适用于昏迷状态或者需要精确控制营养输入的鼻饲老年人，具有完整、封闭、安全、方便的优点（图4-4）。可根据要求设定输入营养液的总量、流速、温度等参数，在运行过程中可根据医嘱随时修改；根据指令，对已经设定好的营养液的流速、流量、温度进行自检；在设定参数出现异常时可进行实时报警；可动态显示已经输入的营养液的量、温度、流速等。应在输注后2～4h使用温开水或温生理盐水进行冲管，因营养液较黏稠可引起管道堵塞；胃管质地过硬，有发生消化道穿孔的可能，因此要注意胃管质地选择，及早发现穿孔征兆，及时处理。营养泵报警：除堵塞外，试管内营养液液面过高、过低、滴空、电量不足均会报警，注意及时排查，保证输入通畅。

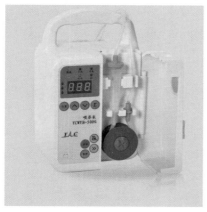

图4-4 肠内营养泵

## 自 测 题

**单项选择题**

1. 喂食结束后错误的处理方法是
   A. 喂食结束后将胃管反折，并用纱布包裹胃管，妥善固定
   B. 协助老年人保持喂食时体位1h
   C. 整理并清洁喂食用物，记录喂食时间、喂食量
   D. 每天早晚进行口腔护理，保持口腔清洁
   E. 洗手

2. 以下哪项不是进行鼻饲前需要评估的内容
   A. 年龄          B. 病情
   C. 意识          D. 口腔黏膜情况
   E. 局部皮肤情况

3. 下列哪项不是鼻饲喂养前的准备工作
   A. 肠道准备          B. 老年人准备
   C. 照护人员准备      D. 用物准备
   E. 环境准备

4. 鼻饲饮食的种类不包括
   A. 混合奶          B. 鱼汤
   C. 匀浆膳食        D. 要素饮食
   E. 低脂软饭

5. 鼻饲饮食每次喂食量不超过
   A. 500ml          B. 400ml
   C. 300ml          D. 200ml
   E. 150ml

6. 每次喂食前不需判断的内容是
   A. 胃管是否在胃内
   B. 鼻饲饮食的温度
   C. 老年人的意识状态及配合程度
   D. 老年人的血糖情况
   E. 老年人排便情况

7. 配制好的鼻饲饮食保存温度及时间是
   A. 5℃，12h          B. 3℃，20h
   C. 4℃，24h          D. 10℃，48h
   E. 8℃，48h

8. 配制鼻饲饮食注意事项正确的是
   A. 新鲜果汁和牛奶分开，药物碾碎
   B. 可直接使用鸡汤、鱼汤等流质饮食代替鼻饲饮食
   C. 所有药物均可碾碎
   D. 可直接用明火加热
   E. 常温放置即可，不需冷藏或冷冻

9. 下列哪个不是进行鼻饲喂养时的注意事项
   A. 确定位置无误后进行喂养
   B. 注入速度宜慢，15ml/min
   C. 每次喂养量为200ml，每3～4h一次，每日6～8次，注意观察老年人的反应
   D. 鼻饲饮食加热即可，不需测量温度是否适宜
   E. 在喂食过程中如发现胃液颜色异常、胃管位置异常等情况应立即停止喂食，及时处理

10. 下列哪项不是常用判断胃管位置的方法
    A. 使用注射器连接胃管抽吸胃液
    B. 内镜检查
    C. 使用注射器向胃管内注射10ml空气，听诊器听气过水声
    D. 将胃管末端放到盛水的碗中，看有无气泡溢出
    E. 拍X线片确认

（张　悦）

# 第5章
# 老年人排泄照护技术

排泄是指机体代谢过程中产生的不被机体所利用或有害的代谢产物、多余的水和无机盐及进入机体的异物等排出体外的过程。人体的排泄有三种途径：通过皮肤以汗液的形式排出；通过呼吸系统以气体形式排出；通过泌尿系统以尿液形式排出。消化道所产生的粪便，因其内容物主要是积存在消化道后段的食物残渣，并未进入血液，而是经消化道将食物残渣排出体外，传统概念上也是排泄的范畴。排泄对于人体进行正常生命活动具有重要的意义，不仅可以排出代谢废物，而且还可以调节体内水和电解质的平衡，维持组织细胞的生理功能，减少肠道内细菌滋生，预防肠道感染。

老年人由于身体各系统功能减退，缺乏运动，血液循环减慢，新陈代谢功能减退，胃肠蠕动缓慢，导致排泄异常，常出现排泄不畅、排泄潴留、排泄失禁诸多问题，严重影响老年人正常生活，因此老年人排泄照护尤为重要。老年人的排泄照护与其躯体健康、精神健康、家庭支持和日常生活等都是密切联系、相互作用的，反映了老年人的照护需求，应对老年人进行全面评估。

## 第1节　老年人排泄状况的评估与认知

**案例 5-1**

刘爷爷，81岁，既往有"高血压病史20年，脑梗死病史8年"，右侧肢体活动受限、神志清、语言交流障碍，生活自理能力差，现住在医养中心，需全程照护。

问题：1. 如何评估老年人排便情况？
　　　2. 怎样保持老年人大便通畅？
　　　3. 老年人出现排尿困难应如何处理？

### 一、排尿状况的评估与认知

排尿是指由肾脏形成的尿液经输尿管、膀胱和尿道排出体外的过程，目的是保持体液平衡，排出代谢终产物。老年人由于身体各方面功能的退化，活动能力下降，反应迟钝，经常出现排尿困难、尿路感染、尿潴留、尿失禁等问题，由于老年人的健康及照护具有较高的特殊性、琐碎性及专业性，老年人的任何一个举动都有可能是长期照护的需求，因此如何判断出老年人的照护需求，并能及时准确地做出反应就需要我们做出正确的评估。

#### （一）老年人排尿状况的评估目的

1. 了解老年人的排尿型态，包括排尿的频率、量和习惯。
2. 了解老年人排尿异常的类型及其严重程度。
3. 分析引起排尿异常的危险因素。
4. 了解老年人在排尿方面的自理行为和知识水平。

#### （二）老年人排尿状况的评估内容

**1. 正常排尿**

（1）尿量与次数　正常人每日白天排尿4~6次，夜间排尿0~2次；每日尿量为1000~2000ml。

（2）颜色　无色透明或呈淡黄色。

（3）透明度　尿液清亮、透明、无沉淀、无浑浊。

（4）气味　无明显异味。

**2. 排尿型态的评估**

（1）日常排尿型态　白天和夜间排尿的次数、量、颜色、性状有无改变。

（2）排尿型态改变的类型及严重程度　如果是尿失禁，需鉴别尿失禁是否仅在腹内压增加时发生；是否在每次尿失禁前有极强且无法控制的尿意；排尿间隔是否规律；尿液是否持续滴漏；是否能明确回答上述各种问题。

**3. 引起排尿异常的危险因素**

（1）影响排尿型态的疾病　如尿路感染、结石、前列腺肥大。

（2）饮食与心理因素　有无饮水量少、量多情况及出现排尿不适而害怕排尿的心理因素。

（3）摄入不合理　有无摄入不合理导致尿路感染的不良卫生习惯。

（4）躯体活动能力下降或认知功能障碍。

（5）使用药物　如使用利尿药导致排尿次数增多、排尿量过多。

**4. 异常排尿**

（1）多尿　成人24h尿量大于2500ml的状态，可见于急性肾衰竭的多尿期、尿崩症或使用利尿药后。

（2）少尿　24h尿量少于400ml，或每小时少于17ml的现象。

（3）无尿　成人24h尿量小于100ml的状态。持续性无尿见于器质性肾衰竭，表现为氮质血症或尿毒症。

（4）膀胱刺激征　尿频、尿急、尿痛三者同时出现的现象。多提示泌尿系统有感染存在。

（5）尿潴留　膀胱充满尿液不能排出，导致膀胱过度膨胀、膀胱内压力增高的状态。

（6）尿失禁　膀胱不能维持其控制排尿的功能，尿液不自主流出的现象。

### （三）老年人异常排尿的照护

**1. 尿潴留老年人的照护**

（1）心理抚慰　安慰老年人，以缓解其焦虑和紧张的情绪。

（2）物理治疗　采取热毛巾（热水袋）热敷老年人腹部，按摩。

（3）诱导排尿　使用诸如让老年人听流水声，温水冲洗会阴，轻敲下腹耻骨上方，刺激肛门、大腿内侧等措施。

（4）指导老年人养成两次排尿的习惯　即在排尿后，站或坐2～5min再次排尿。这样可以增加膀胱的排尿效应，减少残余尿。

（5）根据医嘱用药或导尿。

**2. 尿失禁老年人的照护**

（1）心理抚慰　尊重老年人的心理感受，给予安慰和鼓励。

（2）行为训练　根据老年人排尿习惯训练定时排尿、膀胱功能训练、盆底肌功能锻炼等，促进排尿功能的恢复。

（3）保护会阴部皮肤清洁　经常清洗会阴部皮肤并保持清洁干燥，可以使用一次性尿垫或纸尿裤等。

### （四）老年人异常排尿的照护评价

1. 老年人能够自行排尿，排尿量、颜色、气味、次数无异常。

2. 照护人员能正确判断老年人的排尿情况。

3. 老年人出现异常排尿时，照护人员能够正确识别，及时采取照护措施。

4. 照护人员能够及时与医护沟通，发现异常及时遵医嘱用药或采取措施。

## 二、排便状况的评估与认知

排便是指粪便从直肠排出体外的过程，粪便的形成和排放依赖于大肠正常的吸收、蠕动和各种正常的神经反射。排便能够及时排出身体内残留的废物，减少肠道内细菌滋生，预防肠道感染。除此之外，每天能够正常排便表明机体新陈代谢功能良好、胃肠功能正常。老年人随着机体各系统功能的减退，消化功能也相应减退，经常出现食欲减退、消化不良、胃肠蠕动减慢等现象，从而导致排便异常。要正确评估老年人排便情况，及时发现排便问题，以免引发其他身体不适。

### （一）老年人排便状况的评估目的

1. 了解老年人的排便型态，包括排便的频率、量和习惯。

2. 了解老年人排便异常的类型及其严重程度。

3. 分析引起排便异常的危险因素。

4. 了解老年人在排便方面的自理行为和知识水平。

### （二）老年人排便状况的评估内容

**1. 正常排便**

（1）次数　成人1～3次/天，儿童3～5次/天。

（2）量　100～300g。

（3）形状与软硬度　粪便的形状、硬度与粗细，常与进食的食物种类有关，正常成人粪便为成形软便或半成形便。

（4）颜色　黄褐色或棕黄色。

（5）内容物　食物残渣、大肠上皮细胞、细菌及代谢废物。

（6）气味　因食物种类而定。

**2. 排便型态的评估**

（1）日常排便型态　评估排便次数、量、颜色、性状。

（2）排便型态改变及其严重程度　询问便秘、腹泻和排便失禁的相关症状。

**3. 排便异常的危险因素**

（1）影响排便型态的疾病　肠道病变。

（2）不良生活方式　饮食不合理，缺乏运动。

（3）情景因素　工作繁忙，陌生环境。

（4）精神因素　紧张、焦虑等。

（5）躯体活动能力下降或认知功能障碍　如脑血管疾病导致肢体活动障碍及认知功能障碍。

（6）药物因素　如促进肠蠕动药物导致排便次数增多；收敛药物导致便秘等。

**4. 异常排便评估**

（1）便秘　粪便干燥坚硬、排出困难、排便次数减少的现象。

（2）粪便嵌塞　粪便长期堆积在直肠内，坚硬而不能排出。

（3）腹泻　排便次数明显超过平日习惯的频率，粪质稀薄，水分增加，每日排便量超过200g的现象。可伴有黏液、脓血，或含未消化食物。

（4）排便失禁　肛门括约肌不受意识控制，粪便自行从肛门排出的状态。

（5）肠胀气　肠道内有过量气体积聚，不能排出，导致腹胀不适。

### （三）老年人异常排便的照护

**1. 便秘老年人的照护**

（1）心理抚慰　做好解释工作，缓解老年人排便不畅经历而引发的思想顾虑和心理负担。

（2）按照"排便最优先"原则　当老年人有便意时，要及时协助其排便，优先于任何事情。

（3）行为训练　在病情允许的情况下鼓励坐起排便，增加腹压，最大限度促进大便的排出；使老年人养成定时排便的习惯，特别是不要忍耐便意；每天起床前和入睡前进行顺时针腹部按摩，增加肠蠕动。

（4）饮食指导　鼓励多饮水，多食含纤维素的食物，有利于增加肠蠕动，促进大便排出。

（5）遵医治疗　使用缓泻药促进排便，必要时采用人工取便法。

**2. 粪便嵌顿老年人的照护（人工取便）**

（1）心理抚慰　安慰老年人，以缓解其焦虑和紧张的情绪。

（2）征得老年人同意，向老年人说明进行人工取便的必要性。

（3）保护隐私　遮挡或准备私密的环境。

（4）动作轻柔体贴，特别是抠除粪块时。

（5）密切观察病情　在取便过程中要注意观察老年人的脸色、表情、主诉和大便的性状，如出现面色苍白、呼吸急促、心悸、头晕等现象时，应立即停止取便。

（6）保护肛门周围皮肤　排便后用温水洗净肛门周围及臀部皮肤，保持皮肤清洁干燥。必要时在肛门周围涂抹软膏加以保护。

（7）健康指导　指导老年人养成良好的排便习惯，多饮水，多吃富含纤维素类食物如蔬菜、水果、豆类。

**3. 腹泻老年人的照护**

（1）识别可能导致或诱发腹泻的因素　如是否进食不洁食物或服用药物。

（2）膳食调理　避免油腻、辛辣、高纤维食物。暂时不吃含乳糖类食物，以排除因食用含乳糖类食物导致的腹泻。严重腹泻时可暂时禁食。

（3）补充水分　可以遵医嘱给予止泻剂，口服补液盐或静脉输液。

（4）保护肛门周围皮肤　每次便后用温水洗净肛门周围及臀部皮肤，保持皮肤清洁干燥。必要时肛门周围涂抹软膏加以保护。

（5）预防压力性损伤　卧床老年人发生腹泻时，要注意观察骶尾部皮肤变化。

（6）密切观察病情变化　注意老年人的神志、血压、脉搏，记录排便的性质、次数等，必要时留取标本送检。

**4. 排便失禁老年人的照护**

（1）及时为排便失禁的老年人做好清洁、清洗工作。

（2）保护隐私　操作时遮挡屏风。

（3）重建控制排便的能力　了解老年人正常排便的时间，重建规律的排便习惯，定时给予便器，协助老年人按时自己排便，必要时与医生协调，定时应用轻泻剂，以刺激规律排便。

（4）功能锻炼　教会老年人进行肛门括约肌及盆底部肌肉收缩功能锻炼，逐渐学会控制排便。

（5）保护皮肤，预防并发症　经常用温水洗净肛门周围及臀部皮肤，保持皮肤清洁。在肛门周围涂擦软膏，注意观察骶尾部皮肤情况，预防失禁性皮炎的发生。

（6）膳食调理　鼓励进食高纤维素、低脂、温热的流质饮食，恢复胃肠道正常功能，并使粪便的质地正常化。

（7）密切观察　鼓励老年人排便时尽可能采用坐姿，并观察、记录排便的时间、量和性质。

**5. 肠胀气老年人的照护**

（1）健康指导　指导老年人养成细嚼慢咽的良好饮食习惯，保持适当活动。少食产气的食物，如豆类、碳酸饮料，进食或饮水时避免吞入大量空气。

（2）对症处理　轻微胀气时，可行腹部热敷、腹部按摩或针刺疗法。

（3）遵医治疗　严重胀气时，遵医嘱给予药物治疗或行肛管排气。

（四）老年人异常排便的照护评价

1. 老年人能够自行排便，排便量、颜色、次数、软硬度无异常。

2. 照护人员能正确判断老年人的排便情况。

3. 老年人出现异常排便时，照护人员能够正确识别，及时采取照护措施。

4. 照护人员能够及时与医护沟通，发现异常及时遵医嘱用药或采取措施。

# 第 2 节　协助如厕

 案例 5-2

　　王奶奶，78 岁，高血压病史 20 年，冠心病史 8 年，神志清、语言交流正常，生活自理能力较差，活动时需借助助行器行走，现住在医养中心，需照护人员协助日常生活。

　　问题：1. 照护人员如何协助王奶奶如厕？

　　　　　2. 王奶奶如厕时存在哪些安全隐患？

🔗 链接　老年人如厕易发生的五类问题

　　排便太用力容易诱发猝死；憋尿后排尿容易晕厥；洗澡湿度大影响脑供血；地面湿滑，容易跌倒；家电多，隐患也多。

---

　　老年人随着年龄的增大，各方面功能减退，各种突发状况的发生也逐渐增多。老年人如厕隐藏着许多安全隐患，如摔倒、骨折、突发心肌梗死、排尿性晕厥、猝死。很多老年人无法独自行走，需要在他人的搀扶下进行活动。因此协助老年人如厕在老年人照护方面尤为重要。特别是患有高血压、冠状动脉粥样硬化性心脏病（冠心病）、心肌梗死、脑梗死等心脑血管疾病的老年人，上厕所排便时容易出现意外，不可掉以轻心。在协助老年人如厕时，应基于满足老年人的需求和习惯，尽量为老年人创造一个独立、隐蔽、宽松的排泄环境。照护人员应在保护老年人安全和个人隐私的前提下，尽可能鼓励与协助老年人到洗手间进行排泄。

　　【目的】　协助行动不便的老年人上厕所，提供如厕帮助，避免突发事件的发生。

　　【评估】

　　1. 评估老年人的神志、情绪、疾病状况、肢体活动能力。

　　2. 评估老年人的如厕意愿与需求。

　　3. 评估老年人患病情况、用药史、饮食习惯。

　　4. 评估老年人日常排便情况、排便间隔时间、伴随症状及诱发因素。

　　5. 评估老年人心理、社会支持情况及照护人员的能力与需求。

　　6. 评估老年人的其他需求。

　　【计划】

　　1. 环境的准备　环境整洁，湿度适宜，室温22～24℃。确保卫生间地面干燥、防滑，开启卫生间的排风扇。

　　2. 老年人准备　向老年人解释，做好沟通，询问需求，取得配合。

　　3. 照护人员准备　衣着整齐，修剪指甲，态度和蔼亲切，按六步洗手法洗手，戴口罩，携用物至床旁。

　　4. 物品准备　卫生间有坐便椅及扶手设施，卫生纸，必要时床旁备坐便椅。

【实施】 见表5-1。

表5-1 协助老年人如厕

| 操作流程 | 操作步骤 | 注意事项 |
| --- | --- | --- |
| 核对、解释 | （1）核对老年人信息<br>（2）向老年人解释操作目的及注意事项，询问老年人是否排便，根据老年人的自理程度采取自行、拐杖、助行器、轮椅推行或搀扶方式，取得老年人配合 | （1）沟通时照护人员态度和蔼、亲切，根据老年人听力情况采取不同的沟通方式 |
| 协助老年人从床上坐起 | （3）放下床挡，照护人员在老年人床旁站稳，两脚分开与肩同宽，膝盖微屈，抵住床边，打开盖被S形折叠于对侧，做好沟通<br>（4）照护人员协助老年人将手放于腹部，将老年人头部转向右侧，支起双膝，右手放于髋部，左手放于颈肩部，向右侧翻身，带老年人穿好鞋，扶老年人坐起，告知老年人用右手支撑床面，与照护人员一起用力坐起、坐稳，询问老年人有无头晕等症状 | （2）从健侧下床，协助老年人翻身、坐立、站立、转移时要正确运用人体力学原理，以保证老年人及照护人员安全<br>（3）尽量让老年人健侧肢体带动患侧肢体进行活动，以缓解废用综合征<br>（4）操作全过程动作轻稳、准确、快捷、节力、安全，体现对老年人的尊重和人文关怀 |
| 协助老年人正确使用助行器 | （5）扶老年人站起，将拐杖放于老年人健侧或助行器放于老年人前面，协助老年人用健侧手使用拐杖或将老年人双手放于助行器上，协助老年人使用拐杖或助行器 | （5）注意扶好拐杖或助行器，照护人员在旁边搀扶老年人，以防摔倒 |
| 协助老年人如厕 | （6）搀扶老年人进入卫生间或协助老年人使用拐杖或助行器到卫生间，协助老年人解开裤带，让老年人上身稍前倾坐于坐便器上，卫生纸放于老年人手旁，照护人员在厕所外，不锁门，嘱咐老年人耐心排便，避免过于用力。便后协助老年人身体前倾，擦净肛门，嘱老年人扶住坐便器旁边扶手，缓慢站立，询问老年人有无不适；协助老年人系好裤带，洗手，扶老年人、用拐杖或助行器协助老年人回病房，安置老年人休息。冲洗便器，开窗通风<br>（7）使用轮椅推行老年人进入卫生间，协助其转身面对照护人员，双手扶住坐便椅旁的扶手。照护人员一手搂抱老年人的腋下（或腰部）。另一手协助老年人脱下裤子。双手环抱老年人的腋下，协助老年人缓慢坐于坐便椅上，嘱老年人双手扶稳扶手进行排便。排便完毕，嘱咐老年人，自己借助卫生间扶手支撑身体（或照护人员协助老年人）起身，协助老年人身体前倾，擦净肛门，穿好裤子，将老年人移动到轮椅上坐好，按压坐便椅开关冲水及协助老年人洗手，将老年人推入病房<br>（8）能采取坐位但是行走不便的老年人，照护人员可协助其在床旁使用坐便椅排便，详见本章第3节 | （6）房间靠近卫生间，方便老年人如厕<br>（7）卫生间设有坐便椅并安装扶手，方便老年人坐下和站起<br>（8）卫生间卫生用品放在老年人伸手可以拿取的位置<br>（9）保持卫生间地面整洁，无水渍，以免老年人滑倒。协助和指导老年人排便时，要掌握"稳"（坐下稳、扶稳、起身稳）"慢"（过程慢、用力慢、起身慢），以避免摔倒等意外事件的发生<br>（10）告诉老年人手要扶稳，起身要慢，以防跌倒<br>（11）老年人单独如厕时，卫生间的门不能锁，以防意外发生<br>（12）协助大小便失禁者定时如厕，做好会阴及肛周皮肤卫生<br>（13）嘱老年人排便时不能用力<br>（14）尽可能鼓励老年人完成力所能及的部分<br>（15）照护人员应保护老年人的安全和个人隐私 |
| 整理 | （9）照护人员将卫生间开窗通风或开抽风设备，清除异味，及时将门窗关闭 | |
| 洗手、记录 | （10）按六步洗手法洗手<br>（11）记录老年人排便时间、排便情况及老年人排便后的感受 | |

【评价】

1. 老年人能配合如厕，掌握排便方法、顺利排便，感受舒适。

2. 照护人员能够根据老年人实际情况，及时协助如厕。

3. 照护人员了解老年人排便习惯，掌握协助如厕方法、注意事项，做到安全如厕。

4. 照护人员能观察老年人排泄物的性状、颜色、次数及量，及时报告并记录异常情况。

5. 老年人如厕未发生安全问题。

# 第3节 使用便器

**案例** 5-3

　　李爷爷，87岁，脑出血治疗后遗留左侧肢体瘫痪，生活完全不能自理，能够在别人搀扶下下床活动。

　　问题：如何协助李爷爷小便？

　　老年人由于年龄的增长、身体功能的减退和疾病的困扰，导致其生活自理能力降低，床上排泄由于改变了正常的排泄姿势，会被老年人认为是一种不洁的行为，这样就会增加排泄的难度。因此，在协助老年人使用便器进行排泄时，照护人员应充分理解和尊重老年人，给予更多的耐心与鼓励，促使老年人成功排泄，并适应床上排泄。

　　常用的便器：床上便器、接尿器（图5-1～图5-3）。

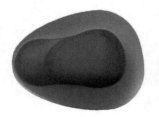
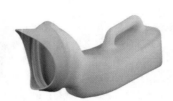
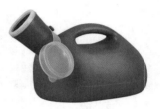

图 5-1　床上便器　　　　图 5-2　接尿器（女性）　　　图 5-3　接尿器（男性）

## 一、使用床上便器

【目的】　协助不能自理的老年人进行床上排便。

【评估】

1. 评估老年人神志、情绪、活动能力、自理能力。

2. 评估老年人的身体状况，如功能障碍的部位、状态、身高、体重等。

3. 评估老年人病情、心理状态、认知及合作程度。

4. 评估老年人的如厕意愿与需求。

5. 评估环境是否适合老年人床上排便。

【计划】

**1. 环境准备**　整洁、安静、舒适、安全，关闭门窗，拉上窗帘，必要时用屏风或围帘遮挡。

**2. 老年人准备**　了解操作目的、方法、注意事项及配合要点。

**3. 照护人员准备**　着装整洁，修剪指甲，六步洗手法洗手，戴口罩，态度和蔼可亲，携用物至床旁。

**4. 用物准备**　床上便器、接尿器、纸巾、屏风、温水、毛巾、免洗手消毒液。治疗车下层备生活垃圾桶、医用垃圾桶。

【实施】　见表5-2。

表5-2 协助老年人使用床上便器

| 操作流程 | 操作步骤 | 注意事项 |
|---|---|---|
| 核对、解释 | （1）核对老年人信息<br>（2）向老年人解释操作目的及注意事项，取得老年人配合 | — |
| 安置体位 | （3）协助老年人取平卧位，放下床挡，打开盖被，S形折叠至对侧，照护人员在老年人床旁，双腿打开与肩同宽，站稳 | （1）注意保暖，调节室温，防止老年人着凉 |
| 放置便器 | （4）协助老年人将裤子脱至膝盖处<br>（5）照护人员左手手臂放在老年人双大腿下，抬起老年人臀部，右手取护理垫从下向上平铺于老年人臀下<br>（6）取便器从老年人臀下放入<br>（7）在老年人双膝关节腘窝处分别垫软枕支撑<br>（8）在会阴部上方盖护理垫，防止老年人排便时污染被褥<br>（9）盖好盖被，支起床挡，安抚老年人安心排便<br>（10）照护人员守在围帘外等待，随时协助老年人，保护老年人安全 | （2）使用前，要确定便器清洁、完好<br>（3）操作中注意保暖，避免长时间暴露老年人身体，切记注意保护老年人隐私<br>（4）为老年人放置便器时，避免局部皮肤摩擦，预防损伤 |
| 取出便盆 | （11）排便完毕，放下床挡，打开盖被<br>（12）照护人员戴手套，撤掉护理垫，左手轻抬老年人大腿，取出便器，盖上便器盖，放于治疗车下层 | （5）操作全过程动作轻柔、准确、熟练、节力、安全，体现对老年人的尊重和人文关怀 |
| 安置老年人 | （13）帮助老年人擦净肛门，摘下手套，撤掉软枕，为老年人整理衣裤，取舒适体位，盖好盖被，拉起床挡，安抚老年人休息 | （6）必要时准备会阴专用水盆和专用毛巾进行清洗 |
| 开窗通风 | （14）拉开窗帘、围帘、开窗通风换气 | — |
| 整理用物 | （15）推治疗车到卫生间，戴专用手套倾倒，清洗便器，消毒，放回原处备用 | — |
| 洗手、记录 | （16）按六步洗手法洗手<br>（17）记录老年人排便时间和性状，有异常情况及时报告 | — |

【评价】

1. 老年人顺利排便，排便后感觉舒适。

2. 照护人员操作全过程动作轻柔、准确、熟练、节力、安全，体现对老年人的尊重和人文关怀。

3. 观察排泄物的颜色、性状、量，如有异常及时告知医护人员。

## 二、使用坐便椅

对虽能够起床，但难以移动到洗手间排泄的老年人，多使用坐便椅排便。选择坐便椅的基本标准：①稳定性良好；②坐下后双脚底可以接触地面；③便盆的大小应适合老年人的臀部；④装有扶手或靠背；⑤维护简单、方便等。

【目的】 协助行动不便的老年人下床排便，解决其排便问题。

【评估】

1. 评估老年人的神志、情绪、疾病状况、活动能力。

2. 评估老年人的身体状况，如功能障碍的部位、状态、身高、体重等。

3. 了解老年人的如厕意愿与需求。

4. 了解老年人的其他需求。

【计划】

**1. 环境准备** 环境整洁，温度适宜（24～26℃）。

**2. 物品准备** 坐便椅、卫生纸、一次性手套。检查坐便椅完好、安全。

**3. 老年人准备** 与老年人做好沟通，询问需求，取得配合。

**4. 照护人员准备** 衣着整齐，修剪指甲，态度和蔼亲切，按六步洗手法洗手，戴口罩，携用物至床旁。

【实施】 见表5-3。

表5-3 协助老年人使用坐便椅

| 操作流程 | 操作步骤 | 注意事项 |
|---|---|---|
| 核对、解释 | （1）核对老年人信息，确认老年人是否有排泄需要及其他需要<br>（2）向老年人解释操作目的及注意事项，取得老年人配合 | — |
| 摆放用物 | （3）与床头并排摆放，面向床尾<br>（4）屏风遮挡 | （1）摆放平稳，检查地面是否有水，预防跌倒 |
| 协助取合适体位 | （5）照护人员面对老年人站立，双手抱住老年人臀部，并让老年人双手环抱住自己颈部，使老年人身体缓慢向前倾斜，并配合呼吸节奏慢慢站起来<br>（6）照护人员双足放于老年人双足两侧，双膝盖夹住老年人双膝盖将老年人身体转动90°，使其臀部朝向坐便椅 | — |
| 协助入座 | （7）松开老年人衣裤，使其慢慢坐上坐便椅，双手把好扶手，并将下半身用毛巾遮盖保暖 | （2）动作轻柔 |
| 等候排便 | （8）照护人员在一旁或门外等候，避免老年人紧张 | — |
| 排便结束 | （9）嘱老年人一手抓住坐便椅扶手，另一手扶住照护人员肩膀，抬起臀部 | — |
| 擦拭会阴 | （10）照护人员沿会阴部由前向后方向擦拭干净<br>（11）协助老年人采取舒适体位 | （3）注意擦拭方向，动作轻柔 |
| 整理用物 | （12）清洗便器，消毒，放回原处备用 | — |
| 洗手、记录 | （13）按六步洗手法洗手<br>（14）记录老年人排便时间和性状，有异常情况及时报告 | — |

【评价】

1. 老年人顺利排便，排便后感觉舒适。

2. 照护人员操作全过程动作轻柔、准确、熟练、节力、安全，体现对老年人的尊重和人文关怀。

3. 观察排泄物的颜色、性状、量，如有异常及时告知医护人员。

## 三、使用接尿器

【目的】 协助不能下床的老年人床上排尿。

【评估】

1. 评估老年人的神志、情绪、疾病状况、活动能力。

2. 评估老年人的身体状况，如功能障碍的部位、状态、身高、体重等。

3. 了解老年人的如厕意愿与需求。

4. 了解老年人的其他需求。

5. 评估环境是否适合老年人床上排尿。

【计划】

1. 环境准备 环境整洁，温度适宜（24～26℃）。

2. 物品准备 接尿器、卫生纸、一次性手套。检查接尿器性能是否完好。

3. 老年人准备 与老年人做好沟通，询问需求，取得配合。

4. 照护人员准备 衣着整齐，修剪指甲，态度和蔼亲切，按六步洗手法洗手，戴口罩，携用物至床旁。

【实施】 见表5-4。

表5-4 协助老年人使用接尿器

| 操作流程 | 操作步骤 | 注意事项 |
| --- | --- | --- |
| 核对、解释 | （1）核对老年人信息<br>（2）向老年人解释操作目的及注意事项，确认老年人是否有排泄需要及其他需要，取得老年人配合 | — |
| 铺护理垫 | （3）嘱老年人取屈膝位，抬高臀部，照护人员一只手托其臀部，另一只手将护理垫垫于老年人臀下 | （1）护理垫最好从臀部一直延伸到背部，这样能防止排泄物流到背部 |
| 协助脱裤 | （4）协助老年人取仰卧位，掀开下身盖被，将近侧折向远侧，将裤子脱至膝部 | （2）根据具体情况分别对待，不可直接脱掉一侧裤腿，这会增加老年人的耻辱感 |
| 放置接尿器 | （5）根据男女特点和体位要求安放<br>（6）将接尿器开口边缘贴紧会阴部（男性老年人将阴茎插入接尿器内），固定接尿器 | — |
| 整理 | （7）协助老年人穿上裤子，取出护理垫，清洁接尿器 | （3）使用后及时倾倒并清洗消毒，减少异味及排泄物、尿渍附着 |
| 洗手、记录 | （8）按六步洗手法洗手<br>（9）记录老年人排尿时间、尿量和性状，有异常情况及时报告 | — |

# 第4节 简易通便

## 案例 5-4

刘爷爷，79岁，因车祸致股骨干骨折住院35天。住院期间每周大便一次，出院后转养老机构继续休养治疗，大便仍干结，每周1～2次，靠药物促排便。

问题：1.怎样协助老年人进行简易通便？

2.协助老年人简易通便时有哪些注意事项？

老年人随着年龄的不断增加，机体调节功能逐渐减弱，自理能力下降，或因疾病导致排便功能发生异常，经常出现便秘现象。便秘是指粪便干燥坚硬，排出困难，排便次数减少的现象。根据罗马Ⅲ的标准为：①排便困难，硬便，排便频率减少或排便不尽感；②每周完全排便＜3次，每天排便量＜35g；③全胃肠或结肠通过时间延长。

根据资料统计，老年人的便秘发生率为5%～30%，长期卧床老年人可高达80%，严重影响老年人的生活质量，常给老年人造成很大的生理和心理压力，照护人员应妥善处理，尽力给予帮助。

便秘的照护要点：提供适当的排便环境；选取适宜的排便姿势；腹部环形按摩；口服缓泻药物；使用简易通便剂；以上方法均无效时，遵医嘱给予灌肠。

老年人常用简易通便剂，如开塞露、甘油栓等，经肛门插入使用，通过刺激肠蠕动，软化粪便，达到通便效果。此方法简单有效，老年人及家属容易掌握。

【目的】

1.软化粪便，润滑肠壁。

2.刺激肠蠕动，促进排便，帮助老年人解除便秘。

【评估】

1.评估老年人的性别、年龄、病情、意识状态、合作程度。

2.评估老年人的肛周皮肤、黏膜情况。

【计划】

1.环境准备 整洁、安静、舒适、安全。

**2.老年人准备** 了解操作目的、方法、注意事项及配合要点。

**3.照护人员准备** 着装整洁，修剪指甲，洗手，戴口罩。熟悉简易通便法的操作程序、目的及注意事项。

**4.用物准备** 开塞露（甘油栓）、卫生纸、剪刀、清洁手套。

【实施】 见表5-5、表5-6。

**表5-5 开塞露通便法**

| 操作流程 | 操作步骤 | 注意事项 |
|---|---|---|
| 核对、解释 | （1）核对老年人信息<br>（2）向老年人解释操作目的及注意事项，取得老年人配合 | — |
| 摆放体位 | （3）协助老年人取俯卧位；不能俯卧者可取左侧卧位并适当垫高臀部 | — |
| 准备开塞露 | （4）剪去开塞露顶端（开口应光滑，避免擦伤肛门或直肠），在开塞露进入肛门段挤出少许甘油润滑 | — |
| 插入肛门 | （5）将开塞露颈部缓慢插入肛门，至开塞露球部，快速挤压开塞露球部，同时嘱老年人深吸气 | （1）动作尽量轻柔，避免误伤肠道 |
| 保持原体位 | （6）开塞露挤入后嘱老年人保持原体位5～10min | （2）用药后一般须等待5～10min才会起效，较严重的便秘，则需要更长时间，但一般不会超过30min |
| 整理、洗手、记录 | （7）整理床单位，协助老年人采取舒适卧位，观察排便情况<br>（8）洗手，记录 | — |

**表5-6 甘油栓排便法**

| 操作流程 | 操作步骤 | 注意事项 |
|---|---|---|
| 核对、解释 | （1）核对老年人信息<br>（2）向老年人解释操作目的及注意事项，取得老年人配合 | — |
| 摆放体位 | （3）协助老年人取俯卧位；不能俯卧者可取左侧卧位并适当垫高臀部 | — |
| 准备甘油栓 | （4）戴手套，一手捏住甘油栓底部 | — |
| 插入肛门 | （5）将甘油栓底部轻轻插入肛门至直肠内 | （1）动作尽量轻柔，避免误伤肛内肠道 |
| 保持原体位 | （6）抵住肛门处轻轻按摩，嘱老年人保留5～10min后排便 | （2）用药后一般须等待5～10min才会起效，较严重的便秘，则需要更长时间，但一般不会超过30min |
| 整理、洗手、记录 | （7）整理床单位，协助老年人采取舒适卧位，观察排便情况<br>（8）洗手，记录 | — |

【评价】

1.老年人顺利排便，感觉舒适。

2.照护人员操作轻稳，正确运用节力原理。

3.沟通有效，老年人及家属获得简易通便的知识和技能。

# 第5节 更换尿垫与纸尿裤

 **案例** 5-5

王奶奶，87岁，6年前因小脑萎缩，长期处于卧床状态，生活完全不能自理，清醒，大、小便无意识，但排泄后会叫喊。

问题：如何照护大小便失禁的老年人？

老年人常常会因机体老化而感觉迟钝、行动缓慢，尿道、肛门括约肌松弛、盆底肌肉功能减退，容易发生大、小便失禁。对罹患诸如重度痴呆、帕金森病的老年人，出现大、小便失禁更是在所难免。因此，尿垫、纸尿裤的使用可以让大、小便失禁的老年人，随时随地进行排泄，并不会污染衣物。但老年人排泄后，就需要照护人员及时给予彻底的清洁、清洗，更换尿垫或纸尿裤，以保持会阴部和肛门周围皮肤的清洁干爽，防止出现失禁性皮炎（图5-4～图5-6）。

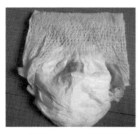
图5-4 拉拉裤

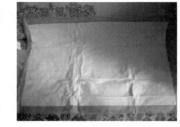
图5-5 尿垫

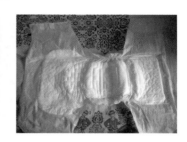
图5-6 纸尿裤

【目的】

1. 保持老年人会阴部皮肤干燥。

2. 增加老年人的舒适度。

3. 减少老年人因大、小便失禁引起的会阴部及骶尾部失禁性皮炎或压力性损伤。

【评估】

1. 评估老年人的精神与身体状况等。

2. 确认尿垫是否污染，纸尿裤是否需要更换。

3. 选择合适的尿垫或纸尿裤。

4. 注意老年人的情绪。

5. 询问老年人有无不适感。

6. 观察排泄物的性质、性状。

【计划】

**1. 环境准备** 环境整洁，温度适宜，关闭门窗，拉上窗帘，必要时用屏风或围帘遮挡。

**2. 老年人准备** 老年人能积极配合，并舒适躺卧于床上。

**3. 照护人员准备** 服装整洁，洗净双手，必要时戴口罩。

**4. 物品准备** 纸尿裤、卫生纸、屏风、水盆、温热毛巾。

【实施】 见表5-7、表5-8。

表5-7 更换尿垫

| 操作流程 | 操作步骤 | 注意事项 |
| --- | --- | --- |
| 核对、解释 | （1）核对老年人信息<br>（2）向老年人说明更换尿垫的时间和方法，取得老年人的配合 | — |
| 个人准备 | （3）照护人员着装整洁，洗净并温暖双手，将水盆、毛巾放至床旁椅上 | （1）可以床上铺护理垫，以免洒水<br>（2）根据老年人胖瘦情况选择适宜尺寸的尿垫 |
| 环境评估 | （4）环境温湿度适宜，关闭门窗，拉上窗帘，必要时屏风或围帘遮挡 | （3）注意保护老年人的隐私 |
| 取合适体位 | （5）掀开老年人下半身盖被，双手分别扶住老年人的肩部、髋部翻转其身体呈侧卧位，上双侧床挡，注意屏风遮挡并保暖 | （4）注意保持室温22～24℃<br>（5）注意上双侧床挡 |

| 操作流程 | 操作步骤 | 注意事项 | |
|---|---|---|---|
| 撤去尿垫、清洁会阴部 | （6）将身下污染的一次性尿垫向侧卧方向折叠，取40～45℃温水湿润毛巾擦拭会阴部 | （6）注意保暖<br>（7）注意皮肤褶皱处。观察老年人会阴部及臀部皮肤情况，保持局部清洁干燥<br>（8）擦洗顺序从前往后 | |
| 铺清洁尿垫 | （7）将清洁的尿垫一半平铺，一半卷折，翻转老年人身体呈平卧位。撤下污染的一次性尿垫，整理拉平清洁的一次性尿垫 | — | |
| 协助老年人取舒适体位 | （8）整理平整老年人背部衣物，盖好盖被 | （9）注意拉平衣物褶皱，改善老年人舒适度<br>（10）避免压力性损伤发生 | |
| 整理 | （9）整理床单元，通风换气 | — | |
| 洗手、记录 | （10）洗手、记录排泄情况 | — | |

**表5-8　更换纸尿裤**

| 操作流程 | 操作步骤 | 注意事项 | |
|---|---|---|---|
| 核对、解释 | （1）核对老年人信息<br>（2）向老年人说明更换纸尿裤的时间和方法，取得老年人的配合 | — | |
| 个人准备 | （3）照护人员着装整洁，洗净并温暖双手，将水盆、毛巾放至床旁椅上 | （1）可以床上铺护理垫，以免洒水<br>（2）根据老年人胖瘦情况选择适宜尺寸的纸尿裤 | |
| 环境评估 | （4）环境温湿度适宜老年人更换纸尿裤，关闭门窗，拉上窗帘，必要时屏风或围帘遮挡 | （3）注意保护老年人的隐私 | |
| 取合适体位 | （5）掀开老年人下半身盖被，协助老年人取平卧位，上双侧床挡，注意屏风遮挡并保暖 | （4）注意保持室温22～24℃<br>（5）注意上双侧床挡 | |
| 撤污染纸尿裤 | （6）解开纸尿裤粘扣，将前片从两腿间后撤 | （6）动作轻柔，以防擦伤 | |
| 清洁会阴部 | （7）双手分别扶住老年人的肩部、髋部翻转老年人身体呈侧卧位<br>（8）将污染纸尿裤内面对折于臀下，取温水40～45℃湿润毛巾擦拭会阴部，协助老年人穿好裤子并盖上被子 | （7）注意保暖<br>（8）注意皮肤褶皱处。观察老年人会阴部及臀部皮肤情况，保持局部清洁干燥<br>（9）擦洗顺序从前往后 | |
| 穿清洁纸尿裤 | （9）将清洁纸尿裤前后对折的两片，紧贴皮肤面朝内，平铺于老年人臀下，向下展开上片 | — | |
| 协助老年人取舒适体位 | （10）协助老年人翻转身体至平卧位，从一侧撤下污染纸尿裤放入污物桶，将清洁纸尿裤轻轻穿在老年人臀下，拉平身下清洁纸尿裤，从两侧间向上兜起纸尿裤前片，整理纸尿裤大腿内侧边缘至服帖，将前片两翼向两侧拉紧，后片粘口粘贴于纸尿裤前片粘贴区，盖好盖被 | （10）注意拉平衣物褶皱，改善老年人舒适度<br>（11）避免压力性损伤发生 | |
| 整理 | （11）整理拉平清洁纸尿裤，整理床单元，通风换气 | — | |
| 洗手、记录 | （12）洗手、记录排泄情况 | — | |

【注意事项】

1. 照护人员要尽可能掌握老年人的排泄规律，定时查看尿垫或纸尿裤是否浸湿，并根据其锁水能力进行更换，防止发生尿布疹及压力性损伤。同时选择与老年人身体相适宜尺寸的尿垫或纸尿裤。操作时照护人员戴好口罩和手套，必要时穿防护衣或围裙，做好个人防护。

2. 更换前要先确认其正反面，更换后再将尿垫边缘或纸尿裤大腿内、外侧边缘展平，防止侧漏。

3. 撤下的污染尿垫或纸尿裤应放入专用污物桶，若老年人有传染性疾病，尿垫或纸尿裤应放入医用黄色垃圾袋，作为医疗垃圾集中回收处理。

4.有的老年人不能自主控制排泄，有时会在更换尿垫或纸尿裤时出现排泄。因此，在除去脏尿垫或纸尿裤后，要及时换上新的尿垫或纸尿裤。

5.更换尿垫时，应将尿垫大面积地贴在臀部上，防止尿液流至背部，男性老年人使用尿垫时应该将尿垫卷成漏斗状，以包住阴茎。

【评价】

1.查看一次性尿垫或纸尿裤浸湿情况，防止发生失禁性皮炎及压力性损伤。

2.动作轻柔，保持室温，避免老年人受凉。

3.保持老年人会阴局部清洁、干燥、无异味。

4.更换尿垫或纸尿裤时注意床挡保护，减少跌倒、坠床风险。

# 第6节 更换一次性尿袋

 案例5-6

王奶奶，85岁，股骨骨折，因不能手术需长期卧床，入住养老机构。遵医嘱为其留置导尿管，每周更换一次性尿袋。王奶奶无家人陪伴，性格孤僻。

问题：1.怎样为老年人更换一次性尿袋？

2.更换一次性尿袋注意事项有哪些？

对于不能正常排尿又无其他治疗方法的老年人，需要长期留置导尿管。留置导尿术是在导尿后，将导尿管保留在膀胱内，以引流尿液的方法。导尿管是以天然橡胶、硅橡胶或聚氧乙烯（PVC）制成，经由尿道插入膀胱以便引流尿液。导尿管插入膀胱后，靠近导尿管头端有一个气囊固定导尿管留在膀胱内，使其不易脱出，末端引流管连接尿袋收集尿液。

尿袋由连接导尿管端口、引流导管、放尿端口组成，一般容量为1000ml。常见的适用对象：①因前列腺肥大或肿瘤导致尿道受压、出现尿闭的老年人。②下腹和会阴部手术后，为防止尿液感染手术创口的老年人。③防止因尿失禁产生或加重压力性损伤而需要留置导尿管的老年人。④因尿频带来的不便，影响手术后休息和恢复的老年人。⑤严格地进行液体平衡管理，为了正确测量尿量的老年人。

做好尿道口护理，发现尿道口有分泌物时要做好尿道口消毒。鼓励老年人多喝水。定期更换尿袋，更换的周期参考不同类型尿袋的使用说明，一般每周更换1～2次。

【目的】

1.防止泌尿系统逆行感染。

2.及时观察尿液的颜色、性状的改变。

【评估】

1.耐心与老年人沟通交流。

2.评估老年人的性别、年龄、病情、意识状态、配合能力。

3.老年人体位摆放。

4.观察尿液的颜色、性状，观察导尿管插入深度、有无滑脱，是否通畅。

5.观察尿道口有无发红及分泌物。

【计划】

**1.环境准备** 环境整洁，温度适宜，关闭门窗，必要时遮挡屏风。

**2.老年人准备** 老年人了解更换尿袋的目的和方法，能够积极配合。

**3.照护人员准备** 服装整洁，洗净双手，必要时戴口罩。

**4.物品准备** 一次性尿袋、碘伏、棉签、弯盘、止血钳、护理垫。

【实施】 表5-9。

<table>
<tr><td colspan="3" align="center">表5-9 更换一次性尿袋</td></tr>
<tr><th>操作流程</th><th>操作步骤</th><th>注意事项</th></tr>
<tr><td>核对、解释</td><td>（1）核对老年人信息<br>（2）向老年人说明更换尿袋的时间和方法，取得老年人的配合</td><td>—</td></tr>
<tr><td>个人准备</td><td>（3）着装整洁，洗净双手，戴口罩</td><td>—</td></tr>
<tr><td>取合适体位</td><td>（4）老年人取舒适卧位，暴露导尿管与引流袋连接处，在连接处下面铺上护理垫，放置弯盘</td><td>（1）注意保持室温22～24℃</td></tr>
<tr><td>放空尿袋</td><td>（5）打开尿袋放尿端口，排空尿袋内剩余的尿液，关闭放尿端口，夹闭引流管上的开关</td><td>（2）动作轻柔，以防拉拽尿袋</td></tr>
<tr><td>夹闭导尿管</td><td>（6）用止血钳夹住导尿管开口上端3～5cm处，分离尿袋与尿管</td><td>（3）注意无菌操作</td></tr>
<tr><td>消毒尿管端口</td><td>（7）用碘伏消毒导尿管端口及外周后，将新尿袋引流管端口插入导尿管内</td><td>（4）导尿管与引流管连接处的消毒应遵循由内向外的消毒原则</td></tr>
<tr><td>固定</td><td>（8）松开止血钳，观察尿液引流情况，检查放尿端口是否关闭，固定尿袋于床旁</td><td>（5）固定尿袋时，尿袋与引流管的高度不得超过膀胱高度，避免尿液逆流造成感染<br>（6）应注意留有足够的长度，方便老年人翻身活动，避免引流管受压、扭曲、反折、脱落</td></tr>
<tr><td>整理</td><td>（9）撤除弯盘、护理垫、污尿袋</td><td>（7）老年人如患有传染性疾病时，应放入医用黄色垃圾袋</td></tr>
<tr><td>洗手、记录</td><td>（10）洗手、记录</td><td>—</td></tr>
</table>

【注意事项】

1. 导尿管与引流管连接处的消毒应遵循由内向外的原则。

2. 固定尿袋时，尿袋与引流管的高度不得超过膀胱高度，避免尿液逆流造成感染。

3. 应注意留有足够的长度，方便老年人翻身活动，避免引流管受压、扭曲、反折、脱落。

4. 做好尿道口护理，发现尿道口有分泌物时要做好尿道口消毒。

5. 鼓励老年人多喝水。

6. 尿袋要定期更换，更换的周期参考不同类型尿袋的使用说明，一般每周更换1～2次。

# 第7节 更换造口袋

 案例 5-7

　　陈奶奶，72岁，行直肠癌根治、结肠造瘘术后3周，已进食半流质饮食1周，无腹胀、造口肠管颜色淡红，造口处排便正常，未出现造口并发症。

　　问题：1. 为老年人更换造口袋前的评估项目及内容有哪些？

　　　　　2. 怎样为老年人选择合适的造口袋？

　　　　　3. 怎样为老年人更换造口袋？

　　　　　4. 为老年人更换造口袋时应注意什么？

　　肠造口术是指因某种医疗目的而人为造成的肠道与体表相通的瘘道。其在腹壁的开口称为造口，粪便可通过此造口排出体外，分为结肠造口、回肠造口。单腔（双腔）造口（end/double stoma）：回（结）肠连续性完全中断，只将肠管近端在腹壁外开口称为单腔造口，肠管近端和远端分别在腹壁外各自开口称为双腔造口。袢式造口（loop stoma）指回（结）肠连续性没有完全中断，肠管近端和远端在腹壁外同一开口。

肠造口因为没有括约肌，不能控制尿、粪排泄，因此，需要给予及时的照护。造口袋是造口患者用于收集粪便的袋子。造口袋中的内容物超过1/3～1/2时就要排放或更换。结肠造口在饮食前或饮食后2h换袋，或根据老年人自身排便习惯换袋。造口底盘更换时间按产品要求一般是5～7天，若造口底盘出现发白或卷边，或有渗漏则及时更换。

## （一）更换肠造口袋的目的

1. 保持造口周围皮肤的清洁。

2. 帮助老年人掌握正确的造口护理方法。

3. 维护老年人自尊，树立老年人造口术后的自信心，建立良好的关系。

## （二）心理支持

1. 应评估老年人对造口的接受程度。

2. 宜鼓励老年人参与造口自我护理，可安排同伴共同学习。

3. 应鼓励老年人说出自己的感受，耐心倾听。

4. 应帮助老年人认识肠造口术的目的，增强其对未来生活的信心和康复的勇气。

5. 当老年人出现拒绝直视或触摸造口、不愿意参与排泄物的排放、表情淡漠、哭泣等情况时，应及时给予心理上的疏导，若情况严重，可寻求专业的心理医生帮助。

## （三）造口护理用品的选择

1. 手术早期宜选用透明、无碳片的开口袋，康复期可选择不透明造口袋。

2. 排泄物稀薄时宜选用开口袋，排泄物浓稠时宜选用开口袋或闭口袋。

3. 视力障碍者宜选用透明造口袋，手灵活性差者宜选用预开口造口袋。

4. 腹部平坦或膨隆者宜用选平面底盘，造口回缩者宜选用凸面底盘加腰带。

## （四）造口及周围皮肤并发症

**1. 造口出血**

（1）应评估出血部位、出血量。

（2）造口浅表渗血可压迫止血，若压迫无效可撒涂造口护肤粉或使用藻酸盐敷料按压。

（3）非造口肠腔出血可用浸有1%肾上腺素溶液的纱布、云南白药粉等外敷，然后纱布压迫止血，止血无效时及时报告医生。

**2. 造口水肿**

（1）应评估水肿发生的时间、肿胀程度、造口血运及排泄情况等。

（2）黏膜皱褶部分消失的轻度水肿者，可放射状剪裁造口底盘，剪裁孔径比造口根部大2～6mm，并观察水肿消退情况。

（3）黏膜皱褶完全消失的重度水肿者，可用3%高渗盐水或50%硫酸镁浸湿纱布覆盖在造口黏膜上，2～3次/日，20～30分/次。

（4）合并脱垂者，水肿难以消退且脱垂的肠管无法回纳，应注意观察和保护肠管，并报告医生。

**3. 造口缺血/坏死**

（1）应评估缺血/坏死的范围、黏膜颜色等。

（2）宜选用二件式透明造口袋。

（3）宜遵医嘱去除造口周围碘伏纱布，或将缺血区域缝线拆除1～2针，观察血运恢复情况。

（4）造口局部缺血/坏死范围＜2/3者，可在缺血/坏死黏膜上涂撒造口护肤粉。

（5）造口缺血/坏死范围≥2/3或完全坏死者，应报告医生。

**4. 皮肤黏膜分离**

（1）应评估分离的范围、大小、深度、渗液量、基底组织情况及有无潜行。

（2）浅层分离，宜用造口护肤粉喷洒局部；深层分离，宜去除黄色腐肉和坏死组织，可用藻酸盐敷料充填伤口；合并感染时，宜使用抗菌敷料。

（3）上述步骤后宜涂抹防漏膏/条、防漏贴环或应用水胶体敷料隔离。

（4）分离较深或合并造口回缩者，可使用凸面底盘并佩戴造口腰带或造口腹带固定。

**5. 造口回缩**

（1）应评估回缩的程度、造口底盘和周围皮肤的浸渍情况。

（2）可使用凸面底盘并佩戴造口腰带或造口腹带固定。

（3）回缩合并狭窄者，应报告医生。

**6. 造口狭窄**

（1）应评估狭窄的表现及程度。

（2）若老年人示指难以伸入造口，应指导老年人减少不溶性纤维素摄入，增加液体摄入量，可使用粪便软化剂或暂时性使用扩肛；小指无法伸入造口时，应报告医生。

**7. 造口脱垂**

（1）应评估肠管脱出时间、长度、套叠、水肿、血供等情况。

（2）宜选择一件式造口袋，并调整造口底盘的开口大小。

（3）宜在老年人平卧位且造口回纳后更换造口袋。

（4）自行回纳困难者，宜用手法回纳；伴水肿时，待水肿消退后回纳。回纳后均宜使用无孔腹带包扎。

（5）脱垂伴缺血坏死或不能手法回纳者，应嘱老年人平卧并报告医生。

**8. 造口旁疝**

（1）应评估平卧时造口旁疝是否还纳、可触及的筋膜环缺损大小。

（2）可使用造口腹带或无孔腹带包扎，定时松解后排放排泄物。

（3）结肠造口灌洗者应停止灌洗。

（4）造口颜色变暗或持续疼痛，无气体、粪便从造口排出，老年人食欲不振、腹胀、恶心、呕吐，或突入疝环的肠管发生嵌顿时，应报告医生。

**9. 造口周围皮肤破损**

（1）应评估造口周围皮肤损伤的部位、颜色、程度、范围、渗液情况等，判断损伤类型。

（2）若为潮湿相关性皮肤损伤，可使用无刺激皮肤保护膜、造口护肤粉或水胶体敷料，必要时涂抹防漏膏/条或防漏贴环等。

（3）若为过敏性接触性皮炎，应停止使用含过敏原的造口护理用品，遵医嘱局部用药。

（4）若为机械性皮肤损伤，可根据情况使用伤口敷料；黏胶相关性皮肤损伤宜选择无胶带封边的造口底盘，压力性损伤应去除压力源。

**10. 造口周围肉芽肿**

（1）应评估肉芽肿的大小、部位、数量、软硬度、出血情况等，首次处理肉芽肿时应留标本送病理检查。

（2）较小肉芽肿，可消毒后使用钳夹法去除肉芽肿，局部喷洒造口护肤粉并压迫止血。

（3）较大肉芽肿，可用硝酸银棒分次点灼，一般每3天一次，直至完全消退。

（4）有蒂肉芽肿，可用无菌缝线套扎根部阻断血供而使肉芽肿逐渐坏死脱落。

**11. 造口周围毛囊炎**

（1）应评估造口周围毛囊炎的表现，遵医嘱进行细菌培养以明确感染类型，根据细菌培养结果进行药物治疗。

（2）可使用抗菌皮肤清洗剂清洗造口周围皮肤，毛发稠密者及时剃除。

（3）局部可用生理盐水清洗后外涂抗生素软膏或粉末。

（4）有脓肿者，可配合医生切开排脓后使用抗菌敷料加水胶体敷料，再粘贴造口袋。

## （五）为老年人更换造口袋

【评估】 造口评估的项目及内容见表5-10。

**1. 操作前评估**

（1）评估老年人的意识、自理能力、合作程度、心理状态、家庭支持程度、经济状况。

（2）确认老年人或其家属对造口护理方法和知识的掌握。

（3）评估造口的类型及造口周围组织情况。

**2. 操作中评估**

（1）观察造口部位的颜色、大小、是否水肿、有无出血，造口周围皮肤有无瘙痒、疼痛、发红、糜烂、变色，早期发现造口周围皮炎情况。

（2）观察造口周围缝线，缝合线有无脱落、有无出血或化脓，早期发现皮肤黏膜分离并发症、感染。

（3）观察造口袋的使用情况，造口底盘的溶解状况，有无渗漏，确认造口袋的安全性，把握更换的频率。

**3. 操作后评估**

（1）询问老年人有无不适感。

（2）观察排泄物的性质、形状。

（3）评估老年人对于日常生活注意事项的知晓程度。

**表5-10 造口评估的项目及内容**

| 评估项目 | 评估内容 |
| --- | --- |
| 位置 | 右上腹、右下腹、左上腹、左下腹、上腹部、切口正中、脐部类型 |
| 类型 | 按时间可分为永久造口和临时造口，按开口模式可分为单腔造口、双腔造口和袢式造口 |
| 颜色 | 正常造口为鲜红色，有光泽且湿润。颜色苍白提示贫血；暗红色或淡紫色提示缺血；黑褐色或黑色提示坏死 |
| 高度 | 造口理想高度为1～2cm。若造口高度过于平坦或回缩，易引起潮湿相关性皮肤损伤；若突出或脱垂，会造成佩戴困难或造口黏膜出血等并发症 |
| 形状 | 可为圆形、椭圆形或不规则形 |
| 大小 | 可用量尺测量造口基底部的宽度。若造口为圆形应测量直径，椭圆形宜测量最宽处和最窄处，不规则的可用图形来表示 |
| 黏膜皮肤缝合处 | 评估有无缝线松脱、分离、出血、增生等异常情况 |
| 造口周围皮肤 | 正常造口周围皮肤是颜色正常、完整的。若出现皮肤红、肿、破溃、水疱、皮疹等情况，应判断出现造口周围皮肤并发症的类型 |
| 袢式造口支撑棒 | 评估支撑棒有无松脱、移位、压迫黏膜和皮肤 |
| 排泄物 | 一般术后48～72h开始排泄，回肠造口最初为黏稠、黄绿色的黏液或水样便，量约1500ml，逐渐过渡到褐色、糊样便；结肠造口排泄物为褐色、糊状或软便。若排泄物含有血性液体或术后5天仍无排气、排便等均为异常 |

【计划】

**1. 环境准备** 整洁、安静、舒适、安全，光线充足，同时要关闭门窗，必要时用屏风遮挡。

**2. 老年人准备** 了解操作目的、方法、注意事项及配合要点。

**3. 照护人员准备** 着装整洁，修剪指甲，洗手，戴口罩，戴手套，必要时穿上围裙。

**4. 用物准备** 造口袋（根据老年人的病情、造口类别确定），造口测量尺，必要时备皮肤保护膜、造口护肤粉、防漏贴环或防漏膏、黏胶去除剂。一次性治疗巾、纱布或棉球、剪刀、治疗碗或弯盘1个（治疗碗内盛盐水棉球）、棉签、手套、速干手消毒液。

【实施】 见表5-11。

表5-11　为老年人更换造口袋

| 操作流程 | 操作步骤 | 注意事项 |
|---|---|---|
| 核对、解释 | （1）核对老年人信息<br>（2）向老年人解释操作目的及注意事项，取得老年人配合 | 一 |
| 摆放用物 | （3）协助老年人取半卧位或坐位，必要时屏风遮挡。暴露肠造口部位，并铺一次性治疗巾 | （1）注意保护老年人隐私<br>（2）保持卧位舒适 |
| 取下造口袋、揭下底盘 | （4）手部消毒，用手指向其身体方向轻压小凸耳，打开锁环取下袋子（图5-7）<br>（5）一手按压皮肤，一手自上而下慢慢将底盘揭除，如揭除困难，可用湿纱布或黏胶去除剂浸润底盘后再揭除。观察内容物颜色、性质和量，观察造口底盘渗漏溶解的部位与方向 | （3）顺序正确<br>（4）揭开方向正确，动作需轻柔，以防损伤老年人皮肤<br>（5）认真观察内容物及皮肤情况<br>（6）更换下来的造口袋不可冲入厕所马桶 |
| 清洗造口 | （6）用纱布或棉球沾湿后，由外向内轻轻擦洗造口（图5-8）<br>（7）同样方法清洗造口周围皮肤，然后用纱布彻底擦干皮肤<br>（8）观察造口黏膜及周围皮肤情况，检查造口周围皮肤是否平坦 | （7）清洗造口时动作要轻柔，要用生理盐水、温水、香皂水或温和物品进行清洗，禁止用肥皂或酒精等刺激性物品擦洗<br>（8）清洗时可能有少许渗血，属于正常现象，用湿棉球轻按渗血点便可止血 |
| 裁剪底盘开口 | （9）用造口测量尺度量造口的大小和形状并绘线，做记号（图5-9）<br>（10）按标好的记号剪裁造口底盘（图5-10） | （9）沿记号剪裁造口底盘，一般比造口大1～2mm即可，开口不可过大过小 |
| 粘贴造口底盘 | （11）撕去粘胶保护纸，按照造口位置由下而上将两件式造口袋底盘紧密贴在造口周围皮肤上，并用手轻压（图5-11）<br>（12）关闭造口袋底部排放口 | （10）造口底盘与造口黏膜之间保持适当空隙（1～2mm）。缝隙过大，粪便刺激皮肤易引起皮炎；缝隙过小，造口底盘与黏膜摩擦将会导致不适甚至出血 |
| 扣合造口袋 | （13）四点操作法：将造口袋连接环的底部与底盘扣紧（第一点）；一只手向上轻拉造口袋手柄，并压向腹部（第二点）；沿着造口袋连接环在其左右两点向腹部轻压（第三点、第四点）（图5-12）<br>（14）两手指捏紧锁扣，听见"咔嗒"声证明袋子已安全装在底盘上，然后轻拉袋子，检查是否扣牢 | （11）卧床老年人应将造口袋的开口斜向下或横向放置；坐位或行走老年人应将造口袋开口朝向垂直放置<br>（12）两件式造口袋可在清洗干净后重复使用 |
| 加固底盘 | （15）将双手轻放在造口底盘上，用手温使底盘黏胶与皮肤更贴合 | （13）尽量减少活动度，以便造口袋粘贴更牢固 |
| 整理、洗手、记录 | （16）整理床单位，协助老年人采取舒适卧位，将造口袋、一次性治疗巾、纱布或棉球放人医疗垃圾桶内，清洗剪刀、治疗碗，剩余温水倒入水池内<br>（17）洗手，记录 | 一 |
| 健康教育 | （18）无特殊饮食禁忌，回肠造口和造口狭窄的老年人避免进食木耳、菌菇、芹菜等难消化及纤维过长易成团食物，可适当控制易产气、异味、辛辣、生冷等的食物<br>（19）宜着稍宽松衣服，系腰带时，应避开造口的位置<br>（20）待手术切口愈合、体力恢复后，可沐浴和游泳。结肠造口者可将造口袋揭除后沐浴，回肠造口的老年人宜佩戴造口袋沐浴；游泳前造口周围可粘贴防水胶布或弹力胶贴<br>（21）旅游出行前应备足造口护理用品并随身携带<br>（22）体力恢复后可尝试恢复性生活，性生活前排空造口袋或更换新的造口袋，并检查造口袋的密闭性<br>（23）当手术切口愈合、体力恢复后，可回归社交，但应避免从事搬运、建筑等重体力劳动<br>（24）参加社交活动前宜排空造口袋或更换新的造口袋，并随身携带造口护理用品<br>（25）造口护理用品储存于干爽的室温环境为宜，避免阳光直射，避免重物压迫，切勿堆积存放<br>（26）更换下来的造口袋切勿丢进马桶，以免堵塞 | 一 |

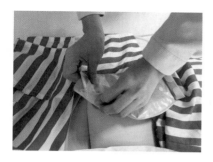

图5-7　取下造口袋

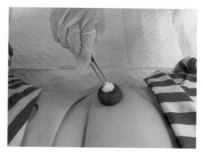

图5-8　清洁造口

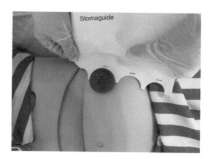

图5-9　测量造口大小

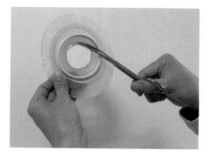

图5-10　裁剪底盘开口

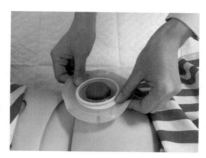

图5-11　粘贴造口底盘

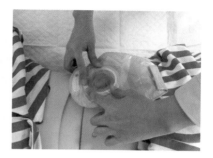

图5-12　扣合造口袋

【评价】

1. 老年人感觉清洁、舒适。

2. 沟通有效，老年人恐惧感减轻，能引导接受造口的现实而主动参与造口自我管理。

3. 照护人员操作轻稳节力，老年人满意。

# 第8节　呕吐照护

案例5-8

　　李爷爷，70岁。呕吐反复发作2年。每因饮食不慎即发呕吐，或劳累之后，困惫乏力，眩晕作呕，养老机构照护人员巡视房间后给予处理，协助休息。

　　问题：1. 老年人呕吐时应该协助其取何体位？

　　　　　2. 照护老年人呕吐时有哪些注意事项？

　　呕吐是胃和部分小肠内容物经食管、口腔排出体外的现象。如果老年人出现呕吐，首先考虑是否为消化系统疾病所导致，老年人是否有慢性非萎缩性胃炎、胃糜烂、胃溃疡等病史。其次如果老年人血压情况控制不佳，血压升高或者过高时，也容易引起呕吐。再者脑血管意外也有可能引发呕吐。另外，也应该警惕心血管急症，如急性心肌梗死、恶性心律失常者也可出现恶心、呕吐。当老年人发生呕吐时，采取正确的体位，及时处理是每个老年照护人员必须掌握的基本操作技能。

【目的】

1. 保证老年人的安全，有利于呕吐物的排出。

2. 有效减少和避免呛咳、误吸现象的发生，预防并发症。

【评估】

1. 耐心与老年人沟通交流。

2. 评估老年人的性别、年龄、病情、意识状态、合作程度。

3. 老年人体位摆放。

【计划】

**1.环境准备**　整洁、安静、舒适、安全，必要时屏风遮挡，保护老年人隐私。

**2.老年人准备**　了解操作目的、方法、注意事项及配合要点。

**3.照护人员准备**　着装整洁，修剪指甲，洗手，戴口罩。

**4.用物准备**　水杯及漱口水、毛巾、痰盂、一次性护理垫，必要时备吸管。

【实施】　见表5-12。

表5-12　为呕吐老年人进行照护

| 操作流程 | 操作步骤 | 注意事项 |
| --- | --- | --- |
| 核对、解释 | （1）核对老年人信息<br>（2）向老年人解释操作目的及注意事项，取得老年人配合 | — |
| 摆放体位 | （3）既往身体良好，能自理的老年人取坐位<br>（4）不能取坐位的老年人（卧床或病重者）取半卧位 | （1）取坐位时身体稍前倾，双手扶稳椅背或桌子、床沿等支撑物<br>（2）半卧位时头偏向一侧 |
| 漱口 | （5）口角边垫一次性护理垫<br>（6）呕吐停止后立即取水杯协助老年人漱口，用毛巾擦净口角水痕 | （3）卧床或病重老年人漱口最好用吸管吸水，不要强行抬起头或颈部<br>（4）不能自己漱口的老年人应对其进行口腔擦拭 |
| 整理用物 | （7）撤去一次性护理垫，及时清理呕吐物，如有被服污染及时更换<br>（8）整理床单位，协助老年人采取舒适卧位 | （5）必要时遵医嘱留取呕吐物标本 |
| 洗手、记录 | （9）洗手<br>（10）记录（呕吐时间、呕吐物性质、量及颜色等） | （6）发现呕吐物颜色呈红色、黄绿色、咖啡色等，应保留呕吐物，通知医护人员查看<br>（7）协助老年人呕吐变换体位时，避免动作过大，以免造成老年人身体伤害<br>（8）呕吐后及时协助漱口，消除口腔异味 |

【评价】

1. 老年人出现呕吐时专人看护，未发生跌倒和误吸。

2. 老年人口腔清洁，感觉舒适。

3. 给予清淡易消化饮食并少量多餐，严重呕吐者，遵医嘱暂时禁食水。

## 自　测　题

**单项选择题**

1. 造口袋底盘与造口黏膜之间保持
   - A. 0.1～0.2mm
   - B. 3～4mm
   - C. 1～2mm
   - D. 1～1.5cm
   - E. 3～4cm

2. 老年人更换造口袋的体位应为
   - A. 平卧位
   - B. 左侧卧位
   - C. 右侧卧位
   - D. 半卧位或坐位
   - E. 站立位

3. 造口袋需要及时更换，一般达到多少应该更换
   - A. 1/4满
   - B. 3/4满
   - C. 2/3满
   - D. 1/2满
   - E. 4/5满

4. 清洁造口周围皮肤，一般不宜选用哪种清洁剂
   - A. 温水
   - B. 生理盐水
   - C. 稀释碘伏
   - D. 香皂水
   - E. 酒精

5. 正常造口颜色是
   - A. 颜色苍白
   - B. 暗红色
   - C. 鲜红色，有光泽且湿润
   - D. 淡紫色
   - E. 黑褐色或黑色

6. 揭开造口袋的正确方法是
   - A. 直接用手自下而上，快速将底盘揭除
   - B. 直接用手自上而下，慢慢将底盘揭除

C. 一手按压皮肤，一手自上而下快速将底盘揭开

D. 一手按压皮肤，一手自上而下慢慢将底盘揭除

E. 一手按压皮肤，一手自下而上慢慢将底盘揭除

7. 卧床老年人造口袋的开口方向是

　　A. 开口朝向上

　　B. 开口朝斜向下或横向放置

　　C. 开口朝向垂直放置

　　D. 开口朝向内侧横向放置

　　E. 开口朝向斜外侧放置

8. 造口类型不包括

　　A. 永久造口和临时造口

　　B. 单腔造口

　　C. 双腔造口

　　D. 袢式造口

　　E. 离式造口

9. 造口底盘更换时间按产品要求一般是

　　A. 1～2天　　　　　　B. 3～4天

　　C. 5～7天　　　　　　D. 8～10天

　　E. 10～14天

10. 便秘的护理要点不包括

　　A. 提供适当的排便环境

　　B. 选取适宜的排便姿势

　　C. 口服缓泻药物

　　D. 使用简易通便剂

　　E. 促进食欲

11. 呕吐照护者洗手后记录的内容不包括

　　A. 呕吐时间　　　　　B. 呕吐物性质

C. 呕吐物的量　　　　　D. 呕吐物颜色

E. 漱口水的品牌

12. 老年人使用床上便器时，照护人员不能

　　A. 携便器至老年人床边

　　B. 帮老年人盖好被子

　　C. 用屏风遮挡老年人

　　D. 离开老年人去干其他的工作

　　E. 开窗通风直到排便结束

13. 下面哪项不是为老年人更换纸尿裤的目的

　　A. 保持老年人会阴部皮肤干燥，减少压力性损伤的发生率

　　B. 缓解老年人的舒适度

　　C. 减少老年人会阴部及骶尾部出现失禁性皮炎

　　D. 减少人力照护成本

　　E. 经济实惠

14. 为老年人更换纸尿裤的过程中擦拭会阴部的水温宜

　　A. 37～38℃　　　　　B. 40～45℃

　　C. 46℃以上　　　　　D. 37℃以上

　　E. 37℃以下

15. 更换纸尿裤的过程中，错误的是

　　A. 根据老年人胖瘦选择合适尺寸的纸尿裤

　　B. 更换前保持室温，为老年人上双侧床挡

　　C. 将纸尿裤大腿内侧边缘整理服帖，将前片两翼向两侧拉紧，后片粘口粘贴于纸尿裤前片粘贴区

　　D. 所有老年人纸尿裤用完之后弃入黑色生活垃圾桶

　　E. 每天应根据老年人排便情况勤更换纸尿裤

（卜鸿翔）

# 第6章
# 老年人冷热应用技术

冷、热疗法是指利用低于或高于人体温度的物质作用于人体局部或全身体表皮肤，通过神经传导引起皮肤和血管的收缩和舒张，从而改变机体各系统体液循环和新陈代谢，使之产生不同效应，达到一定治疗目的的方法。其作用机制是冷、热刺激作用于皮肤表面时，神经末梢发出冲动，通过传入神经纤维传到大脑皮质，大脑皮质对冲动进行识别并通过传出神经纤维发出指令，使皮肤及血管收缩或扩张，改变机体各系统的体液循环和代谢活动，达到局部和全身舒适的目的。

## 第1节　冷热应用概述

 案例 6-1

李奶奶，82岁，独居，有多年的类风湿关节炎、高血压和糖尿病病史，一直服用降血压和降血糖药物。有晨练习惯，生活能够自理。3天前李奶奶感冒发热，今晨起床感觉头晕而后跌倒，扭伤左踝关节。入院后体检发现 T39.6℃，左踝关节肿胀、活动受限。X线片检查确定没有骨折，主诉疼痛难忍。

　　问题：1.根据李奶奶目前情况可以应用冷疗法来解决存在的哪些问题？
　　　　　2.为老年人应用冷疗法的过程中应注意什么？

### 一、冷热应用的效应

#### （一）生理效应

皮肤血管是由静脉和小动脉交织的血管组成，当局部受到冷刺激时，可增加交感神经对血管收缩的冲动，使小动脉收缩。当局部受到热刺激时，由于抑制交感神经对血管的收缩的冲动，使受热部位及周围皮肤小动脉扩张。冷热疗法的应用使机体产生不同的生理效应，其效应是相对的。

#### （二）继发效应

用冷或用热超过一定时间，可产生与生理效应相反的作用，称为继发效应。用热可使血管扩张，但持续用热30～45min，可引起局部血管收缩；用冷可使血管收缩，但持续用冷30～60min，可引起局部血管扩张，这是机体避免长时间用冷或用热对组织损伤而引起的防御反应。因此，冷、热疗法以20～30min为宜，如需反复使用，中间必须间隔1h，防止产生继发效应而抵消应有的生理效应。

### 二、应用冷疗法

#### （一）冷疗法的概念

冷疗法（cold therapy）是以冷作为因子的治疗方法，包括冷水敷、冰敷、冷风等方式。冷疗法用于促进血管收缩、减少出血和肿胀、减轻疼痛等。冷疗法利用低于人体温度的物质作用于人体局部或全身体表皮肤，通过神经传导引起皮肤和血管的收缩、细胞代谢减慢、毛细血管通透性降低、体温下降等生理效应，从而改变机体各系统体液循环和新陈代谢，达到止血、止痛、消炎和降温的目的。根据用冷面积及方式，冷疗法可分为局部冷疗和全身冷疗两大类。局部冷疗有冰袋、冷湿敷，全身冷疗法有温水擦浴。

## （二）冷疗法的作用

**1. 降低体温**　冷疗法直接作用于皮肤时，可通过传导和蒸发等方式使体温降低。适用于高热、中暑。头部用冷可降低脑细胞的代谢，提高脑组织对缺氧的耐受性，减少脑细胞损害，适用于脑外伤。

**2. 控制炎症扩散**　冷疗法可使局部血管收缩，血流速度减慢，减慢组织细胞的新陈代谢，抑制炎症扩散。适用于炎症早期。

**3. 减轻疼痛**　冷疗法可通过抑制细胞活动，减慢神经传导冲动，降低神经末梢的敏感性而减轻疼痛。同时冷疗法可使血管收缩，降低毛细血管通透性，减轻由于组织充血、肿胀而压迫神经末梢所引起的疼痛。常用于烫伤和急性软组织损伤初期。

**4. 控制局部组织出血**　冷疗法可使得局部血管收缩，毛细血管通透性降低，减轻局部充血，还可使血流速度减慢，增加血液黏稠度，促进血液凝固，从而控制出血。适用于局部软组织损伤早期（＜48h）、鼻出血、扁桃体摘除术后和牙科手术后等。

## （三）冷疗法的禁忌证

**1. 血液循环障碍**　冷疗法可使局部血管收缩，加重血液循环障碍，导致局部组织缺血、缺氧而变性坏死。因此全身微循环障碍、大面积组织受损、周围血管病变、休克、水肿等禁用冷疗法。

**2. 慢性炎症或深部化脓性病灶**　冷疗法可使局部毛细血管收缩，血液循环速度减慢，血流量减少，影响炎症的吸收，因此慢性炎症或深部化脓性病灶禁用冷疗法。

**3. 组织损伤、破裂**　冷疗法可导致血液循环障碍，增加组织损伤，导致组织营养不良，影响伤口愈合。因此，组织损伤、破裂禁用冷疗法。

**4. 对冷过敏**　对冷过敏者应用冷疗法可出现皮肤红斑、荨麻疹、皮疹、关节疼痛、肌肉痉挛等过敏症状，因此对冷过敏者禁用冷疗法。

## （四）冷疗法的禁忌部位

**1. 枕后、耳郭、阴囊处**　枕后、耳郭、阴囊处皮肤薄，血液供应少，用冷易引起冻伤。

**2. 心前区**　心前区用冷易致反射性心率减慢，心律不齐。

**3. 腹部**　腹部用冷易引起腹痛、腹泻。

**4. 足底**　足底用冷易致反射性末梢血管收缩，影响散热或引起一过性冠状动脉收缩。因此高热降温及心脏病老年人严禁足底用冷。

## 三、应用热疗法

### （一）热疗法的概念

热疗法是以热作为因子的治疗方法，包括蜡疗、红外线治疗、湿热治疗等。热疗法利用高于人体温度的物质作用于人体局部或全身体表皮肤，通过神经传导引起皮肤和血管扩张、细胞代谢增快、毛细血管通透性增加、体温上升等生理效应，进而改变机体各系统体液循环和代谢活动，达到促进血液循环、消炎、止痛、保暖等目的的物理治疗方法。热疗法可分为干热法和湿热法。干热法包括热水袋、烤灯等；湿热法包括湿热敷、温水坐浴等。

### （二）热疗法的作用

**1. 保暖**　热疗法可使机体局部血管扩张，促进血液循环，升高体温，使老年人感到温暖舒适，适用于末梢循环不良的老年人。

**2. 促进炎症消散和局限**　热疗法可使局部血管扩张，血流量增加，促进血液循环，加快新陈代谢。因此在炎症早期用热，可促进炎性渗出物的吸收和消散，在炎症后期用热，有助于溶解、清除坏死组织，使炎症局限。适用于睑腺炎（麦粒肿）、乳腺炎、软组织损伤48h后等。

**3. 减轻疼痛**　热疗能改善血液循环，减轻炎性水肿，加速致痛物质排出及炎性渗出物吸收，降低痛觉神经的兴奋性，解除局部神经末梢因刺激和压迫而引起的疼痛。

热疗法还可使肌肉和韧带等组织松弛，缓解因肌肉痉挛、僵硬，关节强直而引起的疼痛，适用于肾绞痛、胃肠痉挛、腰肌劳损、关节炎、肩周炎等。

**4. 减轻深部组织充血**　热疗法可使局部血管扩张，血流量增多，促进全身血液循环，减轻深部组织充血。

### （三）热疗法的禁忌证

**1. 未经确诊的急性腹痛**　热疗法能缓解疼痛，因此易掩盖病情真相，延误诊断和治疗。

**2. 软组织损伤早期（＜48h 内）**　热疗法可促进局部血液循环，使局部血管扩张，增加血管的通透性，从而加重皮下出血、肿胀和疼痛。

**3. 脏器内出血或出血性疾病**　热疗法可使局部血管扩张，增加脏器的血流量和血管的通透性，从而加重出血倾向。

**4. 面部"危险三角区"感染**　因该处血管分布丰富，面部静脉无静脉瓣，且与颅内海绵窦相通，热疗法会使血流加快，引起炎症扩散，甚至可能引起颅内感染。

**5. 其他**　心、肝、肾功能不全者，皮肤湿疹者，急性炎症反应（如牙龈炎、中耳炎、结膜炎等），恶性肿瘤部位，肢体感觉功能障碍和意识障碍等慎用热疗。

# 第 2 节　使用热水袋

 **案例** 6-2

　　李爷爷，72 岁，独居，有多年的类风湿关节炎、高血压和糖尿病病史。一直服用降压药。有晨练习惯，生活能够自理。近日持续阴雨天气，空气寒冷，李爷爷一方面觉得自己越来越冷，另一方面感觉躯体四肢的主要关节出现发胀、发麻、酸疼难忍等不适症状。

　　问题：1. 根据李爷爷目前状况，可用何种热疗方法来缓解不适症状？
　　　　　2. 老年照护人员为老年人应用热疗法的过程中应注意什么？

**【目的】**　消炎、保暖、解痉、镇痛。

**【评估】**

1. 评估老年人的精神状态、身体状况，有无发热。

2. 评估老年人局部皮肤状况，有无皮肤破损。

3. 评估老年人肢体活动能力，有无肢体功能障碍、感觉障碍、血液循环障碍等。

4. 评估老年人是否需要排便。

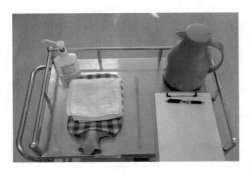

图 6-1　使用热水袋用物准备

**【计划】**

1. **环境准备**　安静整洁，温湿度适宜，空气清新，关闭门窗。

2. **老年人准备**　老年人平卧于床，意识清楚，可以配合。

3. **照护人员准备**　着装整洁，用六步洗手法洗净双手，修剪指甲，戴口罩。

4. **物品准备**　水壶（内盛 50℃ 左右温水）、水温计、热水袋及布套、干毛巾、记录单、笔、免洗手消毒液（图 6-1）。

**【实施】**　见表 6-1。

表6-1 为老年人使用热水袋

| 操作流程 | 操作步骤 | 注意事项 |
|---|---|---|
| 核对、沟通 | （1）核对老年人信息<br>（2）向老年人解释操作的目的、方法及注意事项，取得老年人配合 | — |
| 灌装热水袋 | （3）检查暖水袋是否完好无破损，取水壶将热水倒入量杯内用水温计测量水温，调节水温至50℃<br>（4）用纱布擦干水温计，摆好<br>（5）灌装热水：一手提起热水袋袋口边缘，将热水袋平放于桌面。一边灌装热水，一边慢慢提起，灌装热水至热水袋的1/2～2/3满<br>（6）排空热水袋内气体：提起袋口，将热水袋向袋口处缓慢平放，见到袋内热水达到袋口，反折袋口，旋紧旋塞<br>（7）用毛巾擦干热水袋口及袋身水痕，倒提热水袋，双手挤压，检查袋口无漏水后，装入热水袋布套内，系紧袋口 | （1）用后水温计用纱布擦干放回原处<br>（2）老年人使用热水袋，水温应调节至50℃，热水袋外套布套，避免与皮肤直接接触，防止烫伤 |
| 放置热水袋 | （8）将热水袋放置于老年人脚下，距离足部皮肤10cm处，袋口朝向身体外侧（图6-2）<br>（9）告知老年人放置热水袋的部位，提醒老年人避免触碰热水袋<br>（10）检查局部皮肤情况，询问老年人感受，提醒老年人如有不适要及时告知 | （3）使用热水袋过程中照护人员应每15min观察局部皮肤状况，如有潮红，应立即停止使用，局部降温以保护皮肤，并及时报告 |
| 取出热水袋 | （11）20～30min后，打开足部被尾一角，取出热水袋，询问老年人感受。如发生烫伤，应立刻停止使用，进行局部降温并报告<br>（12）检查足部皮肤情况，注意保暖<br>（13）协助老年人取舒适卧位，整理床单位，安抚老年人休息 | （4）老年人避免长时间用热，时间以30min为宜 |
| 整理用物 | （14）倒尽热水袋里的水，倒挂晾干后吹入空气，旋紧塞子，放在阴凉干燥处备用 | — |
| 洗手、记录 | （15）用六步洗手法洗净双手<br>（16）记录使用热水袋时间、部位、局部皮肤情况和老年人的反应 | （5）预防交叉感染<br>（6）文书记录归档 |

【评价】

1. 与老年人沟通有效，语言通俗易懂，老年人主动配合。
2. 操作全过程动作轻柔、规范、熟练。
3. 老年人感觉舒适、满意，保护老年人安全。

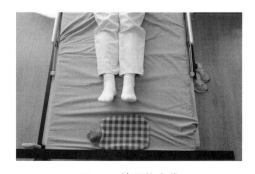

图6-2 放置热水袋

# 第3节 湿 热 敷

 案例6-3

　　王奶奶，80岁，患有骨质疏松、退行性骨关节炎20年，因为膝关节僵硬，活动时疼痛，大部分时间卧床，不爱活动。晚餐后，王奶奶诉说右膝关节疼痛加重，照护人员报告医生，医生建议进行湿热敷缓解症状。

　　问题：照护人员为李奶奶进行湿热敷的过程中应注意什么？

【目的】 促进局部血液循环、消炎、消肿、解痉、镇痛。适用于感染和组织受损的后期。

【评估】

1. 评估老年人的精神状态、身体状况，有无发热。

2. 评估老年人局部皮肤状况，有无皮肤破损。

3. 评估老年人肢体活动能力，有无肢体功能障碍、感觉障碍、血液循环障碍等。

4. 评估老年人是否需要排便。

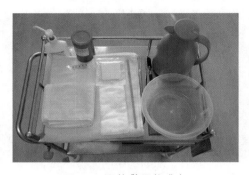

图6-3　湿热敷用物准备

【实施】　见表6-2。

【计划】

1. 环境准备　安静整洁、温湿度适宜，空气清新，关闭门窗，无对流风。

2. 老年人准备　老年人平卧于床，意识清楚，可以配合。

3. 照护人员准备　着装整洁，修剪指甲，用六步洗手法洗净双手，戴口罩。

4. 物品准备　水壶（内盛50～60℃热水）、水温计、水盆、橡胶单、大毛巾、小毛巾、敷布2块、镊子2把、医用纱布、凡士林油、医用棉签、记录单、笔、免洗手消毒液（图6-3）。

表6-2　为老年人进行湿热敷

| 操作流程 | 操作步骤 | 注意事项 |
| --- | --- | --- |
| 核对、沟通 | （1）核对老年人信息<br>（2）向老年人解释操作的目的、方法及注意事项，取得老年人配合 | （1）瘫痪、糖尿病、肾炎等血液循环障碍的老年人不能使用湿热敷，以免发生意外 |
| 评估 | （3）评估老年人身体状况、局部皮肤状况，有无皮肤破损，评估老年人肢体活动能力，有无肢体活动障碍、感觉障碍、血液循环障碍 | — |
| 进行湿热敷 | （4）放下床挡，打开盖被，充分暴露湿热敷部位，铺橡胶单和浴巾<br>（5）湿敷部位涂凡士林油面积大于敷布，用纱布覆盖<br>（6）用水温计测量水温（50～60℃），用后擦干收起<br>（7）将敷布浸透，持大镊子拧干，以不滴水为宜，用手腕掌侧测试温度<br>（8）将敷布放于老年人湿敷部位的纱布上，用干毛巾盖在敷布上面，以防散热过快<br>（9）询问老年人有无不适，若老年人感觉过热可揭开毛巾一角放出热气<br>（10）最后用大浴巾保温 | （2）湿敷期间严密观察局部皮肤有无发红、烫伤等情况，如有异常立即停止并及时报告 |
| 调节水温 | （11）每3～5min更换一次敷布<br>（12）水盆内随时加热水保持温度<br>（13）湿热敷时间为20～30min | — |
| 整理用物 | （14）打开毛巾，撤去敷布放入水盆，用纱布擦干油渍，用毛巾擦干皮肤水痕，检查局部皮肤，协助老年人取舒适体位，整理床单位，询问老年人需求，用物分类整理，洗净晾干备用 | — |
| 洗手、记录 | （15）用六步洗手法洗净双手<br>（16）记录湿热敷的时间、部位、局部皮肤情况和老年人反应 | （3）预防交叉感染<br>（4）文书记录归档 |

【评价】

1. 与老年人沟通有效，语言通俗易懂，老年人主动配合。

2. 操作全过程动作轻柔、规范、熟练。

3. 老年人感觉舒适、满意，保护老年人安全。

# 第4节　使用冰袋

【目的】　降温、止血、镇痛、消炎。

【评估】

1. 评估老年人的精神状态、身体状况，有无发热。

2. 评估老年人局部皮肤状况，有无皮肤破损。

3. 评估老年人肢体活动能力，有无肢体功能障碍、感觉障碍、血液循环障碍等。

4. 评估老年人是否需要排便。

【计划】

**1. 环境准备**　安静整洁、温湿度适宜，空气清新，关闭门窗，无对流风。

**2. 老年人准备**　老年人平卧于床，意识清楚，可以配合。

**3. 照护人员准备**　着装整洁，修剪指甲，用六步洗手法洗净双手，戴口罩。

**4. 物品准备**　冰袋及布套、冰块、体温计、毛巾、记录单、笔、免洗手消毒液。

【实施】　见表6-3。

表6-3　为老年人使用冰袋

| 操作流程 | 操作步骤 | 注意事项 |
| --- | --- | --- |
| 核对、沟通 | （1）核对老年人信息<br>（2）向老年人解释操作的目的、方法及注意事项，取得老年人配合 | — |
| 放置冰袋 | （3）协助老年人取舒适体位，将冰块装入冰袋内至1/2～2/3满，驱气排出冰袋内空气并夹紧袋口。用毛巾擦干冰袋，倒提，检查有无破损漏水<br>（4）将冰袋装入冰袋布套内或用毛巾包裹，置于老年人前额、头顶、腹股沟、腋下等大血管处部位，禁止直接接触皮肤<br>（5）询问老年人感受，观察冰袋情况，注意检查冰袋有无漏水，是否夹紧。若冰块融化应及时更换，保持布袋干燥 | （1）使用冰袋过程中照护人员应每隔10min观察局部皮肤状况，如出现苍白、青紫、灰白、颤抖、疼痛或麻木感应立即停止使用 |
| 复测体温 | （6）使用冰袋30min后复测体温，观察降温效果，若进行腋下测温注意要在未放置冰袋侧腋窝处测量体温 | （2）应密切观察老年人病情及体温变化，降温后体温一般不宜低于36℃，如有异常情况及时报告 |
| 整理用物 | （7）协助老年人取舒适体位，将冰袋中冰水倒空，倒挂冰袋晾干，将冰袋吹入空气后旋紧塞子或夹紧袋口（以防两层橡胶粘连），放在通风阴凉处备用，冰袋套洗净晾干备用 | — |
| 洗手、记录 | （8）用六步洗手法洗净双手<br>（9）记录使用冰袋的时间、部位、局部皮肤情况和老年人反应 | （3）预防交叉感染<br>（4）文书记录归档 |

【评价】

1. 与老年人沟通有效，语言通俗易懂，老年人主动配合。

2. 操作全过程动作轻柔、规范、熟练。

3. 老年人感觉舒适、满意，保护老年人安全。

# 第5节　温水擦浴

【目的】　为高热老年人降温。

【评估】

1. 评估老年人的精神状态、身体状况，有无发热。

2. 评估老年人局部皮肤状况，有无皮肤破损。

3. 评估老年人肢体活动能力，有无肢体功能障碍、感觉障碍、血液循环障碍等。

4. 评估老年人是否需要排便。

【计划】

**1. 环境准备**　安静整洁、温湿度适宜，空气清新，关闭门窗，无对流风。

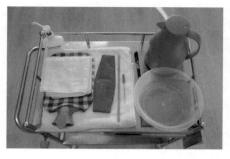

**2. 老年人准备**　老年人平卧于床，意识清楚，可以配合。

**3. 照护人员准备**　着装整洁，修剪指甲，用六步洗手法洗净双手，戴口罩。

**4. 物品准备**　水壶、水温计、水盆（内盛32～34℃温水约2/3满），橡胶单、浴巾、小毛巾、热水袋（内装50℃热水约2/3满，装入布套中）、冰袋（内装冰块1/2～2/3满，装入布套中）、体温计、记录单、笔、免洗手消毒液（图6-4）。

图6-4　温水擦浴用物准备

【实施】　见表6-4。

表6-4　为老年人温水擦浴

| 操作流程 | 操作步骤 | 注意事项 |
|---|---|---|
| 核对沟通 | （1）携用物至床旁，核对老年人的床号、姓名，向老年人解释操作的目的、方法及注意事项，取得老年人配合 | — |
| 实施擦浴 | （2）协助老年人取舒适体位，拉上窗帘或屏风遮挡，松开床尾盖被，协助老年人脱去上衣，松解裤带。将冰袋置于老年人头部，热水袋置于足底<br>（3）擦双侧上肢：将大浴巾垫于擦拭部位之下，小毛巾浸入水盆、拧至不滴水，缠于手上成手套式，以离心方向拍拭，擦拭顺序为：<br>（4）颈外侧→肩→上臂外侧→前臂外侧→手背<br>（5）侧胸→腋窝→上臂内侧→肘窝→前臂内侧→手心，用浴巾擦干皮肤，同法拍拭对侧肢体<br>（6）翻身侧卧擦背：协助老年人翻身侧卧背向照护人员，背下垫大浴巾，按顺序拍拭背部（颈下→背部→臀部），拍拭后，用浴巾擦干皮肤，协助老年人穿好上衣<br>（7）擦双侧下肢：协助老年人仰卧、脱去裤子，垫大浴巾，按顺序拍拭：<br>（8）髋部→下肢外侧→足背<br>（9）腹股沟→下肢内侧→内踝<br>（10）臀部→下肢后侧→腘窝→足跟，用浴巾擦干皮肤，同法拍拭对侧肢体，协助老年人穿好裤子<br>（11）擦浴结束后，撤去足部热水袋，根据需要为老年人更换清洁衣裤，协助老年人取舒适体位，盖好盖被 | （1）擦浴过程中应注意老年人的保暖，密切观察老年人的反应，如有寒战、面色苍白、脉搏、呼吸异常，应立即停止，及时报告医护人员 |
| 复测体温 | （12）擦浴20min，擦浴完成后30min复测体温，观察降温效果，如体温降至39℃，取下头部冰袋 | — |
| 整理用物 | （13）整理床单位，询问老年人需求，用物分类整理，洗净晾干备用 | — |
| 洗手记录 | （14）用六步洗手法洗净双手<br>（15）记录温水擦浴的起止时间和老年人的反应 | （2）预防交叉感染<br>（3）文书记录归档 |

【评价】

1. 与老年人沟通有效，语言通俗易懂，老年人主动配合。

2. 操作全过程动作轻柔、规范、熟练。

3. 老年人感觉舒适、满意，保护老年人安全。

# 自 测 题

**单项选择题**

1. 以下为老年人禁用热疗的情况是
    A. 皮肤湿疹、细菌性结膜炎
    B. 软组织挫伤、扭伤48h内
    C. 急性腹部疾病尚未确诊前
    D. 脏器内出血
    E. 以上都是

2. 热水袋的作用是
    A. 促进炎症消散及伤口愈合
    B. 缓解疼痛不适
    C. 缓解咳嗽症状
    D. 助眠
    E. 以上都是

3. 照护人员用热水袋为老年人取暖的操作方法不正确的是
    A. 使用前检查热水袋有无漏水
    B. 放置于距离足部或身体5cm处
    C. 袋口朝向身体外侧
    D. 放置期间加强巡视
    E. 如有潮红，应立即停止使用，保护皮肤

4. 照护人员灌热水袋时，操作方法不正确的是
    A. 调节水温为60～70℃
    B. 将热水灌入袋中1/2～2/3满
    C. 放平热水袋排尽空气
    D. 拧紧塞子，擦干
    E. 倒提热水袋轻挤，检查是否漏水

5. 为老年人进行湿热敷时，下列操作错误的是
    A. 热敷部位下垫橡胶单、治疗巾
    B. 热敷部位涂液状石蜡防烫伤
    C. 拧干敷布，以不滴水为宜
    D. 用手腕掌侧试温，以不烫为宜
    E. 每3～5min更换敷布一次

6. 为老年人进行湿热敷时，时间为
    A. 1～5min　　　　　B. 5～10min
    C. 10～20min　　　　D. 20～30min
    E. 1～2h

7. 关于冰袋的应用，以下说法错误的是
    A. 如需长时间冷敷时，应在冷敷20min后，休息1h
    B. 洗手后记录冷疗部位、时间及老年人反应
    C. 冰袋可直接放置在老年人皮肤上
    D. 当体温降至38℃以下时，取下冰袋，并在30min后测体温
    E. 使用冰袋过程中照护人员应每隔10min观察局部皮肤状况

8. 禁止使用冰袋的部位不包括
    A. 额头　　　　　　　B. 心前区
    C. 足底　　　　　　　D. 枕后
    E. 腹部

9. 为老年人使用冰袋降温时，下列不正确的是
    A. 使用冰袋过程中照护人员应每隔10min观察局部皮肤状况
    B. 冰袋使用时间为10min
    C. 注意观察老年人有无异常情况的发生
    D. 注意观察老年人的皮肤状况
    E. 洗手后记录冷疗部位、时间及老年人反应

10. 温水擦浴水温的设定为
    A. 37～40℃　　　　　B. 32～34℃
    C. 40～45℃　　　　　D. 34～37℃
    E. 45～50℃

11. 温水擦浴过程中应注意
    A. 老年人的保暖
    B. 保护老年人的隐私，避免暴露过多
    C. 注意保护老年人的安全，避免坠床的发生
    D. 注意观察老年人全身状况
    E. 以上都是

12. 温水擦浴过程中，下列描述错误的是
    A. 应观察老年人的全身情况
    B. 如有面色苍白、心慌等情况不必立即停止温水擦浴
    C. 及时报告医护人员
    D. 记录老年人异常情况
    E. 注意老年人保暖

（李文俊）

# 第**7**章
# 老年人生命体征测量技术

生命体征是评价生命活动存在与否及其状况的指标。包括体温、脉搏、血压和呼吸等。正常情况下，生命体征有一定的波动范围，而在病理情况下，生命体征的变化较敏感，因此，照护人员可通过观察老年人生命体征的变化，为老年人预防和治疗疾病提供依据，为老年人提供有效照护保障。

## 第1节　测量体温

 案例 7-1

> 吴爷爷，72 岁。今早，照护人员进行晨间护理时发现张爷爷面色潮红、精神倦怠、食欲不振并有咳嗽症状。测生命体征：T39.3℃，P85 次 / 分，R20 次 / 分，BP 132/82mmHg。报告医生后，医生诊断为上呼吸道感染。
>
> 问题：您作为照护人员，如何规范地为体温异常老年人测量体温？

体温是指人体的温度。口测法正常值为 36.3～37.2℃，肛测法正常值为 36.5～37.7℃，腋测法正常值为 36.0～37.0℃。体温分为体核温度和体表温度两部分，常说的体温指的是体核温度，是指机体内部胸腔、腹腔和中枢神经的温度，略高于体表温度。相对恒定的体温，是人体新陈代谢和一切生命活动进行的必要条件。

### 一、体温的产生与调节

#### （一）体温的产生

体温是由糖、脂肪、蛋白质三大营养物质氧化分解而产生的热能维持。机体内营养物质代谢释放出的能量，50%以上迅速转化为热能，以维持体温，并散发到体外。不足 50% 的能量储存在三磷酸腺苷（ATP）中，供机体利用并散发于体外。

#### （二）产热与散热

**1. 产热过程**　人体通过化学方式产热，产热的主要部位是肝脏和骨骼肌。机体产热过程是细胞新陈代谢的过程。

**2. 散热过程**　人体通过物理方式散热，散热的主要部位是皮肤，其余可通过呼吸及排泄散热。散热的主要方式有辐射、传导、对流、蒸发四种。

#### （三）体温的调节

体温调节分为行为性体温调节和自主性体温调节。正常情况下，体温维持在相对恒定的状态，在下丘脑体温调节中枢的控制和神经体液的作用下，产热和散热保持动态平衡。

### 二、正常体温与生理变化

#### （一）正常体温

因体核温度不易测量，常在口腔、腋窝和直肠三个部位测量体温，其中直肠温度与体核温度最接近。正常体温是一个温度范围（表7-1）。

表7-1 成人正常体温范围

| 部位 | 正常范围 | 平均温度 |
| --- | --- | --- |
| 腋窝 | 36.0～37.0℃ | 36.5℃ |
| 口腔 | 36.3～37.2℃ | 37.0℃ |
| 直肠 | 36.5～37.7℃ | 37.5℃ |

## （二）生理变化

年龄、性别、昼夜节律、活动、情绪等因素可影响老年人体温的变化，生理性变化波动范围比较小，一般不超过0.5～1.0℃。

**1. 年龄** 老年人体温在正常范围的低值，但高龄老年人体温可偏高。

**2. 性别** 女性老年人比男性老年人体温略高。

**3. 昼夜节律** 24h之内，凌晨2：00～6：00时体温最低，13：00～18：00时体温最高。

**4. 活动** 活动增加产热，使体温上升，所以应在老年人安静状态下测量体温。如活动后，应嘱老年人休息30min后再测量。

**5. 情绪** 情绪激动、紧张时，产热增多，体温升高。

## 三、异常体温

### （一）体温过高

体温过高又称为发热，是指机体在致热原的作用下，体温调节中枢使调定点上移而引起体温增高，超过正常范围。发热分为感染性发热和非感染性发热，多以感染性发热常见。

**1. 发热程度** 以口腔温度为例（表7-2）。

表7-2 发热程度

| 发热程度 | 体温范围（℃） |
| --- | --- |
| 低热 | 37.3～38.0 |
| 中度热 | 38.1～39.0 |
| 高热 | 39.1～41.0 |
| 超高热 | 41.0以上 |

**2. 发热过程及表现**

（1）体温上升期 特点是产热大于散热。老年人表现为皮肤苍白、疲乏不适、畏寒、无汗，有些老年人可出现寒战。

（2）高热持续期 特点是产热和散热在较高的水平上维持平衡。老年人表现为皮肤灼热、面色潮红、口唇干燥、呼吸和脉搏加快、食欲不振、尿量减少、头晕头痛等。

（3）体温下降期 特点是散热增加而产热趋于正常，散热大于产热。老年人表现为大量出汗和皮肤潮湿。此期老年人易出现血压下降、脉搏细速及四肢湿冷等虚脱或休克现象，应加强观察。

### （二）体温过低

体温过低是指机体温度低于正常范围，产热减少或者散热过多。老年人表现为血压下降，心率及呼吸减慢，四肢冰冷，皮肤苍白，躁动不安，意识障碍。体温过低是危险的信号，常见原因有环境温度过低、重度营养不良、极度衰竭、颅脑损伤、脊髓受损、药物中毒等。

### 四、体温计的种类

#### （一）玻璃体温计

玻璃体温计又称水银体温计。玻璃体温计最常用，测量出的温度最准确。由一根标有刻度的玻璃管和真空毛细管组成，玻璃管末端的球形液泡内盛水银，水银受热膨胀，沿毛细管上升，受热程度与上升高度成正比。玻璃体温计有腋温表、口温表和肛温表三种（图7-1）。腋温表和口温表的球部比较细长，有助于测温时扩大接触面，肛温表的球部比较粗短，可防止插入肛门时折断或损伤黏膜。

玻璃体温计有摄氏体温计和华氏体温计两种。摄氏体温计的刻度范围为35.0～42.0℃，每小格0.1℃。华氏体温计的刻度范围为94～108℉，每小格0.2℉。

#### （二）电子体温计

电子体温计是近年来逐渐被广泛使用的新产品，采用电子感温探头测量体温，测得的温度直接用以数字显示，测量准确、读数直观（图7-1、图7-2）。

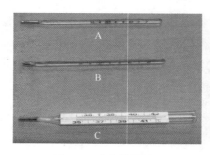
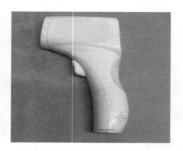

图7-1　玻璃体温计　　　　　图7-2　电子体温计

A. 口温表；B. 肛温表；C. 腋温表

### 五、体温计的消毒和检测

#### （一）体温计的消毒

**1. 玻璃体温计**　把使用过的体温计在流动水下清洗干净，擦干，然后放于消毒液中浸泡30min，清水冲洗后擦干放于无菌、干燥的体温计盛放盒中备用。注意分别消毒与存放腋温表、口温表、肛温表。消毒液应每日更换一次，常用消毒液有75%乙醇溶液、0.5%碘伏溶液、1%过氧乙酸溶液等。

**2. 电子体温计**　电子体温计消毒感温探头部分即可，不同材质的电子感温探头选用不同的消毒方法（浸泡、熏蒸等），也可用75%酒精棉片擦拭消毒。

#### （二）体温计的检测

为了保证测量的准确性，体温计消毒后应定期进行检测。将体温计甩至35℃以下，再同时放入已测好的40℃的水中，3min后取出检视，若误差在0.2℃以上的、水银柱自行下降的，玻璃管有裂缝的，则不能再使用。合格体温计擦干后放入清洁容器内备用。

### 六、异常体温的处理

#### （一）体温过高

**1. 降低体温**　有物理降温和药物降温2种方法。

（1）物理降温　根据老年人的情况有局部冷疗和全身冷疗2种方法。当体温超过39℃时，用局部冷疗，可在老年人的头部、腋窝、腘窝、腹股沟放冰袋或冰囊。当体温超过39.5℃时，用全身冷疗，可给老年人进行温水拭浴，具体操作方法见表6-4。

（2）药物降温　遵医嘱给老年人药物降温时，注意药物的使用剂量及注意事项，用药过程中要密切观察老年人服药后的反应，防止大量发汗出现虚脱或者休克现象，服药30min后复测体温，及时汇报给医生。

**2. 病情观察**

（1）观察老年人的生命体征，定时测量体温。发热老年人应每4h测量1次，待体温恢复正常3天之后，改为每日测量2次。

（2）观察发热的诱因，如受寒、不洁饮食、过度疲劳等是否已解除。

（3）密切观察用药物后是否有皮疹、胃肠道反应等，并比较用药前后体温的变化情况，降温措施后30min应测量体温1次。

**3. 合理饮食** 发热老年人新陈代谢加快，能量消耗增加，但大多数人发热时会出现食欲不振，故鼓励老年人进食高热量、高蛋白、富含维生素、易消化的流质或半流质食物，少量多餐。鼓励发热老年人多饮水，每日3000ml为宜。

**4. 促进舒适**

（1）口腔护理 发热老年人应在晨起、餐后及睡前进行口腔护理，以保持口腔的清洁。

（2）皮肤护理 发热老年人体温下降期会大量出汗，应及时擦干汗液，更换衣物和床单，并注意防止受凉。对于长期持续发热的老年人加强翻身和皮肤的观察，防止压力性损伤的发生。

（3）休息安全 老年人高热时应卧床休息，低热时可酌情减少活动量。如老年人高热时出现躁动，应注意防止坠床，必要时使用约束带以确保老年人的安全。

（4）心理照护 向老年人耐心解释发热过程中出现的各种症状并解答处理老年人遇到的问题，缓解老年人紧张、焦虑、不安、害怕等不良情绪。多陪伴老年人，尽量满足老年人的合理需求。

## （二）体温过低

**1. 保暖升温** 提高环境温度，维持室温22～24℃为宜。给予相应的保暖措施，如添加衣被、热水袋等，还可适当多饮热水，以提高体温。

**2. 病情观察** 观察生命体征，持续监测体温变化。

**3. 配合治疗** 配合医护人员治疗原发病，去除引起体温过低的病因。

## 七、为老年人测量体温

【目的】

1. 为老年人测量体温，观察其异常情况并及时报告。

2. 监测体温变化，分析热型及伴随症状。

【评估】

1. 核对老年人信息，与老年人沟通交流，解释操作目的，取得老年人配合。

2. 评估老年人的性别、年龄、病情、意识状态、身体情况、测量部位皮肤状况、合作程度及自理能力。

3. 了解老年人30min内有无喝热水、剧烈活动、有无洗过热水澡等。

4. 评估老年人是否已排空大小便。

【计划】

**1. 环境准备** 安静、整洁，空气清新，关闭门窗，调节室温至22～24℃。

**2. 老年人准备** 与老年人沟通后，老年人了解操作的目的和意义，愿意配合操作，并处于舒适卧位，排空大小便。

**3. 照护人员准备** 着装整洁，洗手，戴帽子、口罩。

**4. 用物准备** 手表、记录本、笔、血压计、听诊器、清洁容器2个（1个放置清洁体温计，1个盛放测温后的体温计，容器内垫消毒纱布），消毒纱布2块、免洗手消毒液、测量肛温需另备润滑油、棉签、卫生纸。

【实施】 见表7-3。

**表7-3 为老年人测量体温**

| 操作流程 | 操作步骤 | 注意事项 |
| --- | --- | --- |
| 核对、解释 | （1）向老年人问好，核对老年人信息<br>（2）向老年人解释操作目的及注意事项，取得老年人配合 | （1）了解老年人30min内有无洗过热水澡等，是否愿意配合操作<br>（2）要求态度和蔼，语言亲切 |
| 评估 | （3）评估老年人的身体情况、肢体活动情况<br>（4）评估测量部位皮肤状况、意识状态及自理能力<br>（5）检查体温计 | （3）测体温前30min，禁止进食、饮水、面颊部冷敷、抽烟、剧烈运动，测量肛门温度者无灌肠、无坐浴等 |
| 布置环境 | （6）关闭门窗，确认室温在22～24℃ | （4）注意与老年人沟通，保护老年人隐私 |
| 测量腋窝温度<br>（腋温） | （7）老年人取舒适体位<br>（8）一手打开近侧盖被一角，暴露老年人近侧肩、胸部<br>（9）解开老年人胸前衣扣，用消毒纱布擦干汗液<br>（10）右手持体温计，将水银柱甩至35℃以下<br>（11）将腋温表水银端放在老年人腋窝深处，嘱老年人上肢屈臂过胸夹紧（图7-3），测量时间10min<br>（12）向老年人解释，掀开近侧盖被一角，取出体温计用消毒纱布擦净体温计汗渍<br>（13）手持远离水银柱端，眼睛与水银刻度在同一水平线上横拿体温计读数 | （5）操作中注意语言合理，方法正确（安全、科学、规范、有效、尊重、保护隐私）<br>（6）腋下有创伤、炎症、手术、腋下出汗较多者、肩关节受伤或消瘦夹不紧体温计的老年人禁忌测腋温<br>（7）为偏瘫老年人测量腋温，应测量健侧<br>（8）测量体温时若体温计不慎滑落，请老年人不要动，以免体温计破碎伤及老年人<br>（9）一旦发现体温计破碎水银外流，照护人员应立即戴口罩、手套，用硬纸收集包裹<br>（10）破碎体温计按医疗垃圾处理 |
| 测量口腔温度<br>（口温） | （14）老年人取舒适体位<br>（15）右手持体温计，将水银柱甩至35℃以下<br>（16）让老年人张开嘴，将口温表水银端斜放于舌下热窝（图7-4）<br>（17）嘱老年人用鼻呼吸闭紧口唇，不能用牙咬，测量3min<br>（18）取出体温计，用消毒纱布擦拭，手持远离水银柱端，眼睛与水银刻度在同一水平线上横拿体温计读数 | （11）操作中注意语言合理，方法正确（安全、科学、规范、有效、尊重、保护老年人隐私）<br>（12）昏迷、精神异常、有口腔疾病的老年人不适宜测口温<br>（13）指导老年人闭口用鼻呼吸，勿用牙咬体温计<br>（14）如老年人不慎咬破汞温度计，应当立即清除口腔内玻璃碎片，再口服蛋清或牛奶延缓汞的吸收。若病情允许，口服富含纤维食物，以促进汞的排泄 |
| 测量直肠温度<br>（肛温） | （19）让老年人取侧卧、俯卧或屈膝仰卧位，露出臀部<br>（20）润滑肛温表水银端<br>（21）分开臀部，将肛表缓慢插入3～4cm（图7-5）<br>（22）测量3min<br>（23）取出体温计，用消毒纱布擦拭，手持远离水银柱端，眼睛与水银刻度在同一水平线上横拿体温计读数 | （15）操作中注意语言合理，方法正确（安全、科学、规范、有效、尊重、保护老年人隐私）<br>（16）直肠或肛门疾病、手术、腹泻、心肌梗死等老年人禁忌测肛温 |
| 整理床铺 | （24）协助整理衣物，协助老年人取舒适体位并整理床单位 | |
| 健康教育 | （25）交代注意事项<br>（26）根据情况进行健康教育 | |
| 整理、洗手、记录 | （27）整理其他用物，清洁后放于原处备用<br>（28）洗手<br>（29）记录测量的时间、温度、老年人的感受 | |

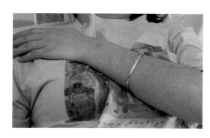
图 7-3 腋温测量

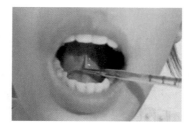
图 7-4 口温测量

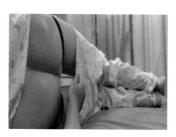
图 7-5 肛温测量

【评价】

1. 老年人能充分配合操作，理解操作目的及要求，对照护人员感到满意，未发生安全意外事故。

2. 照护人员能充分了解老年人身体情况。

3. 照护人员熟悉操作流程，动作准确规范。

4. 有效沟通，语言亲切自然。

# 第 2 节　测量脉搏、呼吸

 **案例 7-2**

王奶奶，70 岁，高血压病史 26 年。上午，照护人员小王在陪王奶奶花园散步时，王奶奶突然觉得心慌、气促，王奶奶能按医嘱服药，但情绪时常不稳定，近期总是感觉身体不舒服。

问题：您作为王奶奶的照护人员，如何规范地为王奶奶测量脉搏和呼吸？

脉搏是动脉的搏动。正常成人脉率为 60～100 次/分。在每个心动周期中，由于心脏的收缩和舒张，动脉管壁产生有节律的搏动，称为动脉脉搏。正常情况下，脉率和心率是一致的。

呼吸是机体吸入氧气，供新陈代谢之需，并排出二氧化碳等废物的活动。机体和外界进行气体交换的过程中，不断地从外界环境中摄取氧气，并将产生的二氧化碳排出体外。呼吸是维持机体新陈代谢和生命活动的必需生理功能之一，一旦呼吸停止，生命必将终止。

## 一、正常脉搏与生理变化

### （一）正常脉搏

**1. 脉率**　指每分钟脉搏搏动的次数。正常情况下，成人在安静状态下脉率为 60～100 次/分。

**2. 脉律**　指脉搏的节律性，它在一定程度上反映了左心室的收缩情况。正常脉律均匀规则、跳动间隔时间相等。

**3. 脉搏的强弱**　指血流冲击血管壁的强度大小。正常脉搏触诊时强弱均匀。

**4. 动脉壁的情况**　指诊脉时所感觉到的动脉壁的性状。正常动脉壁光滑、柔软，富有弹性。

### （二）生理变化

**1. 年龄**　老年人脉率偏慢。

**2. 性别**　同龄女性老年人比男性老年人的脉率偏快。

**3. 活动**　运动时的脉率大于休息、睡眠时。

**4. 情绪**　愤怒、兴奋、恐惧时的脉率大于忧郁、镇静时。

**5. 体型**　瘦高者脉率略大于矮胖者。

**6. 其他**　进食、饮用浓茶或者咖啡等可使脉率增快。

## 二、异常脉搏

### （一）脉率异常

**1. 速脉**　指在安静状态下，成人脉率超过100次/分，又称为心动过速。多见于发热、甲状腺功能亢进、疼痛等。一般成人体温每升高1℃，脉率约增加10次/分。

**2. 缓脉**　指在安静状态下，成人脉率小于60次/分，又称为心动过缓。多见于颅内高压、房室传导阻滞、甲状腺功能减退等。使用地高辛等药物时，可引起心动过缓。

### （二）脉律异常

**1. 间歇脉**　指在一系列正常规则的脉搏中，出现一次提前而较弱的搏动，其后有一个较长的间歇，又称过早搏动。多见于各种器质性心脏病，如洋地黄中毒、心肌梗死等。

**2. 脉搏短绌**　单位时间内，脉率小于心率，又称为绌脉。听诊时表现为心律完全不规则，心率快慢不一，心音强弱不等。多见于心房纤颤的老年人。

### （三）脉搏强弱的异常

**1. 洪脉**　当心排血量增加，动脉充盈度和脉压较大时，脉搏强大有力，称为洪脉，多见于高热、甲状腺功能亢进的老年人。

**2. 细脉**　当心排血量降低，动脉充盈度不足时，脉搏细弱无力，扪之如细丝，又称为丝脉，多见于大出血、休克的老年人。

### （四）动脉管壁异常

动脉硬化时，动脉管壁变硬，失去弹性，触诊时呈条索状。多见于动脉硬化的老年人。

## 三、测量脉搏部位

皮肤浅表、靠近骨骼处的大动脉可用作测量脉搏的部位。主要有颞动脉、颈动脉、股动脉、肱动脉、腘动脉、桡动脉、胫骨后动脉、足背动脉等（图7-6），其中，常选桡动脉用于测量脉搏。

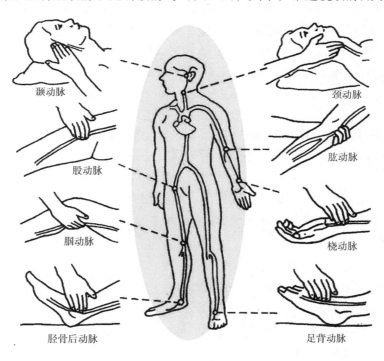

颞动脉　颈动脉　股动脉　肱动脉　腘动脉　桡动脉　胫骨后动脉　足背动脉

图7-6　诊脉部位

## 四、正常呼吸与生理变化

### （一）正常呼吸

正常情况下，成人在安静状态下呼吸频率为16～20次/分，节律规则，呼吸运动均匀平稳，无声且不费力。呼吸频率与脉率的比例为1：4。

### （二）生理变化

**1. 年龄** 老年人呼吸频率偏慢。

**2. 性别** 同龄女性老年人比男性老年人的呼吸频率偏快。

**3. 活动** 运动时呼吸频率略大于休息、睡眠时。

**4. 情绪** 紧张、愤怒、兴奋、恐惧时可引起呼吸频率加快或屏气。

**5. 气压** 高空低氧环境时可使呼吸频率加快。

**6. 其他** 环境温度升高可使呼吸频率加快。

## 五、异常呼吸

### （一）频率异常

**1. 呼吸过速** 指成人呼吸频率超过24次/分，又称气促。多见于发热、甲状腺功能亢进、疼痛等。一般体温每升高1℃，呼吸频率大约增加4次/分。

**2. 呼吸过缓** 指成人呼吸频率低于12次/分。多见于颅内压增高、镇静剂过量等。

### （二）节律异常

**1. 潮式呼吸** 指呼吸由浅慢逐渐变为深快，再由深快逐渐变为浅慢，之后呼吸暂停5～20s，再重复以上呼吸过程，周而复始，其变化呈潮水涨落一般，又称为陈-施呼吸。多见于中枢神经系统疾病，如脑炎、颅内压增高、脑膜炎等。

**2. 间断呼吸** 指有规律地呼吸几次后，突然呼吸停止，间隔较短时间后，又开始呼吸，如此呼吸和呼吸暂停反复交替，又称比奥呼吸。其发生机制与潮式呼吸相同，常在临终前发生。

### （三）深度异常

**1. 深度呼吸** 指一种深大而规则的呼吸，又称为库斯莫尔呼吸。多见于糖尿病酮症酸中毒和尿毒症酸中毒等。

**2. 浅快呼吸** 指一种浅表而不规则的呼吸。多见于呼吸肌麻痹、胸肺部疾病，也可见于濒死老年人。

### （四）声音异常

**1. 蝉鸣样呼吸** 指吸气时产生一种似蝉鸣样极高的音响。多见于喉头水肿、喉头异物等。

**2. 鼾声呼吸** 指呼气时发出一种粗大的鼾声。多见于昏迷的老年人。

### （五）形态异常

**1. 胸式呼吸减弱，腹式呼吸增强** 正常女性以胸式呼吸为主，当发生肺、胸膜或胸壁等的疾病时，可呈现此种呼吸型态。

**2. 腹式呼吸减弱，胸式呼吸增强** 正常男性以腹式呼吸为主，当发生腹膜炎、大量腹水、腹腔内肿瘤等疾病时，可呈现此种呼吸型态。

### （六）呼吸困难

呼吸困难是呼吸频率、深度、节律的异常，指主观上感觉到胸闷、空气不足，表现为呼吸费力，有时可出现鼻翼扇动、端坐呼吸、甲床发绀等现象。呼吸困难是老年人常见的症状，呼吸困难可分为三种。

**1. 吸气性呼吸困难** 指吸气明显困难，吸气时间延长，有明显的三凹征（即吸气时胸骨上窝、锁骨上窝、肋间隙出现凹陷）。多见于气管阻塞、气管异物、喉头水肿等。

**2. 呼气性呼吸困难** 指呼气明显费力，呼气时间延长。多见于支气管哮喘、阻塞性肺气肿等。

**3. 混合性呼吸困难** 指吸气和呼气均感到吃力，呼吸频率增加。常见于重症肺炎、广泛性肺纤维化、气胸、大量胸腔积液等。

## 六、为老年人测量脉搏、呼吸

【目的】

1. 为老年人测量脉搏、呼吸，观察其异常情况并及时报告。

2. 监测脉搏、呼吸变化及伴随症状。

【评估】

1. 核对老年人信息，与老年人沟通交流，解释操作目的，取得老年人配合。

2. 评估老年人的性别、年龄、病情、意识状态、身体情况、合作程度、肢体有无瘫痪及自理能力。

3. 了解老年人30min内有无剧烈运动、情绪激动、紧张等。

4. 评估老年人是否已排空大小便。

【计划】

**1. 环境准备** 安静、整洁、空气清新，关闭门窗，调节室温至22～24℃。

**2. 老年人准备** 与老年人沟通后，老年人了解操作的目的和意义，愿意配合操作，并处于舒适卧位，排空大小便。

**3. 照护人员准备** 着装整洁，洗手，温暖双手，戴帽子、口罩。

**4. 用物准备** 手表、记录本、笔、听诊器（细脉老年人）、棉签、免洗手消毒液。

【实施】 见表7-4。

**表7-4 为老年人测量脉搏、呼吸**

| 操作流程 | 操作步骤 | 注意事项 | |
| --- | --- | --- | --- |
| 核对、解释 | （1）向老年人解释操作目的及注意事项，取得老年人配合 | （1）了解老年人是否愿意配合操作，要求态度和蔼，语言亲切 | |
| 评估 | （2）评估老年人的身体情况 | （2）测脉搏前30min，无剧烈运动、无情绪激动、紧张 | |
| | （3）评估老年人的性别、年龄、病情、意识状态、身体情况、合作程度、肢体有无瘫痪及自理能力 | （3）了解老年人有无肢体瘫痪 | |
| 布置环境 | （4）关闭门窗，确认室温为22～24℃ | （4）注意与老年人沟通、尊重老年人意愿 | |
| 测量脉搏 | （5）老年人取舒适体位，手臂放松自然地平置于舒适位置 | （5）操作中注意语言合理，方法正确（安全、科学、规范、有效、尊重） | |
| | （6）将食指、中指、环指指端触按于老年人的桡动脉上，能清楚地触及脉搏后，再测量计数 | （6）正常脉搏测30s，乘以2，即为脉率。异常脉搏、病重老年人应测1min，脉搏细弱难以触诊时应测心尖搏动即心率1min | |
| | （7）细脉老年人，由两名照护人员同时测量，一人听心率，另一人测脉率，由听心率者发出"起""停"口令，计时1min（图7-7） | （7）若测脉率前有剧烈活动、紧张、恐惧等强烈情绪反应者应休息30min，待安静、情绪稳定后再测量 | |
| | （8）记录测量结果 | （8）偏瘫老年人，应选健侧肢体测脉率，不可用拇指诊脉，因拇指小动脉搏动较强，易与老年人脉搏相混淆 | |
| 测量呼吸 | （9）诊脉后手仍保持测量脉搏时的手势测呼吸，观察老年人胸腹部一起一伏为一次，测量30s乘2 | （9）测量呼吸时，不要让老年人觉察，以免引起老年人紧张而影响测量的准确性 | |
| | | （10）呼吸微弱不易观察的老年人，可用少许棉花置于其鼻孔前，观察棉花被吹动的次数计数 | |
| 整理床铺 | （10）协助整理衣物，协助老年人取舒适体位并整理床单位 | — | |

续表

| 操作流程 | 操作步骤 | 注意事项 |
|---|---|---|
| 健康教育 | （11）交代注意事项<br>（12）根据情况进行健康教育 | — |
| 整理、洗手、记录 | （13）整理其他用物，清洁后放于原处备用<br>（14）洗手<br>（15）记录测量的时间、脉率、老年人的感受 | （11）细脉以分数式记录：心率/脉率，如120/60次/分 |

【评价】

1. 老年人能充分配合操作，理解操作目的及要求，对照护人员感到满意，未发生安全意外事故。

2. 能充分了解老年人身体情况，尊重老年人。

3. 熟悉操作流程，动作准确规范。

4. 有效沟通，语言亲切自然。

5. 随时观察，准确把握测量脉搏、呼吸的方法。

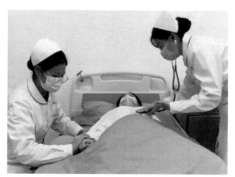

图7-7 脉搏短绌测量

# 第3节 测量血压

 案例7-3

周奶奶，76岁，高血压病史26年。7年前脑梗死，右侧肢体运动轻度障碍，生活基本能自理，可借助拐杖出户活动，能按医嘱服药，血压比较稳定，近期为168/113mmHg左右。

问题：您作为周奶奶的照护人员，如何规范地为周奶奶测量血压？

血压是血液在血管内流动时对血管壁形成的侧压力。临床应用中以袖带血压计所测肘关节以上肱动脉血压为准。血压随着心室的收缩和舒张发生规律性变化，当心室收缩时，动脉血压上升达到的最高值称为收缩压；心室舒张末期，动脉血压下降的最低值称为舒张压。脉压是指收缩压与舒张压的差值。

## 一、正常血压与生理变化

### （一）正常血压

一般所指的血压是肱动脉血压。正常情况下，成人在安静状态下血压范围为收缩压90～140mmHg，舒张压60～90mmHg，脉压30～40mmHg。血压的计量单位也可以用千帕（kPa）来表示，二者的换算关系为：1mmHg=0.133kPa；1kPa=7.5mmHg。

### （二）生理变化

**1. 年龄** 随着年龄的增长，血压随之升高。

**2. 性别** 女性在更年期前，血压略低于男性；更年期后，血压差别较小。

**3. 昼夜和睡眠** 一天之中，血压在2：00～3：00最低，6：00～10：00和16：00～20：00各有一个高值，20：00后血压缓慢下降，呈"双峰双谷"现象。睡眠不好、过度劳累时血压升高。

**4. 情绪和疼痛** 紧张、愤怒、兴奋、恐惧时可引起收缩压升高，剧烈疼痛时因大量出汗而血压下降。

**5. 体位与体型** 立位血压高于坐位，坐位血压高于卧位，当长期卧床的老年人突然改变体位时，易出现直立性低血压；通常高大、肥胖者血压略高。

**6. 部位**　一般情况下右上肢血压高于左上肢10～20mmHg，下肢血压高于上肢20～40mmHg。

**7. 环境**　寒冷环境中血压可升高，高温环境中血压可下降。

## 二、异常血压

### （一）高血压

高血压是指18岁以上成人收缩压≥140mmHg和（或）舒张压≥90mmHg。高血压分级见表7-5。

**表7-5　中国高血压分类标准**

| 类别 | 收缩压（mmHg） | | 舒张压（mmHg） |
| --- | --- | --- | --- |
| 正常血压 | ＜120 | 和 | ＜80 |
| 正常高值 | 120～139 | 和（或） | 80～89 |
| 高血压 | ≥140 | 和（或） | ≥90 |
| 1级高血压（轻度） | 140～159 | 和（或） | 90～99 |
| 2级高血压（中度） | 160～179 | 和（或） | 100～109 |
| 3级高血压（重度） | ≥180 | 和（或） | ≥110 |
| 单纯收缩期高血压 | ≥140 | 和 | ＜90 |

### （二）低血压

低血压是指收缩压低于90mmHg，舒张压低于60mmHg。多见于休克、大量失血、急性心力衰竭等。

### （三）脉压异常

**1. 脉压增大**　脉压≥40mmHg，多见于主动脉硬化、主动脉瓣关闭不全等。

**2. 脉压减小**　脉压≤30mmHg，多见于心包积液、缩窄性心包炎、末梢循环衰竭。

### （四）异常血压的观察

1. 老年人出现异常血压时，若血压过高，应卧床休息。若血压过低，应迅速取平卧位。及时报告医生，作相应处理。

2. 发现血压异常时，应保持镇静。告诉老年人放松心情，不要有紧张的情绪。

3. 密切观察老年人血压及其他病情变化，做好记录。

4. 血压异常的老年人，要定期监测。

## 三、血压计的种类

常用的血压计主要有水银血压计、表式血压计和电子血压计（图7-8）。

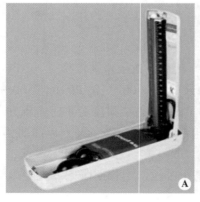
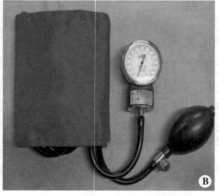

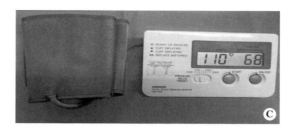

**图7-8 血压计**

A. 水银血压计；B. 表式血压计；C. 电子血压计

## 四、为老年人测量血压

【目的】

1. 为老年人测量血压，观察其异常情况并及时报告。

2. 监测血压及伴随症状。

【评估】

1. 核对老年人信息，与老年人沟通交流，解释操作目的，取得老年人配合。

2. 评估老年人的性别、年龄、病情、意识状态、身体情况、合作程度、肢体有无瘫痪及自理能力。

3. 了解老年人30min内有无剧烈运动、情绪激动、紧张、恐惧等。

4. 评估老年人是否已排空大小便。

【计划】

**1. 环境准备** 安静、整洁、空气清新，关闭门窗，调节室温至22～24℃。

**2. 老年人准备** 与老年人沟通后，老年人了解操作的目的和意义，愿意配合操作，并处于舒适卧位，排空大小便。

**3. 照护人员准备** 着装整洁、洗手、戴口罩。

**4. 用物准备** 手表、记录本、笔、血压计、听诊器、免洗手消毒液。

【实施】见表7-6。

**表7-6 为老年人测量血压**

| 操作流程 | 操作步骤 | 注意事项 |
|---|---|---|
| 核对、解释 | （1）向老年人解释操作目的及注意事项，取得老年人配合 | （1）了解老年人是否愿意配合操作，要求态度和蔼，语言亲切 |
| 评估 | （2）评估老年人的身体情况<br>（3）评估老年人的性别、年龄、病情、意识状态、身体情况、合作程度、肢体有无瘫痪及自理能力<br>（4）评估老年人上次测量血压的时间、体位、部位和血压计<br>（5）检查血压计及听诊器，如袖带的宽窄、水银是否充足、加压气囊有无漏气等 | （2）测脉搏前30min，无剧烈运动、无情绪激动、紧张与恐惧<br>（3）了解老年人有无肢体瘫痪 |
| 布置环境 | （6）关闭门窗，确认温湿度适宜 | （4）注意与老年人沟通，尊重老年人意愿 |
| 测量血压 | （7）老年人取正确测量体位：卷袖，露臂，手掌向上，肘部伸直（图7-9），打开血压计，开启开关；驱尽袖带内空气，平整地缠于上臂中部，测量血压时，袖带下缘距肘窝2～3cm，松紧以能插入一指为宜（图7-10）<br>（8）戴好听诊器，将胸件置于肱动脉处（图7-10），手握输气球，充气至肱动脉搏动消失，再升高20～30mmHg（2.6～4.0kPa）；缓慢放气，以每秒4mmHg（0.5kPa）左右速度下降，注意水银柱刻度和肱动脉声音的变化<br>（9）取下听诊器及袖带，排尽袖带内余气，关闭气门<br>（10）整理袖带，放入盒内将血压计盖右倾45°，关闭开关<br>（11）记录测量结果 | （5）操作中注意语言合理，方法正确（安全、科学、规范、有效、尊重）<br>（6）手臂位置与心脏同一水平。坐位：平第4肋；卧位：平腋中线<br>（7）当听诊器中出现第一声搏动声，此时水银柱所指的刻度，即为收缩压；随后搏动声继续存在并增大，直到声音突然变弱或消失，此时水银柱所指的刻度即为舒张压<br>（8）要注意四定：定时间、定部位、定体位、定血压计 |

续表

| 操作流程 | 操作步骤 | 注意事项 |
|---|---|---|
| 整理床铺 | （12）协助整理衣物，协助老年人取舒适体位并整理床单位 | — |
| 健康教育 | （13）交代注意事项<br>（14）根据情况进行健康教育 | — |
| 整理、洗手、记录 | （15）整理其他用物，清洁后放于原处备用<br>（16）洗手<br>（17）记录测量的时间、血压值、老年人的感受 | — |

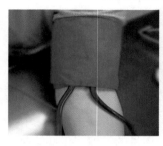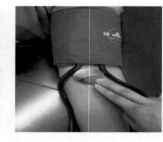

图 7-9　袖带与手臂的位置　　　图 7-10　听诊器放置位置

【评价】

1. 老年人能充分配合操作，理解操作目的及要求，对照护人员感到满意，未发生安全意外事故。
2. 能充分了解老年人身体情况，尊重老年人。
3. 熟悉操作流程，动作准确规范，准确把握测血压的方法。
4. 有效沟通，语言亲切自然。
5. 随时观察老年人反应。

# 第4节　促进呼吸功能的照护技术

 案例 7-4

　　李爷爷，82 岁，年老体弱、既往有慢性支气管炎病史 10 年。李爷爷 3 天前受凉后出现咳嗽、咳痰加重，口唇发绀、心慌不适，听诊呼吸道内有大量分泌物，叩背后仍无法自行咳痰。为了保持李爷爷呼吸道通畅，促进呼吸功能，照护人员需要协助李爷爷排痰。

　　问题：您作为李爷爷的照护人员，如何协助李爷爷排除痰液？

　　老年人经常由于年老体弱出现上呼吸道感染、支气管炎、支气管扩张症、肺炎等而引起咳嗽、咳痰，但痰液咳不出来等现象。咳嗽是咳嗽感受器受到刺激后引起的突然剧烈的呼气运动，是一种反射性防御动作，具有清除呼吸道分泌物和气道内异物的作用。但长期而频繁的咳嗽则对人体不利，如咳嗽可促使呼吸道内感染扩散，剧烈的咳嗽可导致呼吸道出血，甚至诱发自发性气胸等。因此，照护人员应掌握为老年人及时排除痰液以促进呼吸功能的照护技术。促进呼吸功能的照护技术包括有效咳嗽、叩击、吸痰、吸氧技术。

## 一、有效咳嗽

　　有效咳嗽是在深呼吸尽量吸足空气后，关闭声门，之后胸腹部肌肉同时骤然收缩使胸腔内压力增高，声门突然开放，产生高速爆发式呼气，增强呼气流速以提高咳嗽的效率，将气道内分泌物咳出。有效咳嗽适用于神志清醒，一般状况良好、能够配合的老年人。咳嗽时应短促有力，但并不需要剧烈咳嗽，如咳嗽时气体不是突然冲出，或在喉头发出假声都不是有效咳嗽。应避免连续无效的咳嗽，既增加老年人的疲劳感，消耗体力，又达不到目的。

【目的】

1. 指导和协助老年人进行有效咳嗽及其训练。

2. 保持老年人呼吸道通畅、促进排痰、改善肺通气、提高其呼吸功能。

3. 预防肺部感染等并发症。

【评估】

1. 核对老年人信息，与老年人沟通交流，解释操作目的，取得老年人配合。

2. 评估老年人的性别、年龄、病情、意识状态、身体情况、合作程度。

3. 了解老年人咳嗽、痰液情况、痰液潴留部位，有无胸腹部伤口，自理程度。

4. 评估老年人是否已排空大小便。

【计划】

**1. 环境准备**　安静、整洁、空气清新，关闭门窗，调节室温至22～24℃。

**2. 老年人准备**　与老年人沟通后，老年人了解操作的目的和意义，愿意配合操作，排空大小便。

**3. 照护人员准备**　着装整洁、洗手、戴口罩。

**4. 用物准备**　痰杯、漱口水、纸巾、记录本、笔、免洗手消毒液，必要时备枕头。

【实施】　见表7-7。

### 表7-7　指导老年人有效咳嗽

| 操作流程 | 操作步骤 | 注意事项 |
| --- | --- | --- |
| 核对、解释 | （1）向老年人问好，核对老年人信息，解释操作目的及注意事项，取得老年人配合 | （1）了解老年人是否愿意配合操作<br>（2）要求态度和蔼，语言亲切 |
| 评估 | （2）评估老年人的性别、年龄、病情、意识状态、身体情况、合作程度<br>（3）了解老年人咳嗽、痰液情况、痰液潴留部位，有无胸腹部伤口，自理程度<br>（4）评估老年人是否已排空大小便 | — |
| 布置环境 | （5）关闭门窗，确认温湿度适宜 | （3）注意与老年人沟通，尊重老年人意愿 |
| 指导有效咳嗽 | （6）协助老年人取坐位<br>（7）先进行深而慢的腹式呼吸5～6次；深吸气至膈肌完全下降，屏气3～5s，继而缩唇，缓慢地经口将肺内气体呼出；再深吸一口气屏气3～5s；身体前倾，从胸腔进行2～3次短促有力的咳嗽，咳嗽时同时收缩腹肌，或用手按压上腹部，帮助将痰液咳出 | （4）操作中注意语言合理，方法正确（安全、科学、规范、有效、尊重），也可让老年人取俯卧屈膝位，借助膈肌、腹肌收缩，增加腹压，咳出痰液<br>（5）对胸痛不敢咳嗽的老年人，应采取相应措施防止因咳嗽加重疼痛，如胸部有伤口可用双手或枕头轻压伤口两侧，使伤口两侧的皮肤及软组织向伤口处皱起，可避免咳嗽时胸廓扩展牵拉伤口而引起疼痛。疼痛剧烈时可遵医嘱给予止痛药，30min后进行有效咳嗽 |
| 整理床铺 | （8）协助整理衣物，协助老年人取舒适体位并整理床单位 | — |
| 健康教育 | （9）交代注意事项<br>（10）根据情况进行健康教育 | — |
| 整理用物 | （11）整理其他用物，清洁后放于原处备用<br>（12）洗手<br>（13）记录痰液性状、痰液的量、老年人的感受 | （6）预防交叉感染<br>（7）记录翔实 |

【评价】

1. 老年人能充分配合操作，理解操作目的及要求，对照护人员感到满意，未发生安全意外事故。

2.能充分了解老年人身体情况，尊重老年人。

3.熟悉操作流程，动作准确规范。

4.有效沟通，语言亲切自然。

5.随时观察，准确把握有效咳嗽的方法。

6.老年人在操作中无不适。

## 二、叩击

叩击是一种借助叩击胸背部所产生的振动和重力作用，使滞留在气道内的分泌物松动，并移行到中心气道，最后通过咳嗽排出体外的方法。叩击的手法是患者取坐位或侧卧位，操作者将手背隆起呈掌空状态，手指指腹并拢，以手腕力量，自下而上、迅速而有节律地叩击胸壁，借助振动，使分泌物松脱而易于咳出。

### （一）叩击的适应证

叩击适用于久病体弱、长期卧床、排痰无力的老年人。

### （二）叩击的禁忌证

叩击禁用于未经引流的气胸、肋骨骨折、有病理性骨折史、咯血、低血压及肺水肿等的老年人。

### （三）叩击的方法

老年人取侧卧位或在他人协助下取坐位，叩击者两手手指弯曲并拢，呈手背隆起的掌空状态，以手腕力量，从肺底起自下而上、由外向内、由轻到重，迅速而有节律地叩击胸壁（背部从第10肋间隙，胸部从第6肋间隙），力度适宜。每一肺叶叩击1～3min，每分钟120～180次，叩击时发出一种空而深的拍击音则表明叩击手法正确。

### （四）叩击的注意事项

**1.评估**　叩击前听诊肺部有无呼吸音异常及干、湿啰音，明确痰液潴留部位。

**2.叩击前准备**　用单层薄布覆盖叩击部位，以防止直接叩击引起皮肤发红，但覆盖物不宜过厚，以免降低叩击效果。

**3.叩击要点**　叩击时避开乳房、心脏、肾区、骨隆突部位（如脊椎、肩胛骨、胸骨）及衣服拉链、纽扣等；叩击力量应适中，以老年人不感到疼痛为宜；每次叩击时间以3～5min为宜，应安排在餐后2h至餐前30min完成，以避免叩击中引发呕吐；叩击时应密切注意老年人的反应。

**4.操作后**　嘱老年人休息并协助做好口腔护理，去除痰液气味；询问老年人的感受，观察痰液的颜色、性质和量等情况，复查生命体征、肺部呼吸音及啰音。

**5.其他**　叩击前后做听诊比较，确认排痰效果。雾化后叩击效果最佳。

### （五）为老年人进行有效叩击

【目的】

1.保持老年人呼吸道通畅，促进排痰，改善肺通气，提高其呼吸功能。

2.预防肺部感染等并发症。

【评估】

1.核对老年人信息，与老年人沟通交流，解释操作目的，取得老年人配合。

2.评估老年人的性别、年龄、病情、意识状态、身体情况、合作程度、自理程度。

3.了解老年人咳嗽、痰液情况、痰液潴留部位，有无胸背部伤口。

4.评估老年人是否是进食后2h内，是否已排空大小便。

【计划】

**1. 环境准备**　安静、整洁、空气清新，关闭门窗，调节室温至22～24℃。

**2. 老年人准备**　与老年人沟通后，老年人了解操作的目的和意义，愿意配合操作，排空大小便。

**3. 照护人员准备**　着装整洁、洗手、戴口罩。

**4. 用物准备**　楔形枕、痰杯、漱口水、纸巾、记录本、笔、免洗手消毒液，必要时备枕头。

【实施】　见表7-8。

表7-8　为老年人进行有效叩击

| 操作流程 | 操作步骤 | 注意事项 |
|---|---|---|
| 核对、解释 | （1）向老年人问好，核对老年人信息，解释操作目的及注意事项，取得老年人配合 | （1）了解老年人是否愿意配合操作<br>（2）要求态度和蔼，语言亲切 |
| 评估 | （2）评估老年人的性别、年龄、病情、意识状态、身体情况、合作程度、自理程度<br>（3）了解老年人咳嗽、痰液情况、痰液潴留部位、有无胸背部伤口<br>（4）评估老年人是否是进食后2h内，是否已排空大小便 | （3）叩击前听诊肺部有无呼吸音异常及干、湿啰音，明确痰液潴留部位 |
| 布置环境 | （5）关闭门窗，确认温湿度适宜 | （4）注意与老年人沟通，尊重老年人意愿 |
| 有效叩击 | （6）协助老年人采取坐位或者侧卧位，用楔形枕维持体位稳定，面向照护人员<br>（7）照护人员一手扶住老年人，保持老年人身体稳定<br>（8）另一手手指弯曲呈空心掌（图7-11），指腹和大小鱼际着落，自下而上，自外而内迅速而有节律地叩击背部（图7-12）<br>（9）每肺叶叩击1～3min，背部叩击从第10肋间隙开始，向肩部叩击<br>（10）操作过程中协助老年人间歇性进行咳嗽，深吸一口气屏住，用力咳嗽<br>（11）协助咳出痰液后，漱口，擦净面部 | （5）操作中注意语言合理，方法正确（安全、科学、规范、有效、尊重）<br>（6）用单层薄布覆盖叩击部位，以防止直接叩击引起皮肤发红，但覆盖物不宜过厚，以免降低叩击效果<br>（7）叩击时避开乳房、心脏、骨隆突部位（如脊椎、肩胛骨、胸骨）及衣服拉链、纽扣等<br>（8）叩击力量应适中，以老年人不感到疼痛为宜<br>（9）每次叩击时间以3～5min为宜，每分钟120～180次<br>（10）应安排在餐后2h至餐前30min完成<br>（11）叩击时应密切注意观察老年人的反应<br>（12）有咯血、肺气肿、肋骨骨折的老年人禁用叩击 |
| 整理床铺 | （12）协助整理衣物，协助老年人取舒适体位并整理床单位 | — |
| 健康教育 | （13）交代注意事项<br>（14）根据情况进行健康教育 | — |
| 整理、洗手、记录 | （15）整理其他用物，清洁后放于原处备用<br>（16）洗手<br>（17）记录咳出痰液性状、老年人的感受 | （13）预防交叉感染<br>（14）记录翔实 |

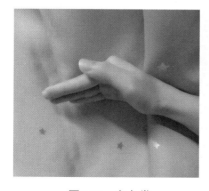　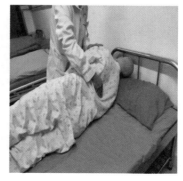

图7-11　空心掌　　　图7-12　叩击

【评价】

1. 老年人能充分配合操作，理解操作目的及要求，对照护人员感到满意，未发生安全意外事故。

2. 能充分了解老年人身体情况，尊重老年人。

3. 熟悉操作流程，动作准确规范。

4. 有效沟通，语言亲切自然。

5. 随时观察，准确把握有效叩击的方法。

6. 老年人在操作中无不适。

## 三、吸痰

吸痰指经口腔、鼻腔、人工气道（气管切开术）将呼吸道的分泌物吸出，以保持呼吸道通畅，预防吸入性肺炎、肺不张、窒息等并发症的一种方法。适应证为昏迷、痰液特别多且有窒息可能的情况、需气管内给药、注入造影剂或稀释痰液的老年人。

【目的】

1. 保持老年人呼吸道通畅，促进排痰，改善肺通气，提高其呼吸功能。

2. 预防肺部感染等并发症。

【评估】

1. 核对老年人信息，与老年人沟通交流，解释操作目的，取得老年人配合。

2. 评估老年人的性别、年龄、合作程度、自理程度。

3. 评估老年人的意识状态、咳嗽、呼吸道痰液情况、口腔及鼻腔黏膜有无破损、有无活动性义齿。

【计划】

**1. 环境准备**　安静、整洁，空气清新无异味，调节室温至22～24℃。必要时关闭门窗。

**2. 老年人准备**　与老年人沟通后，老年人了解操作的目的和意义，愿意配合操作，排空大小便。

**3. 照护人员准备**　着装整洁、洗手、戴口罩。

**4. 用物准备**　治疗盘内备一次性无菌吸痰管数根、纱布、弯盘、一次性治疗巾、无菌罐2个（1个盛放吸痰前生理盐水、1个盛放吸痰后生理盐水）、注射器、压舌板、开口器、听诊器，治疗盘外备免洗手消毒液、中心负压装置（图7-13）或便携式电动吸痰器（图7-14）。

【实施】　见表7-9。

表7-9　为老年人吸痰

| 操作流程 | 操作步骤 | 注意事项 |
|---|---|---|
| 核对、解释 | （1）核对老年人信息，向老年人解释操作目的及注意事项，取得老年人配合 | （1）与老年人沟通后，老年人了解操作的目的和意义，愿意配合操作<br>（2）要求态度和蔼，语言亲切 |
| 评估 | （2）评估老年人的性别、年龄、合作程度、自理程度<br>（3）评估老年人的意识状态、咳嗽、呼吸道痰液情况、口腔及鼻腔黏膜有无破损、有无活动义齿<br>（4）吸引器装置是否完好，连接是否正确 | （3）吸痰前检查吸引器装置是否完好，连接是否正确 |
| 布置环境 | （5）关闭门窗，确认温湿度适宜 | — |
| 安置体位 | （6）先给老年人高流量吸氧3～5min<br>（7）协助老年人将枕头垫在肩部，头偏向一侧，颌下铺巾，放置弯盘 | （4）操作中注意语言合理，方法正确（安全、科学、规范、有效、尊重）<br>（5）吸痰前后要给老年人高流量吸氧3～5min |
| 调节负压 | （8）接通电源，打开开关，检查吸引器性能，并调好负压 | （6）一般老年人负压为40～53.3kPa |

续表

| 操作流程 | 操作步骤 | 注意事项 |
|---|---|---|
| 抽吸痰液 | （9）撕开吸痰管包装，右手戴无菌手套，连接吸痰管，试吸<br>（10）左手阻断吸痰管负压，右手持吸痰管前端经口腔或鼻腔插入气道，约15cm，之后恢复负压，吸出痰液等分泌物<br>（11）吸痰时自深部向上提拉，左右旋转，吸痰完毕，取下吸痰管并弃在医用垃圾桶内<br>（12）吸引器接头抽吸生理盐水冲洗连接管后，关闭吸痰器<br>（13）清理口鼻，协助老年人取舒适体位 | （7）遵循无菌技术、按需吸痰的原则，每次吸痰更换一个吸痰管<br>（8）吸痰动作要轻柔，自深部向上提拉，左右旋转，每次吸痰时间不超过15s，插吸痰管时避免有负压，退管时要有负压<br>（9）吸痰时观察气道是否通畅、老年人的反应等，必要时重复吸引 |
| 整理床铺 | （14）协助整理衣物，协助老年人取舒适体位并整理床单位 | （10）贮液瓶内的液体不能超过2/3，要及时倾倒 |
| 健康教育 | （15）交代注意事项，根据情况进行健康教育 | — |
| 整理、洗手、记录 | （16）整理其他用物，清洁后放于原处备用<br>（17）洗手<br>（18）记录吸痰时间、吸痰量、颜色、性状、黏稠度和吸痰后老年人反应 | — |

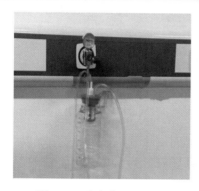

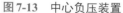

图7-13　中心负压装置

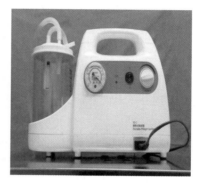

图7-14　便携式电动吸痰器

【评价】

1. 老年人能充分配合操作，理解操作目的及要求，对照护人员感到满意，未发生安全意外事故。
2. 能充分了解老年人身体情况，尊重老年人。
3. 熟悉操作流程，动作准确规范。
4. 有效沟通，语言亲切自然。
5. 随时观察，准确把握有效吸痰的方法。
6. 老年人在操作中无不适。

## 四、吸氧

氧气是人体生命活动不可缺少的物质。当供应组织的氧气不足或组织利用氧的能力发生障碍时，机体的机能、代谢和形态结构会发生异常变化，细胞内线粒体氧分压降低，发生无氧代谢，这种情况称为缺氧。人体内氧的储备量极少，而重要脏器的耗氧量大，因此人体对缺氧的耐受性差，尤其是脑细胞对缺氧最为敏感。氧疗是通过吸入高于空气中氧浓度的不同浓度氧气，使肺泡氧分压升高，进而提高动脉血氧分压，最终达到纠正组织缺氧的目的。

各种原因造成氧进入血液不足，表现为动脉血氧分压减低到8.0kPa以下，血氧饱和度低于90%时，需要给予氧疗。另外，高热等引起耗氧量增加、血红蛋白数量减少引起血液性缺氧，组织器官血液灌注量减少引起循环性缺氧时，给予恰当的氧疗，也能够起到一定作用。

### （一）氧疗的分类

**1. 根据吸入氧流量的大小分类**

（1）低流量氧疗 又称低流量吸氧，是指吸入气氧流量不超过5L/min的氧疗方法。一般通过鼻导管或鼻塞等简易装置实现。持续低流量吸氧是指较长时间连续、低流量吸氧的方法。适用于伴有二氧化碳潴留的慢性低氧血症患者，主要是慢性阻塞性肺疾病患者或家庭氧疗，有助于避免高碳酸血症的加重。对于肺气肿等疾病，由于肺泡通气严重不足，导致低氧血症合并二氧化碳潴留，应在主要改善通气功能，排出二氧化碳的前提下，给予持续低流量吸氧。若单纯高浓度给氧，虽然纠正了低氧血症，但同时削弱了缺氧对周围化学感受器的刺激，反而导致二氧化碳进一步潴留。

（2）高流量氧疗 又称高流量吸氧，是指吸入气氧流量超过5L/min的氧疗方法。此时若通过鼻导管或鼻塞等简易装置容易增强对鼻黏膜的刺激，而吸入气氧浓度也不会明显升高，故需通过面罩等方式实现。高流量氧疗适用于单纯性低氧血症。对于肺换气障碍，肺泡通气与血流比例失调等引起的单纯性低氧血症，给予高流量、高浓度氧疗，可以纠正缺氧，且不会引起二氧化碳潴留，氧疗效果好。

**2. 根据吸入氧浓度的高低分类** 吸入氧浓度可根据氧流量按公式计算得出：吸入氧浓度（%）=21+4×氧流量。

（1）低浓度氧疗 吸入氧浓度低于30%。

（2）中浓度氧疗 吸入氧浓度为30%～50%。

（3）高浓度氧疗 吸入氧浓度高于50%。

### （二）氧疗的方法

氧疗的方法有多种，如鼻导管给氧法、鼻塞法、面罩法、氧气枕法、氧气帐法、高压氧疗法等。其中，前三种方法多见，又以单、双侧鼻塞及双侧鼻导管最为常用。鼻塞法给氧的优点是刺激性小、使用简便，缺点是张口呼吸或鼻腔有堵塞者氧疗效果较差，且吸入氧浓度不高。面罩法给氧的优点是经口、鼻吸入氧气，效果好，适用于病情较重的老年人，给氧时必须有足够的氧流量。一次性吸氧管最常见的为插入双侧鼻前庭的双侧鼻导管，使用便利，易于固定，老年人容易接受，使用较为普遍。单侧鼻导管给氧法是最基础的给氧方式，可通过鼻导管直接到达鼻咽部给氧，给氧效果较好，但由于其操作复杂，对老年人刺激性较大，现已较少使用。常见的供氧装置包括氧气瓶、中心供氧系统、氧气枕、制氧机等。下面以中心供氧为例说明氧疗的操作程序。

### （三）为老年人吸氧

【目的】 提高老年人血氧含量及动脉血氧饱和度，纠正各种原因造成的缺氧状态。

【评估】

1. 核对老年人信息，与老年人沟通交流，解释操作目的及注意事项，取得老年人配合。

2. 评估老年人的性别、年龄、目前的病情及治疗情况。

3. 了解老年人缺氧原因、缺氧情况、血气分析的结果。

4. 评估老年人鼻腔有无分泌物阻塞，有无鼻中隔偏曲。

5. 了解老年人的合作程度。

【计划】

**1. 环境准备** 安静、整洁、空气清新无异味，调节室温至22～24℃。

**2. 老年人准备** 与老年人沟通后，老年人了解操作的目的和意义，愿意配合操作，排空大小便。

**3. 照护人员准备** 着装整洁、洗手、戴口罩。

**4. 用物准备** 弯盘、棉签、纱布、胶布、安全别针、氧气装置一套、湿化瓶及灭菌蒸馏水，单管头或双管头一次性吸氧管。

【实施】 见表7-10。

表7-10 为老年人吸氧

| 操作流程 | 操作步骤 | 注意事项 |
| --- | --- | --- |
| 核对、解释 | （1）核对老年人信息，向老年人解释吸氧的目的及注意事项，取得老年人配合与理解 | （1）与老年人沟通后，老年人了解操作的目的和意义，愿意配合操作<br>（2）要求态度和蔼，语言亲切 |
| 评估 | （2）评估老年人的性别、年龄、目前的病情及治疗情况<br>（3）了解老年人缺氧原因、缺氧情况、血气分析的结果<br>（4）评估老年人鼻腔有无分泌物阻塞，有无鼻中隔偏曲<br>（5）了解老年人的合作程度<br>（6）检查氧气装置是否完好 | （3）吸痰前检查吸引器装置是否完好，连接是否正确 |
| 布置环境 | （7）检查老年人居住环境是否符合用氧安全 | （4）确认室温在22～24℃<br>（5）切实做好四防：防震、防热、防火、防油<br>（6）如果使用氧气瓶给氧还需要注意搬运时避免倾倒撞击，氧气瓶放阴凉处，周围严禁烟火和易燃品，至少距火炉5m，距暖气1m，氧气表及螺旋口上勿涂油，也不可用带油的手拧螺旋 |
| 给氧 | （8）检查鼻腔是否通畅，用棉签蘸蒸馏水或凉开水清洁老年人鼻腔<br>（9）将氧气装置连接中心吸氧管道，湿化瓶内盛蒸馏水或者冷开水1/3～1/2满<br>（10）吸氧管接氧气装置，用别针将吸氧管的管道固定于床上<br>（11）遵医嘱调节氧流量1～2L/min<br>（12）将一次性吸氧管鼻塞置于鼻孔上，调节固定带<br>（13）记录用氧时间及流量 | （7）常用的湿化液有蒸馏水、冷开水，严禁使用生理盐水湿化；急性肺水肿老年人常选用20%～30%乙醇溶液作为湿化液，可以降低肺泡的表面张力，使肺泡破裂，扩大气体和肺泡壁接触面积而使气体易于弥散，改善气体交换功能<br>（8）使用氧气时应先调节流量而后应用（缺氧伴有二氧化碳潴留老年人1～2L/min，心脏病、肺水肿老年人4～6L/min）<br>（9）持续给氧者必要时更换吸氧管<br>（10）氧气瓶给氧时氧气瓶内氧气不可用尽，压力表上指针降至0.5MPa时，即不可再用，以防止灰尘进入氧气瓶内，再次充气时引起爆炸。对未用或已用完的氧气瓶，应挂"满"或"空"，以便于及时调换 |
| 用氧观察 | （14）在用氧过程中，经常观察缺氧状况有无改善，如面色、唇色、指甲、呼吸等<br>（15）观察氧气装置有无漏气，是否通畅，流量表指针与流量是否正确<br>（16）观察湿化瓶，吸氧时保持水面在1/3～1/2处 | （11）吸氧时保持水面在1/3～1/2处，如水面过高，易将水吹入橡皮管内，妨碍氧气吸入，水面过低则起不到湿化作用<br>（12）湿化液应每24h更换，湿化瓶和管道应每周消毒2次 |
| 停止吸氧 | （17）取下别针拔出吸氧管，关流量表开关<br>（18）向老年人解释因缺氧好转而停氧，帮其取舒适卧位<br>（19）记录停氧时间<br>（20）取下流量表及湿化瓶，湿化瓶进行浸泡消毒 | （13）停氧时应先拔除吸氧管，再关闭氧气开关，以免调错开关，大量氧气突然冲入呼吸道而损伤肺部组织 |
| 整理床铺 | （21）协助整理衣物，整理床单位 | — |
| 健康教育 | （22）交代注意事项，根据情况进行健康教育 | — |
| 整理、洗手、记录 | （23）整理其他用物，清洁后放于原处备用<br>（24）洗手<br>（25）记录吸氧时长、缺氧状况有无改善 | （14）吸氧管和湿化瓶用0.05%有效氯消毒液浸泡30min，再用清水冲洗待干备用，湿化瓶应干燥保存 |

【评价】

1.老年人能充分配合操作，理解操作目的及要求，对照护人员感到满意，未发生安全意外事故。

2.能充分了解老年人身体情况，尊重老年人。

3.熟悉操作流程，动作准确规范。

4.有效沟通，语言亲切自然。

5. 随时观察，准确把握中心吸氧操作。

6. 老年人在操作中无不适。

7. 未发生用氧安全事故。

## 自 测 题

**单项选择题**

1. 正常腋温及其波动范围是

　　A. 37.0℃，36.5～37.5℃

　　B. 36.5℃，36.0～37.0℃

　　C. 37.0℃，36.3～37.2℃

　　D. 36.5℃，36.3～37.2℃

　　E. 36.3℃，36.0～36.5℃

2. 正常的脉率是

　　A. 60～100次/分　　　B. 70～80次/分

　　C. 小于60次/分　　　　D. 大于100次/分

　　E. 60～90次/分

3. 正常的呼吸频率是

　　A. 16～20次/分　　　B. 16次/分

　　C. 大于24次/分　　　D. 小于12次/分

　　E. 12～24次/分

4. 血压的正常范围是

　　A. 收缩压80～130mmHg，舒张压60～90mmHg

　　B. 收缩压80～100mmHg，舒张压50～90mmHg

　　C. 收缩压90～130mmHg，舒张压60～90mmHg

　　D. 收缩压90～140mmHg，舒张压60～90mmHg

　　E. 收缩压80～140mmHg，舒张压50～90mmHg

5. 测量脉搏的首选部位是

　　A. 颞动脉　　　　　　B. 桡动脉

　　C. 肱动脉　　　　　　D. 足背动脉

　　E. 颈动脉

6. 昏迷老年人呼吸道有较多分泌物蓄积时，可出现

　　A. 蝉鸣样呼吸　　　　B. 叹息样呼吸

　　C. 库斯莫尔呼吸　　　D. 鼾声呼吸

　　E. 潮式呼吸

7. 每次吸痰的时间不应超过

　　A. 5s　　　　　　　　B. 10s

　　C. 15s　　　　　　　 D. 20s

　　E. 25s

8. 陈爷爷，83岁，呼吸微弱，浅而慢，不易观察，照护人员应采取的测量方法是

　　A. 以1/4的脉率计算

　　B. 测脉率后观察胸腹起伏次数

　　C. 听呼吸音计数

　　D. 用手感觉呼吸气流通过计数

　　E. 用少许棉花置患者鼻孔前观察棉花飘动次数计算呼吸频率

9. 老年人因脑出血入院治疗，现意识模糊，左侧肢体瘫痪。老年照护人员为其测体温、血压的正确方法是

　　A. 测量口腔温度，右上肢血压

　　B. 测量右腋下温度，右上肢血压

　　C. 测量右腋下温度，左上肢血压

　　D. 测量直肠温度，左上肢血压

　　E. 测量口腔温度，左上肢血压

（高 华）

疼痛是一种不愉快的感觉和情绪上的感受，伴随现有的或潜在的组织损伤。疼痛是主观性的，是身体局部或整体的感觉。疼痛是不舒适最常见、最严重的表现形式。现有学者将疼痛列为除体温、呼吸、脉搏、血压四大生命体征之外的第五大生命体征。照护人员要对老年人疼痛情况进行评估，并采取有效措施缓解老年人疼痛，促进舒适。

# 第 1 节　疼痛评估

 案例 8-1

　　李奶奶，72 岁，患风湿性关节炎 13 年。晚上，照护人员小周在巡查时，听到李奶奶房间发出呻吟声，小周走进李奶奶房间，询问并仔细检查李奶奶身体情况，李奶奶说，近期天气变凉，自己风湿性关节炎又开始发作了，总是感觉双腿膝盖疼痛难忍，走路都很困难，到了晚上更严重。

　　**问题：**您作为李奶奶的照护人员，请为李奶奶评估疼痛的程度，并提出合理的照护方案。

　　疼痛是一种主观感觉，受很多因素影响。目前，没有客观的医疗仪器可以对疼痛进行评估，主要依靠老年人的主观描述。对老年人进行疼痛评估既有利于明确疼痛的原因、类型、程度等，也可用于了解疼痛治疗效果，因此，疼痛评估是疼痛照护的第一步。

 链接　**免除疼痛是所有疼痛者的基本权利**

　　1995 年美国疼痛学会正式将疼痛列为第五大生命体征。2000 年世界卫生组织提出慢性疼痛是一种疾病。国际疼痛学会（IASP）决定从 2004 年开始将每年的 10 月 11 日定为"世界镇痛日"，2004 年中华医学会确定每年 10 月的第三周为"世界镇痛日"宣传周。

## 一、疼痛分类

疼痛的分类尚未有统一的标准，目前常用的有以下几种分类方法。

**1. 按疼痛的性质分类**

（1）刺痛　痛觉形成迅速，定位明确，性质尖锐，范围局限，常被描述为清楚的、表浅的疼痛，持续时间短，除去刺激后疼痛立即消失。

（2）灼痛　形成缓慢，定位不明确，持续时间长，除去刺激后疼痛需要持续数秒才能消失。

（3）酸痛　痛觉定位差，常伴有内脏和躯体反应。酸痛常是由内脏和躯体深部组织受到伤害性刺激后产生，刺激后疼痛缓慢地发生于广泛部位，数分钟后达最高值。

（4）点击痛　当神经根受到突出的椎间盘挤压，或由于咳嗽、喷嚏等因素使组织短时间内压力升高时，神经根受到刺激可产生点击痛，为触电样感觉。

（5）跳痛　多发生于炎症区，疼痛剧烈难忍，神经末梢受所在组织膨胀压力产生规律性疼痛或阵发性疼痛，伴动脉压的搏动而短暂加剧。

**2. 按疼痛的表现形式分类**

（1）局部痛　指病变部位局限性疼痛，多由感受器或神经末梢受刺激引起。

（2）**放射痛** 指感觉通路病变引起所支配躯体部位的疼痛，即疼痛可沿受累的神经向末梢传导，使远离病变部位但在其分布区域内的部位发生疼痛。例如，腕管处的正中神经受到邻近组织病变的压迫时，拇指和食指远端可能会发生刺痛。

（3）**牵涉痛** 指当内脏病变时，体表一定区域产生感觉过敏或疼痛。可能是由于刺激内脏的痛觉传入纤维时，引起了与其相同或邻近脊髓节段所属的躯体神经支配区疼痛。例如，心肌缺血或梗死时，老年人常感到心前区、左肩、左臂尺侧或左颈部等体表部位发生疼痛；胆囊疾病老年人，常在右肩体表发生疼痛等。

**3. 按疼痛的部位分类**

（1）**表浅痛** 指对皮肤黏膜的机械性、物理性或化学性刺激（如切割、挤压、冷热等）所导致的疼痛。其特点是有明确的定位，多呈局限性，性质多为针刺、刀割样的锐痛。

（2）**深部痛** 是指韧带、关节、筋膜、腹腔、内脏器官等部位受刺激后产生的疼痛。其特点是无明确定位，对刺激分辨能力差，不呈局限性，性质多为钝痛，深部痛持续时间长，刺激强时分散范围广，特别能引起不愉快的情绪体验。内脏对切割、烧灼等皮肤致痛因素不敏感，而牵拉、缺血、炎症、痉挛等因素作用于内脏，则能引起疼痛。常常伴有牵涉痛。

## 二、影响因素

**1. 年龄** 不同年龄的人对疼痛的敏感程度不同，随着年龄增长，老年人对疼痛的敏感性逐渐下降。

**2. 注意力** 疼痛感觉受老年人对疼痛的注意程度影响，将老年人的注意力转移至其他事件时，能够减轻甚至能够使老年人的疼痛感觉消失。例如，听音乐、阅读书籍、与他人交谈、松弛疗法等可以分散老年人对疼痛的注意力，从而减轻老年人的疼痛感。

**3. 情绪** 情绪与疼痛可相互影响。例如，焦虑、恐惧、悲伤等消极情绪可使疼痛感加剧，而疼痛感加剧则使情绪进一步恶化，如此形成恶性循环，愉快和保持信心可减轻老年人的疼痛感受，而疼痛感减轻又可改善老年人的情绪。

**4. 心理因素** 心理因素对疼痛有广泛的影响。感觉、情绪和认知可影响老年人对疼痛的体验。感觉使老年人得以辨别疼痛，如疼痛的性质、强度、部位、时间等；情绪构成了老年人对疼痛的情感动机，如对疼痛刺激的厌恶程度及躲避疼痛的动机强弱等；认知构成了老年人对疼痛的认知评价，如疼痛的来源、意义、转归等。

**5. 既往经验** 对疼痛原因的理解、以往的疼痛经验等都会影响个体对疼痛的体验。反复经受疼痛折磨的人对疼痛的敏感性会增强，往往对疼痛有恐惧心理。他人的疼痛经历也会对个体产生影响，如手术患者的疼痛会给即将做相同手术的老年人带来恐惧心理。

**6. 其他因素** 如社会文化背景、疲劳、照护人员的服务、家庭及社会支持系统等也可影响老年人对疼痛的感觉。

## 三、疼痛评估

疼痛的评估内容包括疼痛的性质、部位、强度、频率、开始时间、持续时间、加重或缓解因素、疼痛发生时的伴随症状与体征、既往疼痛经历、既往疼痛用药史与用药时间、剂量、效果等。

**1. 疼痛性质及表现形式** 询问老年人疼痛的性质及表现形式，如胀痛、刺痛、跳痛、灼痛、绞痛、隐痛、牵涉痛等。酸痛多为肌肉组织的功能性疼痛；放射痛常由神经根或神经干受压引起；局部胀痛或跳痛可能是由软组织内血肿或外伤后水肿等引起；部位固定、持续性加重的疼痛可能为晚期肿瘤。

**2. 判断疼痛原因及部位** 如潮、湿、凉的环境容易引起功能性疼痛，精神紧张时容易引发神经血管性疼痛等。对疼痛部位的评估也具有重要意义，有明确定位，多呈局限性针刺、刀割样锐痛的为表浅痛；无明确定位，对刺激分辨能力差，不呈局限性，性质多为钝痛的为深部痛。

**3. 疼痛行为** 疼痛可能会使老年人表现出一些行为和举止的变化。评估老年人疼痛时，注意观察老年人表情、身体动作。其表情可能为惊恐状或者不断呻吟；为了减轻疼痛，可能会产生自发的保护性反应，如踮脚走路、抚摸疼痛部位，或将疼痛部位固定保持一种姿势等。

**4. 伴随症状** 了解疼痛的伴随症状，有助于对疼痛性疾病进行诊断和鉴别诊断，如关节疼痛伴有肿胀和晨僵的老年人多为类风湿关节炎，疼痛伴有发热的老年人则考虑风湿热等。

**5. 疼痛强度评估** 疼痛是一种主观体验和感觉，对疼痛老年人进行定性和定量评估比较困难，可选用以下评估工具。

（1）视觉模拟评分法（visual analogue scale，VAS） 使用一条游动标尺，正面是无刻度10cm长的滑道，最左端注明为无痛，最右端注明为剧痛，两端之间有一个可以滑动的标定物。如图8-1所示，背面有"0～10"的刻度，"0"分表示无痛，"10"分代表难以忍受的最剧烈的疼痛。使用时，将无刻度的正面呈现给老年人，老年人根据疼痛强度确定标定物所在的位置，根据标定物的位置"0"刻度的距离背面的即可直接读出疼痛程度指数。当疼痛强度在"0～2"分为"优"，"3～5"分为"良"，"6～8"分为"可"，">8"分为"差"。VAS较为简单，没有特定的文化背景或性别要求，相对比较客观而且敏感，是常用的一种方法。

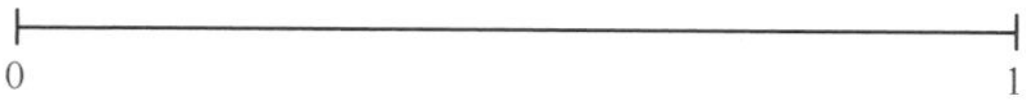

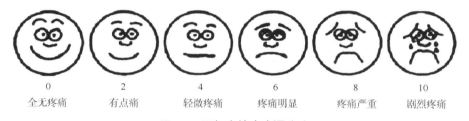

图8-1 视觉模拟评分法

（2）面部表情疼痛评分法 适用于言语沟通困难的老年人。不同程度的疼痛对应不同的面部表情，可让老年人选择一个表情来表示自己的疼痛程度（图8-2），面容0表示全无疼痛，面容2表示有点痛，面容4表示轻微疼痛，面容6表示疼痛明显，面容8表示疼痛严重，面容10表示剧烈疼痛。该方法易于掌握，没有特定的文化背景或性别要求。

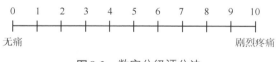

图8-2 面部表情疼痛评分法

（3）数字分级评分法（numerical rating scales，NRS）是较为简单的评分法。NRS将疼痛程度用0～10这11个数字表示（图8-3）。0表示无痛，10表示剧烈疼痛。其程度分级标准为：0为无痛，1～3为轻度疼痛；4～6为中度疼痛；7～10为重度疼痛。老年人根据个人疼痛感受选择一个数字代表自己的疼痛程度。这种方法易于理解，并且可以用口述或书写的方法来表示。

图8-3 数字分级评分法

（4）语言分级评分法（verbal rating scale，VRS） 将疼痛分为四级。0级是无疼痛；Ⅰ级为轻度疼痛，有疼痛但可以忍受，生活正常，睡眠无干扰；Ⅱ级为中度疼痛，疼痛明显，不能忍受，需要服用镇痛药，睡眠受到干扰；Ⅲ级为重度疼痛，疼痛剧烈而不能忍受，需要服用镇痛药，睡眠受到严重干扰并有被动体位等现象。VRS容易理解，适用于文化程度低及对抽象概念理解有困难的老年人，其缺点是不够精确。

## 四、为老年人进行疼痛评估

【目的】

1. 评估老年人疼痛强度并及时报告。

2. 监测疼痛变化及伴随症状。

【评估】

1. 核对老年人信息，与老年人沟通交流，解释操作目的，取得老年人配合。

2. 评估老年人的性别、年龄、病情、意识状态、身体情况、合作程度、肢体有无瘫痪及自理能力。

3. 了解老年人30min内有无剧烈运动、情绪激动、紧张等。

4. 评估老年人是否已排空大小便。

【计划】

**1. 环境准备**　安静、整洁、空气清新，关闭门窗，调节室温至22～24℃。

**2. 老年人准备**　与老年人沟通后，老年人了解操作的目的和意义，愿意配合操作，并处于舒适卧位，排空大小便。

**3. 照护人员准备**　着装整洁、洗手、温暖双手，戴帽子、口罩。

**4. 用物准备**　手表、记录本、笔、疼痛评估工具（NRS评分）、疼痛评估及照护记录单、棉签、免洗手消毒液。

【实施】　见表8-1。

表8-1　为老年人进行疼痛评估

| 操作流程 | 操作步骤 | 注意事项 |
| --- | --- | --- |
| 核对、解释 | （1）核对老年人信息，向老年人解释操作目的及注意事项，取得老年人配合 | （1）了解老年人是否愿意配合操作<br>（2）要求态度和蔼，语言亲切 |
| 评估 | （2）评估老年人的身体情况<br>（3）评估老年人的性别、年龄、病情、意识状态、身体情况、合作程度及自理能力 | — |
| 布置环境 | （4）关闭门窗，确认室温在22～24℃ | （3）注意与老年人沟通、尊重老年人意愿 |
| 实施疼痛评估 | （5）老年人取舒适体位，手臂放松自然地平置于舒适位置<br>（6）数字分级评分法（NRS）：在评估的时候，给老人讲解数字轴的概念，即从0～10代表着从无痛到不能忍受的剧烈疼痛这几个等级。鼓励老年人根据自己目前的疼痛感觉选择相应的数字<br>（7）面部表情量表：在进行评估时，照护人员拿出一系列代表不同疼痛等级的脸谱，告知老年人面部表情代表哪一等级的疼痛，然后由老年人自行选择相应的脸谱<br>（8）语言分级评分法（VRS）：照护人员告知老年人行言语描述时，疼痛分为0～3级，即完全没有疼痛到一直不能够忍受的疼痛，然后由老年人自行选择相应的级别<br>（9）昏迷老人的评估：评估人员观察老年人的面部表情、能否休息良好、肌张力的大小，以及有没有异常的发声等方式，来评估老年人目前疼痛的等级 | （4）操作中注意语言合理，方法正确（安全、科学、规范、有效、尊重）<br>（5）疼痛评估可依据不同情况选择不同的评估方法，也可以结合不同方法进行评估 |
| 评估结果判断 | （10）对选用以上不同评估方法进行评分判断与分析，评出疼痛等级 | （6）疼痛评估≥3分者使用"疼痛评估及照护记录单"，并及时上报<br>（7）疼痛评估≤3分，每天15：00评估一次，≥4分者分别于6：00、15：00、22：00进行评估，直至评估≤3分，并将每日15：00评估分值填写在体温单相应栏内<br>（8）主诉疼痛或疼痛评分≥3分的老年人，照护人员应及时报告医生，由医生决定处理措施，老年人使用镇痛泵或阿片类镇痛药物期间，照护人员4h评估一次；特殊情况按医嘱执行疼痛评估<br>（9）疼痛评分≥3分的老年人进行疼痛治疗后，照护人员应追踪评估（静脉或肌内注射后30min，口服用药后1h）并记录结果，癌痛老年人评分使用"癌痛评估及照护记录单"<br>（10）剧痛或需观察用药情况的老年人，根据疼痛变化情况随时评估并记录 |
| 整理床铺 | （11）协助整理衣物，协助老年人取舒适体位并整理床单位 | — |

续表

| 操作流程 | 操作步骤 | 注意事项 |
|---|---|---|
| 健康教育 | （12）交代注意事项<br>（13）根据情况进行健康教育 | — |
| 整理用物 | （14）整理其他用物，清洁后放于原处备用<br>（15）洗手<br>（16）记录评估时间、评估分数、老年人的感受 | — |

【评价】

1. 老年人能充分配合操作，理解评估目的及要求，对照护人员感到满意。

2. 能充分了解老年人身体情况，尊重老年人。

3. 熟悉操作流程，动作准确规范。

4. 有效沟通，语言亲切自然。

5. 随时观察，准确把握测脉搏、呼吸的方法。

疼痛评估及照护记录单

科室_____ 床号_____ 姓名_____ 性别_____ 年龄_____岁

诊断_____

疼痛分类　　□急性疼痛　　□癌痛　　□慢性非恶性疼痛（＞6个月）　　□神经病理性疼痛

　　　　　　□静止性疼痛　　□活动性疼痛　　□周期性疼痛　　□持续疼痛

　　　　　　□持续疼痛阵发性加重

活动情况　　1.主动体位　　2.被动体位　　3.强迫体位

疼痛部位　　A_____　　B_____　　C_____　　D_____

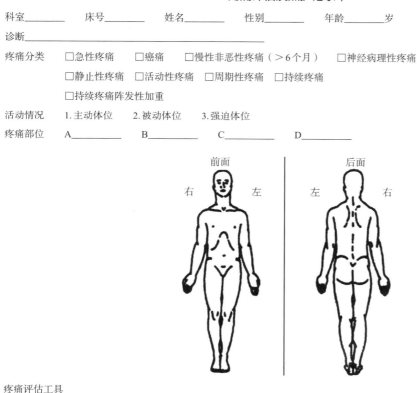

前面　　　　后面
右　　左　　左　　右

疼痛评估工具

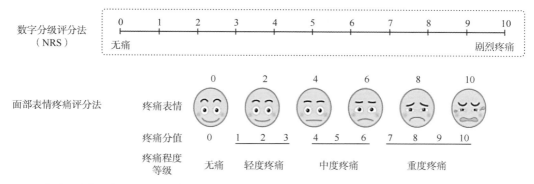

数字分级评分法（NRS）

面部表情疼痛评分法

备注：以NRS评分法分值为填写标准，以面部表情疼痛评分法为辅助评估方法。

评估要求

1. 疼痛评估≥3分者使用此表单，并及时上报。

2. 疼痛评估≤3分，每天15：00评估一次，≥4分者分别于6：00、15：00、22：00进行评估，直至评估≤3分，并将每日15：00评估分值填写在体温单相应栏内。

3. 主诉疼痛或疼痛评分≥3分的老年人，照护人员应及时报告医生，由医生决定处理措施，老年人使用镇痛泵或阿片类镇痛药物期间，照护人员4h评估一次；特殊情况按医嘱执行疼痛评估。

4. 疼痛评分≥3分的老年人进行疼痛治疗后，照护人员应追踪评估（静脉或肌内注射后30min，口服用药后1h）并记录结果，癌痛老年人评分使用"癌痛评估及照护记录单"。

5. 剧痛或需观察用药情况的老年人，根据疼痛变化情况随时评估并记录。

### 癌痛评估及照护记录单

| | | | | | | | | | |
|---|---|---|---|---|---|---|---|---|---|
| | 日期 | | | | | | | | |
| | 时间 | | | | | | | | |
| | 部位 | | | | | | | | |
| | 活动情况 | | | | | | | | |
| | 疼痛评分 | | | | | | | | |
| 照护措施 | 非药物疗法 | 心理疏导 | | | | | | | |
| | | 舒适卧位 | | | | | | | |
| | | 抬高患肢 | | | | | | | |
| | | 按摩 | | | | | | | |
| | | 冷敷 | | | | | | | |
| | | 热敷 | | | | | | | |
| | | 分散注意力 | | | | | | | |
| | 药物治疗 | 双氯芬酸 | | | | | | | |
| | | 塞来昔布 | | | | | | | |
| | | 布桂嗪 | | | | | | | |
| | | PCA | | | | | | | |
| | | 吗啡 | | | | | | | |
| | | 哌替啶 | | | | | | | |
| | | 芬太尼 | | | | | | | |
| | | 磷酸可待因 | | | | | | | |
| | | 盐酸羟考酮 | | | | | | | |
| 签名 | | | | | | | | | |

# 第2节　疼痛照护

 **案例 8-2**

张爷爷，75岁，冠心病史10年、退休教师，入住医养结合性养老机构，5年前在劳累后出现胸骨后钝痛，休息后可自行好转。每次持续时间较短，伴心悸，无胸闷气急，被诊断为"心绞痛"。近几天来远程平路行走后亦出现胸痛症状，持续约数分钟，爬楼梯后明显加重，休息后略有好转，但仍有隐痛。

问题：您作为张爷爷的照护人员，请根据张爷爷的情况提出合理的疼痛照护方案。

疼痛是不舒适的最严重的表现形式，照护人员应采取积极的措施，减轻老年人的痛苦。但在未明确疼痛原因前，不可随意使用药物或非药物止痛方法，以免掩盖症状，延误病情，影响疾病治疗。

### （一）避免诱发因素，解除疼痛刺激源

找到疼痛的原因或诱发因素，设法去除引起疼痛的刺激源，避免诱发因素。

### （二）药物干预止痛

药物干预止痛是目前解除疼痛的重要手段。止痛药可分为非麻醉性和麻醉性两大类，给药途径有口服、注射、椎管内给药、外用等。非麻醉性止痛药（如阿司匹林、布洛芬、止痛片等）具有解热止痛功效，可用于轻度和中等程度的疼痛，如牙痛、关节痛、头痛、痛经等，该类药物大多会刺激胃黏膜，因此适宜饭后服用。麻醉性止痛药（如吗啡、哌替啶等）用于重度、难以忍受的疼痛，该类药物止痛效果好，但有成瘾性和呼吸抑制等不良反应。使用止痛药时一般选择能够缓解疼痛、侵入性最小、最安全的途径。老年人大多肌肉消瘦、脂肪组织较少，应尽量避免肌内注射途径，如果不能耐受口服给药，可使用直肠或舌下给药等非侵入性途径替代。

照护人员在遵医嘱给老年人使用止痛药时，应掌握好用药时间、剂量，并做好记录。使用止痛药后应密切观察老年人的反应，一般服药20～30min后需评估止痛药的效果及不良反应，如有无呼吸抑制、谵妄、嗜睡等。如有不良反应出现、止痛不理想或疼痛缓解等情况，照护人员应及时上报医护人员，以便及时调整药物种类和剂量。

对于急性疼痛，如术后疼痛，较好的方法是硬膜外镇痛和自控镇痛，在此不做详细介绍。对于慢性疼痛，如癌痛，世界卫生组织推荐镇痛三阶梯疗法。其应用原则为按照药效的强弱依阶梯方式顺序使用，使用口服药；按时服药；用药剂量个性化。镇痛三阶梯方法如下，应严格按医嘱执行。

（1）第一阶段　非阿片类药。疼痛较轻时，可用非阿片类镇痛药，代表药物是阿司匹林，也可使用胃肠道反应较轻的布洛芬和对乙酰氨基酚。

（2）第二阶段　弱阿片类药。当非阿片类镇痛药不能有效控制疼痛时，可加用弱阿片类药，以提高镇痛效果，代表药物为可待因。

（3）第三阶段　强阿片类药。用于剧烈疼痛时，代表药物是吗啡。

在癌痛治疗中，常采用联合用药方法，加用辅助药以减少主药的用量和不良反应。常用辅助药有弱安定药（如地西泮）、强安定药（如氯丙嗪）、抗抑郁药（如阿米替林）等。

### （三）中医干预止痛

中药、针灸、按摩、推拿、刮痧等中医疗法，能够起到疏经通络、活血化瘀、调和气血的作用，可有效缓解疼痛。如神经性疼痛选用针灸疗法会有明显的效果。

### （四）物理止痛

冷、热疗法是最常使用的物理止痛方法，如使用热水袋、热水浴、冰袋、局部冷敷等方法，可以减轻局部疼痛。老年人应慎用冷、热疗法，尤其是有认知功能障碍的老年人或治疗部位感觉功能受损的老年人，需注意预防烫伤或组织损伤。此外，脉冲电刺激也是常用的物理止痛方法，通过对皮肤进行温和的刺激，可提高老年人的痛阈，能够起到较好的止痛作用，多用于慢性疼痛的老年人。

### （五）分散注意力

分散老年人对疼痛的注意力，使其将注意力转移到其他刺激而非疼痛的感觉上，可较好地减轻对疼痛的知觉。让老年人参加感兴趣的活动如下棋、绘画、阅读、看电视、听音乐、唱歌等，能有效转移老年人对疼痛的注意力。指导老年人进行有节奏的深呼吸、想象或松弛疗法，可以消除老年人身体或精神上的紧张，可有效缓解老年人的焦虑，从而消除或减轻紧张性疼痛。

### （六）减轻心理压力

疼痛是不舒适最常见、最严重的症状，常伴有紧张、交流、抑郁等消极情绪，心理因素也可能是诱发疼痛的原因之一，减轻心理压力可以提高老年人的疼痛阈，增强其对疼痛的耐受力。照护人员在对老年人护理过程中，应与老年人建立良好的信任关系，尊重老年人对疼痛的反应，认真倾听老年人的感受，并表达同情和给予适当的安慰，向老年人解释疼痛的原因、机制及缓解疼痛的措施，调动老年人积极的心理因素，增强其克服疼痛的信心。此外，可通过与老年人家属进行沟通，以保证老年人具有良好的家庭支持系统，共同帮助老年人减轻心理压力。

### （七）采取促进老年人舒适的措施

为老年人提供舒适休息的条件，如室内良好的采光、整洁的床铺、安静的环境等，也可帮助老年人采取舒适的体位，通过护理活动促进老年人舒适，减轻或解除疼痛。

### （八）疼痛评估及照护记录

为疼痛老年人进行更好的照护，对老年人的疼痛要及时进行评估，及时记录。可参见"疼痛评估及照护记录单"。

## 自 测 题

**单项选择题**

1. 疼痛评估内容包括
   A. 疼痛的性质、部位、强度、频率、开始时间、持续时间
   B. 加重或缓解因素
   C. 疼痛发生时的伴随症状与体征
   D. 既往疼痛经历、既往疼痛用药史与用药时间、剂量、效果等
   E. 以上均正确

2. 视觉模拟量表中，越靠近0表示
   A. 疼痛越轻　　　　　　B. 疼痛越重
   C. 疼痛中等　　　　　　D. 疼痛严重
   E. 无疼痛

3. 0～10数字疼痛强度量表中，属于中度疼痛的是
   A. 3　　　　　　　　　　B. 9
   C. 5　　　　　　　　　　D. 2
   E. 0

（高　华）

给药即药物治疗，是最常用的一种治疗方法。药物治疗是老年人预防疾病、治疗疾病、减轻症状、协助诊断及维护健康的重要措施之一。随着年龄的增长，老年人各脏器的组织结构和生理功能逐渐出现退行性改变，影响机体对药物的吸收、分布、代谢和排泄。同时，由于老年人常患有多种疾病，治疗中应用药物品种较多，发生药物不良反应的概率相应增高。因此，老年人的安全用药与照护十分重要。为了保证合理、准确、安全、有效地给药，照护人员必须了解老年人用药安全知识、老年人的用药史，掌握正确的给药方法和技术，准确评估老年人用药后的疗效与反应，指导老年人安全正确地进行药物治疗。

# 第1节 给药的基本知识

案例 9-1

赵爷爷，78岁，2年前被诊断为原发性高血压，平时服用降压药硝苯地平片，早晚各一次，每次10mg，血压控制正常。近日情绪不稳定，经常爱发脾气，夜间入睡困难，拒绝服药，无论家人如何劝说，也无济于事，目前血压180/100mmHg。

问题：1. 简述老年人服用硝苯地平的不良反应。

2. 如何正确协助赵爷爷服药，做好服药照护？

3. 如何为赵爷爷进行正确服药的健康指导？

## 一、药物的作用及种类

### （一）药物的作用

**1. 预防疾病** 药物作用于人体后，可以调节机体的免疫功能，提高机体抵抗疾病的能力，从而预防疾病，如乙肝疫苗、流行性脑脊髓膜炎疫苗、维生素D、铁剂等。

**2. 诊断疾病** 在疾病的诊断中，常常需要使用一些药物以协助检查、明确诊断，如肾造影剂等。

**3. 治疗疾病** 药物的主要作用是治疗疾病，通过杀灭病原微生物、调节机体的生理功能等治疗疾病，如各类抗生素、降压药、降糖药等。

### （二）药物的种类

老年人常用药物的种类依据给药的途径不同可分为以下几种。

**1. 内服药** 如片剂、溶液、合剂、酊剂、散剂、胶囊、丸剂、糖浆剂等。

**2. 外用药** 如软膏、溶液、酊剂、粉剂、搽剂、洗剂、滴剂、栓剂、涂膜剂等。

**3. 注射用药** 如溶液、油剂、混悬液、结晶、粉剂等。

**4. 新型制剂** 如敷片、植入慢溶药片、胰岛素泵等。

## 二、药物的保管原则

老年人用药种类多，药物保管不当容易出现药品变质、过期等问题。随着年龄的增长，老年人的自理能力进一步下降，容易出现拿错药的问题。因此，老年人的药物需要独立存放、分类放置、标签明显、定期检查、妥善保存。

### （一）独立存放

老年人药品存放应选择在单独的空间，通风、干燥、光线明亮处，避免阳光直射，如药箱（整理箱）、单独的抽屉或独立药柜，保持清洁。药物固定存放在照护人员和老年人都知道的地方，老年人容易拿取。每天早晨可将老年人全天的药量分别放在几个药杯或药盒内，以防忘记服用或误服。老年人患有痴呆、抑郁等疾病时，药物应存放在老年人接触不到的地方。老年人居室内储存的药物数量不可过多，以免过期失效或变质。

### （二）分类放置

药物要按内服药、外用药、注射用药等分类放置，以免混淆、误服而发生危险。

### （三）标签明显

所有药物保存在原始包装中，药瓶上的标签标有药品名称、服药方法等重要信息，不要撕掉。凡字迹不清或无标签的药都不能使用。关注药物有效期。有效期是指药品在规定的贮存条件下，能保持质量的期限。药品标签上注明的有效期的年月，是指可以使用到所标明月份的最后一天，次日即无效。

### （四）定期检查

药物要定期检查，如有过期、沉淀、浑浊、异味、变色、潮解、霉变或标签脱落、难以辨认等现象，应立即停止使用。

### （五）妥善保存

根据各类药物不同性质，必须按药品说明书要求，在规定条件下妥善保存。

**1. 易挥发、潮解或风化的药物**　必须装瓶、盖紧，密闭保存，如乙醇、碘酊、糖衣片、干酵母、复方磺胺甲噁唑、复方甘草片、阿司匹林、含碘片、各种维生素和胶囊等。

**2. 栓剂、水剂药和遇热容易变质的药物**　按外包装上的贮存方法保存药品，如提示药物在冷处保管，则温度控制在$2 \sim 10^{\circ}\mathrm{C}$；在阴凉处保管，温度应控制在$20^{\circ}\mathrm{C}$以下；在室温下保管，不需冷藏，放置于室内即可。有些药品需冷藏保存，如胰岛素、眼药水等，应放入专用冰箱冷藏保存，如无条件可在冰箱冷藏室内单独分出药品存放区，与其他物品分开放置以防污染，记录冷藏室温度，确保温度维持在$2 \sim 10^{\circ}\mathrm{C}$。

**3. 易氧化和遇光变质的药物**　如维生素C、氨茶碱、盐酸肾上腺素等，应装在棕色瓶中或避光容器内，也可在垫上黑纸的纸盒里避光保存，放于阴凉处。

**4. 易过期的药物**　如各种抗生素、胰岛素应定期检查，按有效期时限的先后，有计划地使用，避免浪费。

**5. 贵重药、麻醉药、剧毒药**　这类药物应有明显标记，加锁保管，专人负责，专本登记，做好交班。

## 三、给药途径

根据药物的性质和病情等因素可选择不同的给药途径，常用的给药途径包括口服、舌下含服、注射（皮内、皮下、肌内、静脉、动脉）、吸入、直肠等方式。除动、静脉注射药液直接进入血液循环外，其他途径均有一个吸收过程，吸收顺序由快至慢的顺序为：静脉＞吸入＞舌下含化＞直肠＞肌内＞皮下＞口服＞皮肤。

## 四、给药原则

### （一）根据医嘱正确给药

老年人给药必须严格按照医嘱规范用药。医生的用药医嘱是根据老年人疾病的严重程度、有无合并其他疾病、是否服用具有协同作用的其他药物、身高、体重及对药物的反应等综合因素决定的。要教育老年人必须遵医嘱用药，不能漏服，也不能多服用。如药品包装上标注的用药量是每日3次、每次2片，医生的处方是每日3次、每次1片，需要遵医嘱正确服药。老年人如果对于用药有疑问，要及时指出，核对清楚后再用药，切不可盲目执行，也不可擅自更改。

### （二）严格执行查对制度

老年人用药需要切实做到"三查八对"。

三查：指操作前、操作中、操作后均需进行查对。

八对：核对床号（居家老人可核对家庭地址）、姓名、药名、药物浓度、剂量、方法、时间、有效期。

### （三）安全准确给药

给药前了解老年人的疾病和目前的治疗方案，了解老年人所用的药物的作用、性质、剂量、用药时间、副作用、有无药物过敏等，检查药物质量，安全正确用药。老年人给药要做到"五准确"，即将准确的药物，按准确的剂量，用准确的方法，在准确的时间，给予准确的老年人。对易导致过敏反应的药物，用药前需做过敏试验，结果为阴性方可给药。

### （四）密切观察用药反应

老年人常多病共存，往往需要联合多种药物治疗。药物在治疗疾病过程中的不仅有治疗作用，也会有不良反应产生，因此要注意观察老年人用药后的反应并及时记录。

## 五、老年人用药观察与不良反应处理

照护人员协助给药前应了解老年人的病情、药物作用及可能出现的不良反应，用药后及时询问老年人的感受，观察老年人异常反应并及时报告处理。

### （一）用药后观察要点

**1. 心血管系统疾病药物** 观察老年人心前区疼痛、胸闷、心慌等自觉症状是否减轻；服用利尿药要观察记录尿量；服用降压药应注意有无头晕、乏力、晕厥等。

**2. 呼吸系统疾病药物** 观察老年人咳嗽的频率、程度及伴随症状；观察痰液的颜色、量、气味及有无咯血；监测体温变化，了解感染控制情况。

**3. 消化系统疾病药物** 观察老年人食欲、恶心呕吐程度、腹痛、腹泻、发热症状，有无尿少、口渴、皮肤黏膜干燥等脱水现象，准确记录入水量、进食量、尿量、排便量、呕吐量及出汗情况。

**4. 泌尿系统疾病药物** 观察老年人排尿次数、尿量、颜色及有无浑浊，有无尿频、尿急、尿痛等尿路刺激症状。

**5. 血液系统疾病药物** 观察老年人面色，有无头晕、耳鸣、疲乏无力、活动后心悸、气短等贫血表现，有无皮肤黏膜瘀点、瘀斑及消化道出血等情况。

**6. 内分泌及代谢疾病药物** 服用降糖药时要观察老年人有无心慌、出汗、嗜睡或者昏迷等低血糖症状；服用治疗代谢疾病的药物时要观察老年人身体异常（如突眼、毛发异常、身体外形异常、情绪变化）是否逐渐改善。

**7. 风湿性疾病药物** 观察老年人关节疼痛与肿胀、关节僵硬及活动受限情况。

**8. 神经系统疾病药物** 观察老年人头疼、头晕程度及变化；是否出现呕吐、神志变化、肢体抽搐等伴随症状；有无嗜睡、昏睡、昏迷等情况；观察发音困难、语音不清、语言表达不清等言语障碍程度及变化；观察肢体随意活动能力。

### （二）不良反应处理

老年人在使用药物过程中，常出现不同程度的不良反应。用药前要查看药品说明书，了解不良反应及处理方法，情况严重时应立即采取如下措施：

（1）立即停药，马上通知医生和家属。

（2）协助老年人平卧，头偏向一侧，保持呼吸道通畅，防止呕吐时窒息。

（3）如果发生心跳呼吸骤停，立即就地抢救，行心肺复苏，有条件时给予吸氧。

（4）观察病情并记录，密切观察老年人呼吸、心跳、意识、尿量，做好病情变化的动态记录，注意保暖。

（5）及时送往医院处理。

## 六、影响老年人准确服药的原因

### （一）用药种类多

老年人常患多种疾病，服药种类多，服药方案复杂，而老化导致老年人普遍记忆力减退，常常出现漏服或服错药物。用药种类和服药次数越多，方法越复杂，疗程越长，用药依从性就越低。

### （二）药物剂型、规格、包装不当

药片过大难以吞咽、过小不便抓取、标签字迹太小看不清楚、瓶盖及外包装难以打开等因素均可导致老年人服药困难。

### （三）药物不良反应

老年人在使用药物过程中，可出现不同程度的不良反应，常因难以忍受，出现私自减量甚至停药的行为。

### （四）缺乏用药指导

部分老年人文化程度低、理解能力差，看不懂或无法阅读药品说明书，不知如何用药，需要他人指导服药。

### （五）药物吞咽困难

（1）生理性原因　老年人消化液分泌减少，唾液减少；吞咽运动障碍，吞咽无力，咽下困难；食管肌肉蠕动减慢；反射迟钝，吞咽反射、收缩、蠕动不同步。

（2）病理性原因　老年人脑血管病变后遗症；反流性食管炎、食管裂孔、食管狭窄或肿瘤压迫等消化系统疾病。

（3）心理因素　精神过度紧张，抑郁症；思维、精神异常；情绪激动、躁动，情绪过于悲伤，思虑过多。

### （六）其他因素

老年人服药速度过快、服药体位不合适等也影响老年人服药效果。

 链 接　老年人常用药物及用药时间

| 药物名称 | 用药时间 | |
| --- | --- | --- |
| 降压药 | 构型高血压早晨服用降压药 | |
| | 非构型高血压晚上服用降压药 | |
| 降糖药 | 格列本脲应饭前半小时服用 | |
| | 二甲双胍应饭后服用 | |
| 防治心绞痛药 | 变异型心绞痛应睡前服用长效钙拮抗剂 | |
| | 劳力型心绞痛应早晨服用长效硝酸盐、β受体阻滞剂及钙拮抗剂，强心药凌晨服用药效较强 | |
| 平喘药 | 宜早上服用 | |
| 调节血脂药 | 宜晚上服用 | |
| 铁剂 | 宜饭后服用 | |

# 第2节　口服给药

案例9-2

李奶奶，70岁，高血压病史15年、冠心病病史5年、脑血栓病史1年。目前她右侧肢体偏瘫，日常生活起居主要由老伴协助。平时服用降压药硝苯地平片，早晚各1次，每次10mg。平日记性不好，总不记得按时服用降压药。前天开始李奶奶感觉头痛、眩晕、心悸，测血压为160/100mmHg。

问题：1.如何正确协助李奶奶用药？
　　　2.怎样为李奶奶进行正确的服药指导？

口服给药是最常用、最方便的给药方法，经济且相对安全。口服给药是指药物经口服至胃内，通过胃肠道吸收入血液循环，从而达到全身或局部治疗目的的给药方法。老年人常用口服药有溶液、片剂、丸剂、胶囊、合剂、散剂等剂型。随着年龄的增长，老年人常常患有多种疾病，需要服用多种药物进行治疗。由于老化所致的记忆力减退、思维意识障碍及躯体活动障碍等因素的影响，老年人遵医嘱正确用药的比例很低，需要照护人员协助老年人正确使用药物。

【目的】　协助老年人遵医嘱安全、正确地服药，以减轻症状、治疗疾病、维持正常生理功能、协助诊断或预防疾病。

【评估】

1.评估老年人病情、意识状态、自理水平及活动能力等。

2.评估老年人吞咽能力、有无口腔、食管疾病及恶心、呕吐等症状。

3.评估老年人合作程度，有无不遵医嘱行为。

4.评估老年人药物过敏史及用药史。

5.评估老年人是否具备所服药物的有关知识，药物性质、服药方法、不良反应及药物间的相互作用等。

6.评估有无特殊检查或特殊要求。

【计划】

**1.照护人员准备**　着装整洁，洗手，戴口罩。

**2.物品准备**　服药单、口服药物、药杯、吸管、水杯、温开水（根据药量备温开水，按2～4片药物备100ml）、根据情况准备量杯、汤匙、滴管等，免洗手消毒液。

**3.环境准备**　安静、整洁，光线好。

**4.老年人准备**　辨识老年人，向老年人或家属沟通解释，取得理解、配合。

【实施】　操作流程见表9-1。

表9-1　口服给药操作流程

| 操作流程 | 操作步骤 | 注意事项 |
| --- | --- | --- |
| 核对、解释 | （1）向老年人解释用药的目的和注意事项，取得老年人配合<br>（2）核对老年人姓名，向老年人解释（服药的时间、药物、服用方法、可能出现的不良反应及应对方法等）<br>（3）严格遵医嘱给药，核对姓名、药名、剂量、给药时间、途径，检查药品质量 | （1）意识不清、呕吐等老年人不宜用口服药<br>（2）核对需准确无误<br>（3）如有疑问，应重新核对后再给药<br>（4）增加或停用某种药物时，应及时告知老年人 |
| 安置体位<br>（两种体位） | （4）协助老年人取舒适体位，取坐位或半坐位<br>（5）坐位，坐正直，上身稍前倾，头略低，下颌微向前<br>（6）半坐位，摇高床头30°～50°，头面向照护人员或坐起，后颈背部垫软枕 | — |

续表

| 操作流程 | 操作步骤 | 注意事项 |
|---|---|---|
| 协助老年人服药 | （7）检查吞咽功能<br>（8）协助自理老年人服药：先喝温水，润滑口腔及食管，协助老年人将药放入口中，给适量水服下，服药后再喝水约100ml<br>（9）协助不能自理老年人服药：用吸管或汤匙给老年人喂水，置药于老年人口内，再给水吞药，确认是否吞服，擦干口周水渍<br>（10）保持服药体位5min以上，再恢复舒适体位 | （5）对牙齿有腐蚀作用的药物，如酸类和铁剂，应用吸管吸服后需漱口<br>（6）需吞服的药物通常用40～60℃的温水送服，不能用茶、牛奶、果汁或饮料送服<br>（7）服用多种药物时，按要求的顺序服用<br>（8）健胃药宜在饭前服，助消化药及对胃黏膜有刺激性的药物宜饭后服<br>（9）不可随意研碎药物或打开胶囊，缓释片、肠溶片、胶囊吞服时不可嚼碎<br>（10）有锡箔包装的药片，要拆开包装后再给老年人服用<br>（11）对有吞咽障碍的老年人，需将药物掰开或研碎才能服用时，需经医生确认，未经医生许可不可研碎、掰开或嚼碎服用。对有吞咽障碍及神志不清的老年人，一般通过鼻饲管给药<br>（12）对有肢体功能障碍的老年人，帮助用健侧肢体服药，严重者送药到口<br>（13）对精神疾病、痴呆老年人，送药到口，张嘴确认咽下后再离开<br>（14）服用对呼吸道黏膜起安抚作用的药物，如止咳糖浆后不要立即喝水，以保证疗效<br>（15）服用某些磺胺类药物后要多饮水，因为此类药物经肾脏排出，尿少时易析出结晶堵塞肾小管 |
| 核对医嘱 | （11）服药后再次查对所服药物是否正确 | — |
| 观察 | （12）用药后观察药物疗效和不良反应，发现异常及时报告 | — |
| 整理 | （13）整理物品，将物品放回原处，药杯洗净 | — |
| 洗手、记录 | （14）洗手<br>（15）记录老年人姓名、药名、剂量、给药时间、给药途径、不良反应及服药后的表现<br>（16）给药者签名 | （16）老年人未服药时，应及时报告并做记录 |

【评价】

1. 老年人服药到口、安全、准确。

2. 老年人了解所服用药物的作用、药物性质、服药的方法、用药后反应及注意事项。

3. 照护人员做到安全正确给药，无差错，操作规范。

# 第3节　舌下给药

 案例9-3

　　高爷爷，73岁，8个月前间歇性出现劳累后心前区压榨样疼痛，持续3～5min，口服药物及休息后可自行缓解，此后随身携带缓解心绞痛药物硝酸甘油片。今日突然出现心前区压榨样疼痛，胸闷、气短明显。

　　问题：1. 你如何正确协助高爷爷用药？

　　　　　2. 高爷爷用药后如何进行观察？

舌下给药，指药剂直接通过舌下毛细血管吸入血，完成吸收过程的一种给药方式。药物可以通过舌下口腔黏膜丰富的毛细血管吸收，吸收完全且速度较快，药效持续时间短，适用于急救或避免首过消除作用。舌下含服的常用药物有硝酸甘油、硝酸异山梨酯（消心痛）、硝苯地平（心痛定），复方丹参滴丸和速效救心丸、异丙肾上腺素（喘息定）等。

【目的】 药物通过舌下口腔黏膜丰富的毛细血管吸收，可避免胃肠刺激、吸收不全和首过消除作用，起效快。如目前常用的硝酸甘油片剂，老年人出现心前区疼痛、憋气时，舌下含服一片硝酸甘油，一般2～5min即可发挥作用，能有效缓解心绞痛症状，为救治赢得时间。

【实施】 操作流程见表9-2。

表9-2 舌下给药操作流程

| 操作流程 | 操作步骤 | 注意事项 |
|---|---|---|
| 核对、解释 | （1）向老年人解释用药的目的和注意事项，取得老年人配合<br>（2）核对老年人姓名，向老年人解释（服药的时间、药物、服用方法、可能出现的不良反应及应对方法等）<br>（3）严格遵医嘱给药，核对姓名、药名、剂量、给药时间、给药途径，检查药品质量 | （1）识别老年人不适症状<br>（2）核对需准确无误<br>（3）如有疑问，应重新核对后再给药 |
| 安置体位 | （4）协助老年人取坐位或半坐位，身体应靠在座椅上 | — |
| 协助老年人服药 | （5）张开口腔，舌尖抵住上腭<br>（6）将药片置于老年人舌下或者协助老年人自行将药片置于舌下，闭上嘴，让其自然溶解吸收 | （4）舌下含服药物时，不要吞服或嚼碎药物，否则会影响药效<br>（5）在舌下尽可能长时间保留一些唾液以帮助药片溶解<br>（6）如口腔干燥时，可口含少许水，有利于药物溶解吸收，但需要注意，饮水时不可将舌下含服的药咽下 |
| 核对医嘱 | （7）服药后再次查对所服药物是否正确 | — |
| 观察 | （8）用药后观察药物疗效和不良反应，发现异常及时报告 | — |
| 整理 | （9）整理物品，将物品放回原处 | — |
| 洗手、记录 | （10）洗手<br>（11）记录老年人姓名、药名、剂量、给药时间、给药途径、不良反应及服药后的表现<br>（12）给药者签名 | （7）老年人未服药时，应及时报告并做记录 |

【评价】

1. 老年人服药到口、安全、准确。
2. 老年人了解所服用药物的作用、药物性质、服药的方法、用药后反应及注意事项。
3. 照护人员做到安全正确给药，无差错，操作规范。

# 第4节 吸入给药

 案例9-4

万爷爷，75岁，患慢性支气管炎10余年。3天前因上呼吸道感染，发热、咳嗽，痰液黏稠不易咳出，精神食欲差，烦躁不安。医嘱予以庆大霉素8万单位+α-糜蛋白酶4000单位+生理盐水20ml，超声波雾化吸入治疗，一天2次。

问题：如何根据老年人的情况为其进行雾化吸入？

吸入给药是指利用雾化装置将药液分散成细小的雾滴以气雾状喷出，使其悬浮在空气中经鼻或口吸入，进入支气管和肺泡，以达到预防和治疗疾病的目的。吸入药物除了对呼吸道局部产生作用外，还可通过肺组织吸收而产生全身性疗效。由于雾化吸入用药具有起效快、药物用量较小及不良反应较轻的优点，应用日渐广泛。雾化吸入使用的雾化器有多种，常用的有超声雾化吸入和氧气雾化吸入。

常用药物有：

（1）控制呼吸道感染，消除炎症　常用的有硫酸庆大霉素、卡那霉素等。

（2）解除支气管痉挛　常用氨茶碱或沙丁胺醇等药物。

（3）稀释痰液　常用α-糜蛋白酶，有助于排痰。

（4）减轻呼吸道黏膜水肿　常用地塞米松。

## 一、超声雾化吸入法

超声雾化吸入法是应用超声波声能将药液变成细微的气雾，随着吸气而进入呼吸道，达到治疗呼吸道疾病的方法。其特点是产生的雾滴小而均匀（直径5μm以下），药液可以随深而慢的吸气到达终末支气管和肺泡，从而起到治疗作用。此外，超声雾化吸入器可随时调节雾量的大小，同时因雾化器的电子部件产热而能对药液轻度加热，使老年人吸入温暖、舒适的气雾。

【目的】

1. 预防、治疗呼吸道感染，消除炎症和水肿。

2. 解除支气管痉挛，通畅气道，改善通气功能。

3. 湿化气道，稀释痰液，祛痰。

【评估】

1. 评估老年人生命体征、意识状态、自理水平及活动能力等。

2. 评估老年人的合作程度。

3. 评估老年人呼吸道是否通畅、痰液情况及口腔黏膜情况。

【计划】

**1. 照护人员准备**　着装整洁，剪指甲，洗手，戴口罩。

**2. 老年人准备**　老年人理解、配合，取舒适体位。

**3. 环境准备**　安静、整洁，通风良好，无干扰。

**4. 物品准备**　毛巾、水壶、冷蒸馏水、超声雾化器（连接各部件）（图9-1）、无菌盘（内放纱布、20ml注射器、螺纹纹管、口含嘴）、医嘱雾化用药、弯盘、免洗手消毒液。

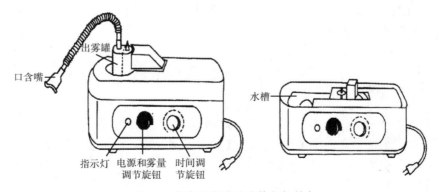

**图9-1　超声雾化器（连接各部件）**

【实施】　超声雾化吸入操作流程见表9-3。

表9-3 超声雾化吸入操作流程

| 操作流程 | 操作步骤 | 注意事项 |
| --- | --- | --- |
| 核对、解释 | （1）向老年人解释操作目的，取得老年人配合 | （1）对拒绝的老年人，要耐心解释，多沟通，解除其顾虑 |
| 核对医嘱 | （2）严格遵医嘱给药，核对姓名、药名、剂量、给药时间、给药途径，检查药品质量 | （2）严格查对 |
| 水槽内加冷蒸馏水 | （3）雾化器水槽注入适量冷蒸馏水，浸没透声膜，水量在最高和最低水位之间 | （3）水槽内加入足够的冷蒸馏水，使用过程中若水温超过50℃，应调换冷蒸馏水 |
| 雾化罐内加药液 | （4）雾化罐放入水槽中，严格遵医嘱抽取药液，将药液倒入雾化罐内，旋紧罐盖 | （4）避免用药错误 |
| 雾化准备 | （5）携物品至老年人旁，核对老年人姓名，帮助取舒适体位（坐位或半坐卧位），毛巾围于颌下<br>（6）连接口含嘴或面罩<br>（7）接通电源，指示灯亮，预热3min | （5）注意预热 |
| 调节定时开关和雾量大小 | （8）调节定时开关，设定雾化时间，一般为15～20min<br>（9）调节雾量大小 | — |
| 指导雾化吸入 | （10）将面罩罩住老年人口鼻或放置好口含嘴<br>（11）指导老年人用嘴深吸气，用鼻子呼气，以利于药液吸入 | （6）操作过程中注意观察老年人的反应，如老年人不适应停止 |
| 关雾化器 | （12）雾化结束，取下面罩或口含嘴<br>（13）先关雾化开关，再关电源开关<br>（14）协助老年人漱口，用毛巾擦干脸部<br>（15）取舒适卧位 | （7）吸入糖皮质激素类药物的老年人在雾化吸入后及时清洁面部<br>（8）雾化吸入后立即漱口，防止药物在口咽部聚集 |
| 整理 | （16）倒掉水槽的水，擦干、盖好罐盖<br>（17）将储药罐、口含嘴、螺纹管和面罩在消毒液内浸泡30min，洗净，晾干<br>（18）整理床单位 | （9）口含嘴、螺纹管和面罩每次使用后均要消毒，专人专用 |
| 观察反应 | （19）观察雾化吸入后是否有呼吸困难加重，是否能有效咳痰等，特别是咳痰困难的老年人 | — |
| 洗手、记录 | （20）洗手<br>（21）记录老年人姓名、雾化药物、雾化方式、雾化时间、雾化后反应及操作者签名 | — |

【评价】

1. 与老年人沟通顺畅，老年人对照护表示理解和满意。

2. 老年人了解超声雾化吸入给药的相关知识。

3. 照护人员做到安全正确给药，无差错，操作规范。

## 二、氧气雾化吸入法

氧气雾化吸入法是利用高速氧气气流使药液形成雾状，随吸气进入呼吸道，达到消炎、减轻支气管痉挛、稀释痰液、减轻咳嗽的目的。

【目的】

1. 预防、治疗呼吸道感染，消除炎症和水肿。

2. 解除支气管痉挛，通畅气道，改善通气功能。

3. 湿化气道，稀化痰液，祛痰。

【评估】

1. 评估老年人生命体征、意识状态、自理水平及活动能力等。

2. 评估老年人的合作程度。

3. 评估老年人呼吸道是否通畅、痰液情况及口腔黏膜情况。

【计划】

**1. 照护人员准备**　着装整洁，剪指甲、洗手，戴口罩。

**2. 老年人准备**　老年人理解、配合，取舒适体位。

**3. 环境准备**　安静、整洁，温湿度适宜，无易燃易爆物品，禁明火。

**4. 物品准备**　氧气雾化吸入器1套（图9-2）、氧气瓶或者管道氧气装置、注射器、医嘱用药、毛巾、弯盘、免洗手消毒液。

【实施】　操作流程见表9-4。

表9-4　氧气雾化吸入操作流程

| 操作流程 | 操作步骤 | 注意事项 |
|---|---|---|
| 核对、解释 | （1）核对老年人姓名，向老年人解释雾化吸入的目的，取得老年人配合 | （1）对拒绝的老年人，要耐心解释，多沟通，解除其顾虑 |
| 核对医嘱 | （2）严格遵医嘱给药，核对姓名、药名、剂量、给药时间、给药途径，检查药品质量 | （2）严格查对 |
| 雾化准备 | （3）携物品至老年人旁，核对老年人姓名<br>（4）帮助取舒适体位（坐位或半坐卧位），毛巾围于颌下 | — |
| 雾化吸入 | （5）核对医嘱，正确配制药液，注入氧气雾化器内<br>（6）连接雾化器和给氧装置，检查氧气雾化吸入装置是否完好。检查管道有无漏气<br>（7）打开氧气开关，调节氧气流量6～8L/min<br>（8）指导老年人手持雾化器，深吸气，呼气时拿开面罩，如此反复，至药液全部喷完<br>（9）雾化时间结束，取下面罩或口含嘴<br>（10）关闭氧气开关和流量开关<br>（11）协助老年人漱口，用毛巾擦脸，取舒适卧位 | （3）氧气湿化瓶内不放水，以防液体进入雾化器内稀释药液，降低药物的浓度和疗效<br>（4）使用氧气时应注意易燃易爆物品，严禁吸烟<br>（5）雾化过程中随时观察老年人呼吸情况，及时协助排痰，发现异常立即停止雾化<br>（6）雾化时切密观察老年人面色及呼吸情况，尤其是吸入糖皮质激素类药物要防止不良反应的发生<br>（7）吸入糖皮质激素类药物的老年人在雾化吸入后及时清洁面部<br>（8）雾化吸入后立即漱口，防止药物在口咽部聚集 |
| 整理物品 | （12）将氧气雾化器、连接管在消毒液内浸泡30min，洗净、晾干<br>（13）整理床单位 | （9）口含嘴、螺纹管和面罩每次使用后均要消毒，专人专用 |
| 观察反应 | （14）观察雾化吸入后是否有呼吸困难加重，是否能有效咳痰等，特别是咳痰困难的老年人 | — |
| 洗手、记录 | （15）按六步洗手法洗手<br>（16）记录老年人姓名、雾化药物、雾化方式、雾化时间、雾化后反应及操作者签名 | — |

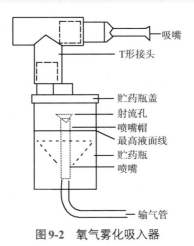

图9-2　氧气雾化吸入器

【评价】

1. 与老年人沟通顺畅，老年人对照护表示理解和满意。

2. 老年人了解氧气雾化吸入给药的相关知识。

3. 照护人员做到安全正确给药，无差错，操作规范。

# 第5节　眼内给药

 **案例** 9-5

　　王爷爷，77岁，昨天起双眼开始发红、痒、痛、畏光、流眼泪，医生诊断为结膜炎，予以左氧氟沙星滴眼液滴眼，一次1～2滴，一天3次。

　　问题：请遵医嘱协助王爷爷正确使用滴眼剂。

　　眼内给药是用滴管或眼药滴瓶将药液滴入结膜囊，以达到局部清洁、消炎、收敛、麻醉、散瞳、缩瞳等治疗或协助诊断作用的给药方法。主要有滴眼剂及眼药膏等。一种或多种药物制成供滴眼用的水性、油性澄明溶液、混悬液或乳剂，亦可将药物以粉末、颗粒、块状或片状的形式包装，另备有溶剂，在临用前以溶剂溶解形成成名溶液或混悬液的制剂。在角膜受损时用眼药膏可起到润滑和衬垫作用，缓解对眼部的刺激。

　　【目的】　眼内给药可以达到局部清洁、消炎、收敛、麻醉、散瞳、缩瞳等治疗或诊断作用。

　　【评估】

　　1.评估老年人病情、意识状态及合作程度。

　　2.评估老年人药物过敏史及用药史。

　　3.评估老年人眼睑、结膜及角膜情况。

　　【计划】

　　**1.照护人员准备**　着装整洁，剪指甲，洗净双手，操作时戴口罩。

　　**2.老年人准备**　老年人理解、配合，取舒适体位。

　　**3.环境准备**　安静、整洁，通风良好。

　　**4.物品准备**　免洗手消毒液、给药单、治疗盘内放眼药水或眼药膏、消毒棉球或棉签、弯盘、污物桶。

　　【实施】　操作流程见表9-5。

**表9-5　眼内给药操作流程**

| 操作流程 | 操作步骤 | 注意事项 |
|---|---|---|
| 核对、解释 | （1）向老年人解释操作目的，取得老年人配合 | （1）眼内给药前严格手卫生，洗手，戴口罩<br>（2）对拒绝的老年人，要耐心解释，多沟通，解除其顾虑 |
| 检查核对 | （2）核对老年人姓名、药名、给药途径、用法、给药时间、药品质量和有效期<br>（3）确认是左眼、右眼还是双眼用药 | （3）严格查对 |
| 体位 | （4）帮助老年人取坐位或仰卧位 | — |
| 眼部清洁 | （5）先用棉签拭净眼部分泌物，嘱老年人头略后仰，眼往上看 | — |
| 悬滴药液 | （6）照护人员一手（或用干净棉签）向下轻轻拉下眼睑并固定，另一手持眼药水瓶、摇匀，距离2～3cm将眼药水滴入下结膜囊内1～2滴（图9-3）<br>（7）轻提上眼睑，使结膜囊内充盈药液<br>（8）闭合眼睛：嘱老年人闭目1～2min，轻轻转动眼球，使药液充盈在结膜囊内<br>（9）用干净棉签为老年人拭去眼部外溢药液，将棉签放入污物桶 | （4）眼药水不应直接滴在角膜上，药瓶或滴管不应触及睑睫毛，以免污染或划伤<br>（5）防止交叉感染，双眼都用药时，应先健侧眼、后患侧眼；先病情较轻侧、后病情较重侧<br>（6）眼药水不应直接滴在角膜上<br>（7）滴眼药顺序：先滴消炎类，后滴散瞳类，再滴其他类。先滴眼药水，后用药膏。先滴刺激性弱，后滴刺激性强的药物。混悬类药物反复摇匀几次后再用<br>（8）同时需滴用多种眼药时，每种眼药之间最少间隔2～3min |

续表

| 操作流程 | 操作步骤 | 注意事项 |
|---|---|---|
| 涂眼药膏 | （10）涂眼药膏：左手（或用干净棉签）向下轻轻拉下眼睑并固定，右手垂直向下挤少许药膏呈细直线状，从外眼角方向顺眼裂水平挤在下睑结膜与眼球结膜交界处即下穹隆，先使下睑恢复原位，再轻提上眼睑，使结膜充盈眼药膏 | （9）眼药膏宜在睡前使用 |
|  | （11）嘱老年人闭上眼睛，轻轻转动眼球 |  |
|  | （12）用干净棉签为老年人拭去眼部外溢药剂，将棉签放入污物桶 |  |
| 观察 | （13）询问、观察老年人有无不适 | — |
| 整理 | （14）整理用物，清理污物 | — |
| 洗手、记录 | （15）洗手 | — |
|  | （16）记录老年人姓名、药名、给药方式、给药时间、剂量、用药后反应及操作者姓名 |  |

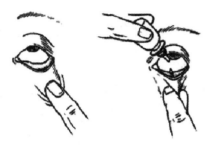

图9-3　滴眼药

【评价】

1. 老年人了解眼内给药的相关知识。

2. 老年人主动配合，与老年人沟通顺畅，对照护表示理解和满意。

3. 照护人员做到安全、正确给药，无差错。

# 第6节　耳内给药

 案例9-6

　　焦奶奶，女，73岁。高血压、冠心病史5年，1年前曾因突发"脑血栓"住院治疗。目前右侧肢体偏瘫，日常生活起居主要由老伴协助，为控制血压，遵医嘱每天服用硝苯地平，1天2次，每次10mg。近几日，焦奶奶患上了中耳炎，右耳痛、耳鸣，影响夜间睡眠，社区医院给予氧氟沙星滴耳剂滴耳，一天2次，一次3滴。

　　问题：作为照护人员，请正确为焦奶奶耳内给药。

　　耳内给药是将药液滴入外耳道，以达到局部清洁、消炎目的的给药方法。给药前应了解老年人的耳部疾病与用药目的。

【目的】　局部清洁、消炎。

【评估】

1. 评估老年人病情、意识状态及合作程度。

2. 评估老年人药物过敏史及用药史。

3. 评估老年人耳部情况。

【计划】

1. 照护人员准备　着装整洁，剪指甲，洗手，戴口罩。

2. 老年人准备　老年人理解、配合，取舒适体位。

3. 环境准备　安静、整洁，温湿度适宜，通风良好。

4. 物品准备　免洗手消毒液、给药单、滴耳液、消毒棉球或棉签、污物桶。

【实施】　操作流程见表9-6。

表9-6 耳内给药操作流程

| 操作流程 | 操作步骤 | 注意事项 |
|---|---|---|
| 核对、解释 | （1）向老年人解释操作目的，取得老年人配合 | （1）对拒绝的老年人，要耐心解释，多沟通，解除其顾虑 |
| 检查核对 | （2）核对老年人姓名、药名、给药途径、用法、给药时间、药品质量和有效期<br>（3）确认是左耳、右耳还是双侧耳用药 | （2）仔细核对瓶签，防止差错，检查药物有无过期、变色、浑浊、沉淀 |
| 体位 | （4）协助老年人取合适体位：坐位或仰卧位<br>（5）头偏向健侧，患侧耳在上，健侧耳在下 | — |
| 清洁耳道 | （6）用棉签轻拭外耳道内的分泌物至干净 | — |
| 滴入药液 | （7）一手将老年人耳郭向后上方轻轻牵拉，使耳道变直，充分暴露耳道；另一手持药瓶，掌根轻靠耳旁（图9-4）<br>（8）沿耳道后壁滴2～3滴（或遵医嘱）药液入耳道 | （3）滴药时药液不宜过凉<br>（4）老年人如有耳聋、耳道不通或耳膜穿孔，不应使用滴耳剂<br>（5）滴药时滴管口不可触及耳部，以免污染药液 |
| 轻揉耳郭 | （9）轻轻压住耳屏，使得药液充分进入中耳，或将消毒棉球塞入外耳道口，以避免药液流出<br>（10）老年人保持原体位1～2min<br>（11）询问、观察老年人有无不适 | — |
| 整理 | （12）整理用物，清洁污物 | — |
| 洗手、记录 | （13）洗手<br>（14）记录老年人姓名、药名、剂量、用法、给药时间、用药后反应及操作者姓名 | — |

【评价】

1. 老年人了解耳内给药的相关知识。

2. 老年人主动配合，与老年人沟通顺畅，对照护表示理解和满意。

3. 照护人员做到安全、正确给药，无差错。

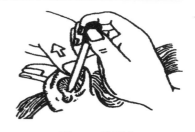

图9-4 滴耳药

# 第7节 滴鼻给药

 案例9-7

李爷爷，62岁，有近10年过敏性鼻炎史。昨日鼻炎再次发作，鼻痒、鼻塞、流鼻涕、头痛，医嘱予以富马酸酮替芬滴鼻液滴鼻，一次2滴，一日3次。

问题：请遵医嘱协助李爷爷正确使用滴鼻剂。

滴鼻给药是将药液滴入鼻内，以达到局部收敛、消炎、减少并促进分泌物流出，减轻鼻塞症状，控制鼻窦、鼻腔感染的给药方法。通过鼻腔滴入药物，可治疗上颌窦、额窦炎，或滴入血管收缩剂，减少鼻腔分泌物，减轻鼻塞症状。

【目的】 滴鼻给药的目的是局部使用药物，经鼻黏膜吸收而达到局部收敛、消炎、减少并促进分泌物流出，减轻鼻塞症状，控制鼻窦、鼻腔感染。

【评估】

1. 评估老年人病情、意识状态及合作程度。

2. 评估老年人药物过敏史及用药史。

3. 评估老年人鼻部情况。

【计划】

**1. 环境准备**　安静、整洁，通风良好。

**2. 老年人准备**　了解操作目的、方法、注意事项及配合要点。

**3. 照护人员准备**　着装整洁，修剪指甲，洗手，戴口罩。

**4. 物品准备**　免洗手消毒液、给药单、滴鼻剂、消毒棉球或棉签、污物桶。

【实施】　操作流程见表9-7。

表9-7　滴鼻给药操作流程

| 操作流程 | 操作步骤 | 注意事项 |
| --- | --- | --- |
| 核对、解释 | （1）向老年人解释操作目的，取得老年人配合 | （1）对拒绝的老年人，要耐心解释，多沟通，解除其顾虑 |
| 检查核对 | （2）核对老年人姓名、药名、给药途径、用法、给药时间、药品质量和有效期<br>（3）确认是左鼻腔、右鼻腔还是双侧鼻腔用药 | — |
| 体位 | （4）协助老年人取仰卧位 | — |
| 清洁鼻腔 | （5）先协助老年人将鼻涕等分泌物排出，并擦拭干净 | （2）鼻腔内如有干痂，先用温盐水清洗浸泡，待干痂变软取出后再滴药 |
| 鼻腔滴药 | （6）协助老年人头尽量向后仰，嘱咐老年人先吸气，在距鼻孔约2cm处轻滴药液2～3滴（或遵医嘱），轻捏鼻翼<br>（7）轻轻地揉捏鼻翼两侧，使药液能均匀地渗到鼻黏膜上（图9-5） | （3）混悬剂在使用前应充分摇匀<br>（4）药瓶不要碰到鼻黏膜<br>（5）滴药后保持仰卧位1～2min，以利于药物吸收，如果药液流入口腔，可将其吐出 |
| 鼻腔喷药 | （8）协助老年人取坐位，头稍前倾<br>（9）手持喷鼻剂，将喷嘴平行稍伸入前鼻孔喷药 | （6）指导老年人鼻腔喷药时轻吸气 |
| 观察 | （10）观察老年人用药后的反应<br>（11）老年人保持原体位1～2min后恢复舒适体位，用纸巾擦去外流的药液 | — |
| 整理 | （12）整理用物，清理污物 | — |
| 洗手、记录 | （13）洗手<br>（14）记录老年人姓名、药名、剂量、用法、给药时间、用药后反应及操作者姓名 | — |

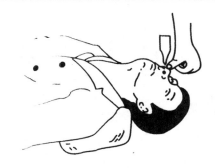

图9-5　滴鼻药

【评价】

1. 老年人了解滴鼻给药的相关知识。

2. 老年人主动配合，沟通顺畅，对照护表示理解和满意。

3. 照护人员做到安全、正确给药，无差错。

# 自 测 题

**单项选择题**

1. 照护人员在协助老年人服药时，应注意核对，以下不属于核对内容的是
    A. 老年人姓名　　　　　B. 给药途径
    C. 药物名称　　　　　　D. 药物剂量
    E. 药物作用

2. 老年人服药照护方法不正确的是
    A. 对神志不清且有吞咽障碍的老年人可以多喂水吞入
    B. 对神志清楚且有吞咽障碍的老年人，经医生许可研碎做成糊状物后再给予
    C. 对有肢体功能障碍的老年人，帮助用健侧肢体服药，严重者送药到口
    D. 对精神疾病、痴呆老年人，送药到口，张嘴确认咽下后再离开
    E. 注意观察老年人用药后的反应

3. 协助老年人服药不符合要求的是
    A. 根据医嘱给药
    B. 做好心理护理
    C. 鼻饲老年人暂缓发药
    D. 老年人提出疑问须重新核对
    E. 非自理老年人要喂服

4. 为老年人稀释痰液做雾化吸入，药物首选
    A. 卡那霉素　　　　　　B. 地塞米松
    C. α-糜蛋白酶　　　　　D. 氨茶碱
    E. 沙丁胺醇

5. 使用超声波雾化吸入器，水槽内应加
    A. 冷蒸馏水　　　　　　B. 自来水
    C. 温水　　　　　　　　D. 热水
    E. 5%葡萄糖溶液

6. 超声波雾化器在使用中，水槽内水温超过一定温度应调换冷蒸馏水，此温度是
    A. 30℃　　　　　　　　B. 40℃
    C. 50℃　　　　　　　　D. 60℃
    E. 70℃

7. 使用庆大霉素雾化的目的是
    A. 减轻水肿　　　　　　B. 抗炎

    C. 祛痰　　　　　　　　D. 解痉
    E. 湿化气道

8. 照护老年人做超声雾化吸入时，以下注意事项哪项是正确的
    A. 水槽内加温水
    B. 药液用温水稀释后加入雾化罐
    C. 先开雾化开关，再开电源开关
    D. 停用时先关电源开关
    E. 清洗雾化罐时动作轻柔，保护透声膜

9. 舌下给药时，以下叙述错误的是
    A. 不要吞服，否则会影响药效
    B. 不可嚼碎药物，否则会影响药效
    C. 可嚼碎药物含服，不会影响药效
    D. 在舌下尽可能长时间保留一些唾液以帮助药片溶解
    E. 如口腔干燥时，可口含少许水，有利于药物溶解吸收

10. 协助老年人使用滴耳剂时，下面描述错误的是
    A. 取坐位或仰卧位　　　B. 头偏向健侧
    C. 患侧耳在上　　　　　D. 健侧耳在下
    E. 头偏向患侧

11. 照护人员帮老年人滴眼药水时，操作错误的是
    A. 先用棉签拭净眼部分泌物
    B. 让老年人头部后仰，眼往上看
    C. 用左手拇指和食指将上下眼睑轻轻分开并固定
    D. 将眼药水滴入后，让老年人睁开眼睛
    E. 观察滴药后的反应

12. 为老年人做雾化吸入，为减轻呼吸道黏膜水肿，下列药物首选
    A. 卡那霉素　　　　　　B. 地塞米松
    C. α-糜蛋白酶　　　　　D. 氨茶碱
    E. 沙丁胺醇

13. 照护老年人使用滴眼剂，为防止双眼交叉感染，应采取的措施是
    A. 核对评估　　　　　　B. 先健侧眼
    C. 先患侧眼　　　　　　D. 先病情较重侧
    E. 无所谓哪侧

（张　秀）

# 第10章
# 老年人安全移动照护技术

老化的生理性和病理性改变所造成的不安全因素，严重威胁了老年人的健康、甚至生命。日常生活中，老年人需要移动的情况包括能下床的半自理老年人使用各种助行器辅助步行、卧床老年人进行卧位转换、床上移动及使用保护具保证老年人安全等。老年人在移动时容易发生各种安全问题，如去卫生间或走路时发生跌倒、卧床的老年人发生坠床等意外。因此，照护人员要掌握帮助老年人移动的各种技术，及时给予老年人协助，避免老年人移动过程中各种意外事件的发生。

## 第1节　协助老年人更换卧位及床上移动

 **案例 10-1**

　　陈爷爷，80岁，体质虚弱，卧床休息。为了保证老年人舒适，预防并发症的发生，照护人员每天给老年人进行体位照护，今天陈爷爷仰卧位已有2h了。

　　问题：1. 如何为陈爷爷更换舒适体位？

　　　　　2. 为老年人更换卧位需要注意什么？

　　卧位（lying position）是指老年人休息、检查和治疗时所采取的卧床姿势。为老年人安置适当的卧位，不但可以使老年人感到舒适，而且还能够预防因长期卧床而造成的并发症。照护人员应熟悉各种卧位，掌握维持舒适卧位的基本要求和方法，协助和指导老年人采取正确、舒适、安全的卧位。

### 一、卧位概述

#### （一）舒适卧位的基本要求

1. 卧床姿势应符合人体力学的要求，尽量扩大支撑面，降低重心，将体重平均分布于身体各负重部位，维持关节处于正常的功能位置。

2. 经常变换体位，至少每2h翻身1次，避免局部皮肤长期受压而发生压力性损伤。

3. 老年人身体各部位每天均应活动，改变卧位时应做关节活动范围练习，但禁忌者除外，如关节扭伤、骨折急性期老年人。

4. 加强受压部位皮肤的护理，防止压力性损伤的发生。

5. 护理操作过程中，应根据需要适当地遮盖老年人身体，注意保护隐私，促进其身心舒适。

#### （二）卧位的分类

**1. 按照卧位的自主性分类**　主动卧位、被动卧位和被迫卧位。

（1）主动卧位（active lying position）　指老年人根据自己意愿采取的最舒适、最随意的卧位，并能随意更换卧位姿势，见于病情较轻、术前、恢复期的老年人。

（2）被动卧位（passive lying position）　指老年人没有变换卧位的能力，躺卧于他人安置的卧位。常见于昏迷、瘫痪、极度衰弱的老年人。

（3）被迫卧位（compelled lying position）　指老年人意识清楚，也有变换卧位的能力，但为了减轻疾病所致的痛苦或因治疗所需而被迫采取的卧位。例如，哮喘急性发作的老年人由于呼吸极度困难而被迫采取端坐位。

**2. 根据卧位的平衡稳定性分类**　稳定性卧位和不稳定性卧位。

（1）稳定性卧位（图10-1）　指支撑面大，重心低，平衡稳定，老年人感到舒适、轻松的卧位，如仰卧位。

（2）不稳定性卧位（图10-2）　指支撑面小，重心高，难以平衡，老年人感到不舒适、肌肉紧张、易于疲劳的卧位。应尽量避免老年人采取不稳定性卧位，如侧卧时两腿伸直的卧位。

**3. 按卧位的姿势分类**　仰卧位、侧卧位、俯卧位、半坐卧位等。

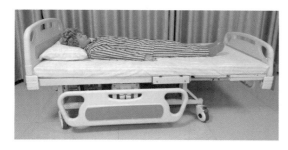 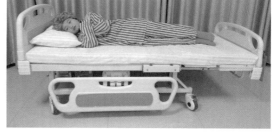

图10-1　稳定性卧位　　　　　　　　　　图10-2　不稳定性卧位

## 二、常用卧位

### （一）仰卧位

**1. 去枕仰卧位**

（1）适用范围　此卧位适用于腰麻或脊髓穿刺的老年人，可防止穿刺后脑脊液从穿刺处漏出而导致颅内压过低引起头痛。此卧位还可用于昏迷或全麻未清醒老年人，防止呕吐物误入气管而引起窒息或吸入性肺炎等肺部并发症。

（2）姿势　将枕头撤去，老年人仰卧，头部与躯干基本在同一平面上，头偏向一侧，两臂放于身体两侧，两腿自然伸直。将枕头横放在床头，床尾放软枕，防止足下垂（图10-3）。

**2. 中凹卧位**

（1）适用范围　此卧位适用于休克老年人。将头胸部抬高可使膈肌下降，有利于呼吸；将下肢抬高，有利于静脉回流而缓解休克症状。

（2）姿势　老年人仰卧，头胸部抬高$10°\sim20°$，下肢抬高$20°\sim30°$（图10-4）。

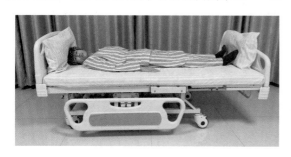 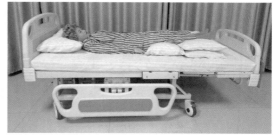

图10-3　去枕仰卧位　　　　　　　　　　图10-4　中凹卧位

**3. 屈膝仰卧位**

（1）适用范围　此卧位适用于腹部检查（使腹部肌肉放松，便于检查）、接受导尿、会阴冲洗等。

（2）姿势　老年人仰卧，头下垫一枕，两臂自然放于身体两侧，两膝屈起，并稍向外分开（图10-5）。

### （二）侧卧位

**1. 适用范围**　此卧位适用于卧床休息、灌肠、肛门检查、臀部肌内注射（上腿伸直，下腿弯曲）、胃镜检查（左侧卧位，便于沿胃小弯走行入胃）、肠镜检查。平侧卧位交替还可用于预防压力性损伤，避免局部组织长期受压。

**2. 姿势** 老年人侧卧，身体与床面成30°～45°角，一手屈曲放于枕旁，另一手放于胸前；两腿分开放置，上腿屈曲在前，下腿稍伸直；在膝关节之间、背后及胸腹前垫软枕。放置软枕的目的是增加稳定性，使老年人感到舒适和安全（图10-6）。

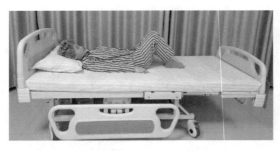 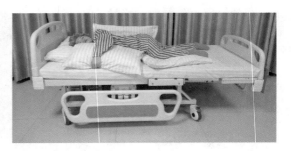

图10-5　屈膝仰卧位　　　　　　　　　　　图10-6　侧卧位

### （三）俯卧位

**1. 适用范围** 此卧位适用于胃肠胀气所致的腹痛，腰背部检查或胰、胆管造影检查，腰、背、臀部有伤口或脊椎手术后不能平卧或侧卧的老年人。

**2. 姿势** 老年人俯卧，头偏向一侧，两臂屈曲放于头的两侧，两腿自然伸直，在胸下、髋部及踝部垫软枕（图10-7）。

### （四）半坐卧位

**1. 适用范围** 此卧位适用于恢复期体质虚弱的老年人，采用该体位有利于向站立位过渡。腹腔、盆腔手术后或有炎症的老年人，采取该体位可使腹腔渗出液流向盆腔，使感染局限，防止感染向上蔓延引起膈下脓肿，且腹部术后采用该体位还可减轻腹部切口缝合处的张力从而有利于伤口愈合。心肺疾病所致的呼吸困难老年人，采用半坐卧位可缓解呼吸困难症状。面部、颈部手术后的老年人，采用半坐卧位可减少局部出血。

**2. 姿势** 老年人仰卧，床头抬起40°～50°，床尾摇起15°～20°或者膝下放软枕，并在足底垫软枕，防止老年人身体下滑。放下时，先摇平膝下支架，再摇平床头支架（图10-8）。

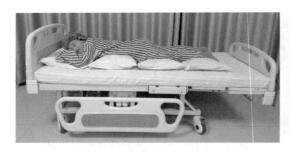 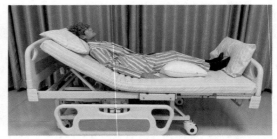

图10-7　俯卧位　　　　　　　　　　　图10-8　半坐卧位

### （五）端坐位

**1. 适用范围** 此体位适用于急性肺水肿、心包积液、心力衰竭及支气管哮喘发作的老年人。

**2. 姿势** 老年人端坐于床上，床头摇起60°～70°，床尾摇起15°～20°，身体前倾伏于跨床小桌上或背部垫软枕，向后倚靠（图10-9）。

### （六）头低足高位

**1. 适用范围** 此体位适用于肺底部有分泌物需行体位引流的老年人，有利于液体流出。下肢牵引的老年人（如胫骨牵引、跟骨牵引），可利用人体重力作为反牵引力。此体位会使老年人感到不舒适，不宜长时间使用，尤其注意的是颅内高压老年人禁用该体位。

**2. 姿势** 老年人仰卧，床尾用支托物垫高15～30cm，或根据具体病情而定，床头横立一软枕（图10-10）。

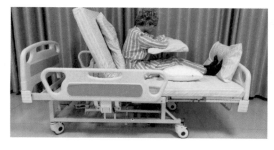

图10-9 端坐位

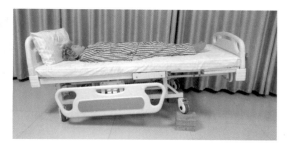
图10-10 头低足高位

### （七）头高足低位

**1. 适用范围** 此体位适用于行颅骨牵引和颅脑手术后的老年人。

**2. 姿势** 老年人仰卧，床头用支托物垫高15～30cm，或根据具体病情而定，床尾横立一软枕，防止足底触及床栏（图10-11）。

### （八）膝胸卧位

**1. 适用范围** 此体位适用于进行肛门、直肠检查及治疗的老年人。

**2. 姿势** 老年人跪卧，两腿稍分开，小腿平放，大腿和床面垂直，胸部尽可能贴近床面，腹部悬空，臀部抬高，头偏向一侧，两臂屈曲放于头两侧（图10-12）。

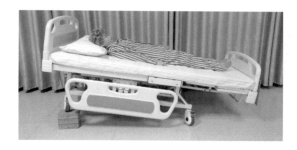
图10-11 头高足底位

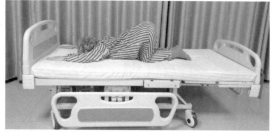
图10-12 膝胸卧位

### （九）截石位

**1. 适用范围** 此体位适用于会阴、肛门部位的检查、治疗或手术，如膀胱镜检查等。

**2. 姿势** 老年人仰卧在特殊的检查床上，臀部齐床沿，两腿分开放在支架上，两手放于胸部或身体两侧。选用该体位时注意遮挡老年人及为其保暖（图10-13）。

## 三、协助老年人翻身侧卧

长期卧床的老年人由于局部组织持续受压，导致血液循环障碍，容易发生压力性损伤；由于呼吸道分泌物不易咳出，容易发生坠积性肺炎；同时由于缺乏适当的活动，也容易发生消化不良、便秘、肌肉萎缩等症状。因此，照护人员应督促长期卧床的老年人经常更换体位，对于活动能力较弱或无自主活动能力者，照护人员应协助其定时变换卧位，保持舒适和安全，预防并发症的发生。

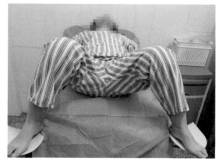
图10-13 截石位

【目的】

1. 更换卧位、增进舒适。

2. 满足治疗、护理、检查需要，如背部皮肤护理，更换床单，整理床单位。

3. 预防并发症，如压力性损伤、坠积性肺炎等。

【评估】

1. 辨识老年人，与老年人沟通交流。

2. 评估老年人的体重、年龄、心理状态，需要更换卧位的原因。

3. 评估老年人的生命体征、意识状况、躯体及四肢活动能力；局部皮肤受压情况；有无骨折牵引等情况。

4. 评估老年人对更换卧位的操作方法、目的的了解程度及配合能力等。

【计划】

1. 环境准备　整洁、安静，室温适宜，光线充足，必要时进行遮挡。

2. 老年人准备　老年人及家属了解更换卧位的目的、过程及配合要点，情绪稳定，愿意配合。

3. 照护人员准备　着装整洁，洗手，视老年人情况决定照护人员人数。

4. 用物准备　根据病情准备软枕、床挡、翻身记录卡等物品。

【实施】　操作流程见表10-1。

**表10-1　协助老年人翻身侧卧操作流程**

| 操作流程 | 操作步骤 | 注意事项 |
|---|---|---|
| 核对、解释 | （1）核对老年人信息，向老年人解释操作目的及注意事项，取得老年人配合 | （1）建立安全感，取得配合 |
| 安置导管 | （2）固定床脚轮<br>（3）将各种导管安置妥当<br>（4）将盖被折叠于床尾或一侧<br>（5）根据病情放平床头支架，拉起对侧床挡 | （2）注意保持导管通畅。防止翻身时导管脱落、移位、扭曲、受压或折叠 |
| 安置老年人 | （6）非偏瘫老年人：照护人员站在老年人一侧，协助老年人仰卧，老年人环抱双臂并放于胸前，向右翻身时，右臂在下左臂在上，向左翻身时与之相反<br>（7）偏瘫老年人：协助老年人头偏向健侧，健侧手拉住患侧手，两臂交叉环抱放于胸前 | （3）环抱双臂放于胸前，可以防止重心分散，减少摩擦力，容易翻身；同时也可避免翻身时将手臂压在身下 |
| 协助翻身 | （8）一人协助老年人翻身侧卧（图10-14）：①将枕头移向近侧，先将老年人的双下肢移近并屈曲，然后再将老年人的肩部、腰部、臀部移向近侧（图10-14A）；②一手扶肩、一手扶膝，轻推老年人转向对侧，使老年人背向照护人员（图10-14B），将软枕垫于老年人背部、胸前和两膝之间，使老年人舒适、安全<br>（9）二人协助老年人翻身侧卧（图10-15）：①甲、乙两位照护人员站在老年人的同一侧，将枕头移向近侧，甲照护人员托住老年人颈肩部和腰部，乙照护人员托住老年人臀部和腘窝，同时将老年人抬起移向近侧；②两位照护人员分别扶住老年人肩、腰臀和膝部，轻推使老年人转向对侧，将软枕垫于老年人背部、胸前和两膝之间<br>（10）二人协助老年人轴线翻身（图10-16）：①老年人去枕、仰卧，将大单小心铺于老年人身体下；②两位照护人员站在病床同侧，抓紧靠近老年人肩、腰、背、髋部、大腿等处的大单，将老年人拉至近侧，拉起床挡；③照护人员转到另一侧，将老年人近侧手臂放到头侧，另一手臂放于胸前，两膝间放软枕；④两位照护人员分别抓紧老年人肩、腰、背、髋部、大腿等处的大单，由一人发出口令，两人动作一致，将老年人整个身体以圆滚轴式翻转至侧卧，面向照护人员<br>（11）三人协助老年人轴线翻身（图10-17）：①由三名照护人员共同完成，第一名照护人员固定老年人头部，纵轴向上略加牵引；第二名照护人员两手分别放于老年人肩、背部；第三名照护人员双手分别放于腰部、臀部。②三名照护人员使老年人头、颈、腰、髋在同一水平线上，移至近侧<br>（12）翻身侧卧，角度不超过60° | （4）适用于体重较轻的老年人：①使老年人尽量靠近照护人员，缩短重力臂以省力；②不可推、拖、拉、拽，以免擦伤老年人皮肤<br>（5）适用于病情较重或体重较重的老年人：①老年人的头部应托持；②两人的动作应协调轻稳；③扩大支撑面，确保卧位安全、舒适、稳定<br>（6）适用于脊椎受损或脊椎手术后，避免翻身时脊椎错位而损脊髓：①照护人员双脚前后分开，微屈膝，扩支撑面，降低重心，有利于节力；②翻转时，勿使老年人身体屈曲以免脊椎错位<br>（7）适用于颈椎骨折的老年人<br>（8）保持老年人脊椎平直 |

续表

| 操作流程 | 操作步骤 | 注意事项 |
|---|---|---|
| 检查安置 | （13）检查并安置老年人肢体各关节处于功能位置；各种管道保持通畅，将软枕放于背部和两膝之间 | — |
| | （14）观察背部皮肤，进行背部护理 | — |
| 洗手、记录 | （15）洗手 | （9）避免交叉感染 |
| | （16）记录 | （10）记录翻身时间和皮肤情况 |

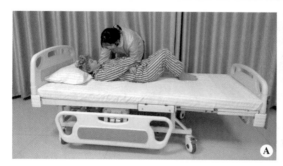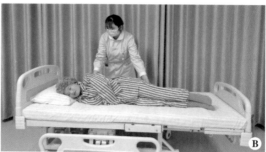

图 10-14　一人协助翻身侧卧

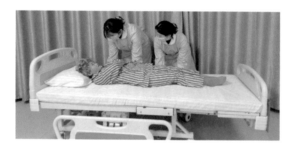

图 10-15　二人协助翻身侧卧

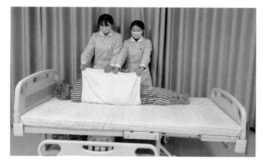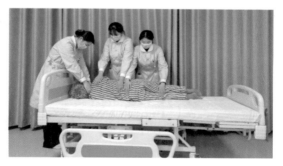

图 10-16　二人协助老年人轴线翻身　　　图 10-17　三人协助老年人轴线翻身

【评价】

1. 老年人安全、舒适、皮肤受压情况得到改善。

2. 照护人员动作轻稳、协调。

3. 照护人员与老年人沟通有效，老年人能有效配合。

## 四、协助老年人床上移动

协助老年人床上移动包括以下几种情况：协助移向床头、协助移向床边、协助坐起、协助站立。

### （一）协助卧床老年人移向床头

卧床老年人可能会出现滑向床尾的情况，尤其是采取半坐卧位时。当老年人不能自行移动时，就需要照护人员协助其移向床头，恢复正确而舒适的卧位。

【目的】　协助滑向床尾而不能自行移动的老年人移向床头，使老年人舒适、安全。

【评估】

1. 辨识老年人，与老年人沟通交流。

2. 评估老年人的年龄、体重、目前的健康状况、需要变换体位的原因。

3. 评估老年人的神志状况、生命体征、躯体和四肢的活动度、手术部位、伤口及引流情况等。

4. 评估老年人的心理状态及合作程度。

【计划】

1. 环境准备　整洁、安静，室温适宜，光线充足，必要时进行遮挡。

2. 老年人准备　老年人及家属了解移向床头的目的、过程及配合要点，情绪稳定，愿意配合。

3. 照护人员准备　着装整洁，洗手，视老年人病情决定照护人员人数。

4. 用物准备　根据病情准备软枕。

【实施】　操作流程见表10-2。

表10-2　协助卧床老年人移向床头操作流程

| 操作流程 | 操作步骤 | 注意事项 |
| --- | --- | --- |
| 核对、解释 | （1）核对老年人信息，向老年人解释操作目的及注意事项，取得老年人配合 | （1）建立安全感，取得配合 |
| 安置导管 | （2）固定床脚轮<br>（3）将各种导管及输液装置等安置妥当，注意保持导管通畅，避免导管脱落<br>（4）将盖被折叠于床尾或一侧<br>（5）根据病情放平床头支架，枕头横立床头，避免碰伤老年人 | （2）注意保持导管通畅。防止翻身时导管脱落、移位、扭曲、受压或折叠<br>（3）注意保护头部，防止头部碰撞床头栏杆而受伤 |
| 协助移位 | （6）一人协助（图10-18）：①嘱老年人仰卧屈膝，双手握住床头栏杆，双脚蹬床面；②照护人员一手托住老年人肩背部，一手托住臀部，抬起老年人的同时，让老年人两臂用力，双脚蹬床面，使其顺势移向床头；③放回枕头，协助老年人取舒适卧位，整理床单位<br>（7）二人协助（图10-19）：①老年人仰卧屈膝。②照护人员分别站床的两侧，交叉托住老年人的肩部和臀部（图10-19A）；或站在床的同侧，一人托住颈肩部及腰部，另一人托住臀部及腘窝（图10-19B），两人同时抬起老年人移向床头。③放回枕头，协助老年人取舒适卧位 | （4）一人协助适用于体重较轻或恢复期半自理的老年人：①老年人的头部应予以托持；②注意节力原则，照护人员双脚前后分开，微屈膝<br>（5）二人协助适用于病情较重或体重较重的老年人<br>（6）老年人的头部应予以托持<br>（7）避免拖拉，以免损伤老年人皮肤<br>（8）两人协助移向床头时，动作应协调，用力要平稳 |
| 检查安置 | （8）检查并安置老年人肢体各关节处于功能位置；各种管道保持通畅 | — |
| 整理、洗手、记录 | （9）整理<br>（10）洗手<br>（11）记录 | （9）避免交叉感染 |

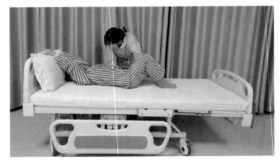

图10-18　一人协助老年人移向床头

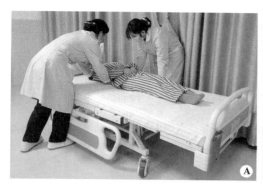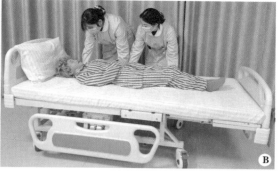

图10-19 二人协助老年人移向床头

【评价】

1. 老年人感觉安全和舒适。

2. 照护人员动作轻稳、协调。

3. 照护人员与老年人沟通有效，老年人能有效配合。

## （二）协助卧床老年人移向床边

【目的】 在协助卧床老年人翻身侧卧等操作中，首先需要将老年人移向床边。

【评估】

1. 辨识老年人，与老年人沟通交流。

2. 评估老年人的体重、年龄、心理状态，需要更换卧位的原因。

3. 评估老年人的生命体征、意识状况、躯体及四肢活动能力；局部皮肤受压情况；有无骨折牵引等情况。

4. 评估老年人对移向床边的操作方法、目的的了解程度及配合能力等。

【计划】

**1. 环境准备** 整洁、安静，室温适宜，光线充足，必要时进行遮挡。

**2. 老年人准备** 老年人了解移向床边的目的、过程及配合要点，情绪稳定，愿意配合。

**3. 照护人员准备** 着装整洁，洗手，视老年人情况决定照护人员人数。

**4. 用物准备** 根据病情准备软枕、床挡、翻身记录卡等物品。

【实施】 操作流程见表10-3。

表10-3 协助卧床老年人移向床边操作流程

| 操作流程 | 操作步骤 | 注意事项 |
| --- | --- | --- |
| 核对、解释 | （1）核对老年人信息，向老年人解释操作目的及注意事项，取得老年人配合 | （1）建立安全感，取得配合 |
| 安置导管 | （2）固定床脚轮<br>（3）将各种导管安置妥当<br>（4）将盖被折叠于床尾或一侧<br>（5）根据病情放平床头支架，拉起对侧床挡 | （2）注意保持导管通畅。防止翻身时导管脱落、移位、扭曲、受压或折叠 |
| 安置老年人 | （6）非偏瘫老年人：照护人员站在老年人一侧，协助老年人仰卧，老年人环抱双臂并放于胸前，向右翻身时，右臂在下左臂在上，向左翻身时与之相反<br>（7）偏瘫老年人：协助老年人头偏向健侧，健侧手拉住患侧手，两臂交叉环抱放于胸前 | （3）环抱双臂放于胸前，可以防止重心分散，减少摩擦力，容易翻身；同时也可避免翻身时将手臂压在身下 |

续表

| 操作流程 | 操作步骤 | 注意事项 |
|---|---|---|
| 协助翻身 | （8）一人协助：①照护人员站在老年人身体一侧；②将枕头移到近侧，慢慢将老年人头部移到枕上；③照护人员两腿分开10～15cm，屈膝以降低重心，保持平衡；④一手经老年人颈下抱住对侧肩部，另一手经老年人臀下抱住对侧髋部，将老年人上半身移向近侧<br>（9）二人协助：①两名照护人员站在床的同侧；②将枕头移至近侧，将老年人头部移至枕头上；③一人托住老年人颈肩部和腰部，另一人托住臀部和腘窝部，两人同时抬起老年人移向近侧 | （4）适用于体重较轻的老年人：①使老年人尽量靠近照护人员，缩短重力臂达到省力；②不可推、拖、拉、拽，以免擦伤皮肤<br>（5）适用于病情较重或体重较重的老年人：①老年人的头部应托持；②两人的动作应协调轻稳 |
| 检查安置 | （10）检查并安置老年人肢体各关节处于功能位置；各种管道保持通畅，将软枕放于背部和两膝之间<br>（11）观察背部皮肤，进行背部护理 | — |
| 洗手、记录 | （12）洗手<br>（13）记录 | （6）避免交叉感染<br>（7）记录翻身时间和皮肤情况 |

【评价】

1. 老年人感觉安全和舒适。

2. 照护人员动作轻稳、协调。

3. 照护人员与老年人沟通有效，老年人能有效配合。

## （三）协助卧床老年人坐起

【目的】 照护人员在协助老年人乘坐轮椅外出、下床活动等前，首先需要协助卧床老年人坐起。

【评估】

1. 辨识老年人，与老年人沟通交流。

2. 评估老年人的体重、年龄、心理状态，需要坐起的原因。

3. 评估老年人的生命体征、意识状况、躯体及四肢活动能力等情况。

4. 评估老年人对坐起的操作方法、目的的了解程度及配合能力等。

【计划】

**1. 环境准备** 整洁、安静，室温适宜，光线充足，必要时进行遮挡。

**2. 老年人准备** 老年人了解坐起的目的、过程及配合要点，情绪稳定，愿意配合。

**3. 照护人员准备** 着装整洁，洗手。

**4. 用物准备** 如果外出，备好外衣、鞋、助行器等必要物品。

【实施】 操作流程见表10-4。

**表10-4 协助卧床老年人坐起操作流程**

| 操作流程 | 操作步骤 | 注意事项 |
|---|---|---|
| 核对、解释 | （1）核对老年人信息，向老年人解释操作目的及注意事项，取得老年人配合 | （1）建立安全感，取得配合 |
| 协助坐起 | （2）扶助老年人从床上坐起：①抬高床头60°，如果是坐移到床边，先按照"移向床边"的方法将老年人身体移向一侧床边；②照护人员站在老年人右侧，双腿分开、屈膝（重心放低）；③一手经颈下抱住老年人对侧肩，另一手扶住老年人对侧髋关节部位，使老年人身体翻动略侧向自己，用手压住老年人近侧肘关节做支撑点，沿自然坐起的运动曲线协助老年人坐起<br>（3）协助偏瘫老年人借助床挡坐起：①抬高床头60°，如果是坐移到床边，先按照"移向床边"的方法将老年人身体移向一侧床边；②协助老年人将患侧手置于胸前，健侧下肢略屈曲，头偏向将要翻身的方向，健侧手抓住床挡，身体翻向健侧，健侧肘部支撑体重，腹部、臀部、下肢顺应翻转方向，沿头部运动曲线坐起，两脚放在床下，上身坐起，双脚稳妥地踏在地上<br>（4）借助绳子坐起：①拴绳子于床的适当位置，为了老年人双腿能用上力，脚底垫上木板或其他硬物；②方法同"借助床挡坐起"，用力拉绳坐起 | （2）抬高床头便于坐起 |

续表

| 操作流程 | 操作步骤 | 注意事项 |
|---|---|---|
| 检查安置 | （5）检查并安置老年人肢体各关节处于功能位置；各种管道保持通畅，将软枕放于背部和两膝之间<br>（6）观察背部皮肤，进行背部护理 | — |
| 洗手、记录 | （7）洗手<br>（8）记录 | （3）避免交叉感染<br>（4）记录翻身时间和皮肤情况 |

【评价】

1. 老年人感觉安全和舒适。

2. 照护人员动作轻稳、协调。

3. 照护人员与老年人沟通有效，老年人能有效配合。

## （四）协助卧床老年人站立

【目的】　照护人员在协助老年人移到轮椅上或下床活动等前，协助卧床老年人坐起后，即需要协助其站立。

【评估】

1. 辨识老年人，与老年人沟通交流。

2. 评估老年人的体重、年龄、心理状态，需要站起的原因。

3. 评估老年人的生命体征、意识状况、躯体及四肢活动能力等情况。

4. 评估老年人对站起的操作方法、目的的了解程度及配合能力等。

【计划】

**1. 环境准备**　整洁、安静，室温适宜，光线充足，必要时进行遮挡。

**2. 老年人准备**　老年人了解站起的目的、过程及配合要点，情绪稳定，愿意配合。

**3. 照护人员准备**　着装整洁，洗手。

**4. 用物准备**　如果移动到椅子或轮椅车上，备好必要物品。

【实施】　操作流程见表10-5。

表10-5　协助卧床老年人站立操作流程

| 操作流程 | 操作步骤 | 注意事项 |
|---|---|---|
| 核对、解释 | （1）核对老年人信息，向老年人解释操作目的及注意事项，取得老年人配合 | （1）建立安全感，取得配合 |
| 穿好鞋袜 | （2）为老年人穿好衣服、鞋袜 | — |
| 协助坐起 | （3）同上协助老年人坐稳 | — |
| 协助站起 | （4）使老年人两脚前后分开，老年人手臂扶在照护人员肩上或在照护人员颈后交叉相握<br>（5）照护人员屈膝，右腿伸到老年人两腿间，抵住老年人患侧膝部，形成良好固定，两手臂环抱老年人腰部并夹紧，两人身体靠近，老年人身体前倾靠在照护人员肩部，照护人员向上用力协助老年人站起<br>（6）轻轻向前扶正老年人腰部，保持稳定姿态 | — |
| 检查安置 | （7）检查并安置老年人肢体各关节处于功能位置<br>（8）各种管道保持通畅，将软枕放于背部和两膝之间 | — |
| 洗手、记录 | （9）洗手<br>（10）记录 | （2）避免交叉感染<br>（3）记录站起时间 |

【评价】

1. 老年人感觉安全和舒适。

2. 照护人员动作轻稳、协调。

3. 照护人员与老年人沟通有效，老年人能有效配合。

# 第2节 轮椅转运技术

**案例 10-2**

李奶奶，78 岁，驼背，经常感觉腰背痛、腿痛，骨密度检查提示重度骨质疏松，医生诊断为骨质疏松症。医生让李奶奶多晒太阳，李奶奶双下肢无力，单独行走困难，照护人员需要满足李奶奶晒太阳的愿望。

问题：1. 怎样照护老年人出去晒太阳？

2. 外出过程中怎样保证老年人安全？

轮椅适用于各种原因导致步行困难的残疾人和行动不便的老年人，是一种主要的代步工具或步行器。对于不能行走但能坐起的老年人、病情许可、可起床活动但需要保存能量的老年人往往需要借助轮椅进行检查、治疗或室外活动，以促进血液循环和体力恢复。使用轮椅前应评估老年人的年龄、体重、病情、病变部位与躯体活动能力，根据老年人状况选择适宜的轮椅。使用前还应检查轮椅的性能是否良好。

## 一、轮椅的种类

轮椅是借助老年人自身力量或外力驱动的、形状类似椅子的四轮车。轮椅主架为铁制或铝制，坐垫部位为耐拉力的纤维制品，一般可由中部折叠，便于搬运和放置。轮椅的基本结构包括轮椅架、轮、刹车装置、靠背、坐垫等。常用的类型有以下几种（图 10-20）。

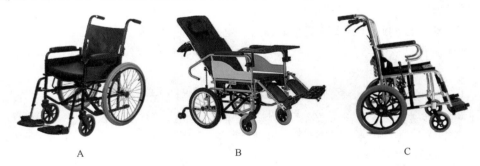

A                    B                    C

**图 10-20 轮椅种类**
A. 普通型轮椅；B. 可调型轮椅；C. 照护型轮椅

**1. 普通型** 驱动轮在后，小轮在前，移动方便，老年人坐在轮椅上可用上臂转动两侧的手轮圈，自己控制行走，室内外均可使用。

**2. 可调型** 轮椅的背部有固定头颈部的软槽，轮椅靠背能抬起和放平。适用于身体虚弱无力、难以支撑身体的老年人。

**3. 照护型** 简单轻便，造价低。照护人员运送老年人时使用。

## 二、轮椅的使用

【目的】

1. 护送不能行走但能坐起的老年人检查、护理或室外活动等。

2. 帮助老年人下床活动，促进血液循环和体力的恢复。

【评估】

1. 辨识老年人。

2. 评估老年人的一般情况，包括病情、意识、体重、损伤的部位及躯体活动能力等。

3. 评估老年人对轮椅运送的认识、心理状态及配合程度等。

4. 评估轮椅各部件的性能是否良好。

【计划】

**1. 环境准备** 环境宽敞，无障碍物。

**2. 老年人准备** 了解轮椅运送的目的、方法和注意事项，能主动配合操作。

**3. 照护人员准备** 着装整洁，修剪指甲，洗手。

**4. 用物准备** 轮椅、毛毯（根据季节酌情准备）、别针，根据需要准备软枕。

【实施】 操作流程见表10-6。

表10-6 轮椅使用操作流程

| 操作流程 | 操作步骤 | 注意事项 |
| --- | --- | --- |
| 检查轮椅 | （1）检查车轮、椅座、椅背、脚踏板、制动闸等各部件性能 | （1）保证安全 |
| 核对、解释 | （2）核对老年人信息，向老年人解释操作目的及注意事项，取得老年人配合 | （2）建立安全感，取得配合 |
| 放置轮椅 | （3）将轮椅靠近老年人身体健侧，轮椅与床成30°～45°角，踩下轮椅制动闸，固定轮椅 | （3）缩短距离，便于老年人坐入轮椅<br>（4）防止轮椅滑动 |
| 扶助起床 | （4）扶老年人坐起，两脚垂于床缘，嘱老年人以手掌撑在床面上维持坐姿，协助老年人穿衣、裤及鞋袜 | （5）询问、观察老年人有无眩晕和不适<br>（6）方便老年人下床 |
| 协助上轮椅 | （5）嘱老年人将双手置于照护人员肩上，照护人员双手环抱老年人腰部，协助老年人下床站立<br>（6）照护人员协助老年人转身，嘱老年人用手扶住轮椅把手，坐于轮椅中<br>（7）后背垫软枕<br>（8）系安全带<br>（9）翻下脚踏板，协助老年人将脚置于脚踏板上 | （7）注意观察老年人病情变化<br>（8）嘱老年人抓紧轮椅扶手<br>（9）叮嘱其尽量往后坐，勿向前倾或自行下轮椅<br>（10）根据室外温度适当地增加衣服、盖被（或毛毯），以免老年人着凉<br>（11）老年人有下肢水肿、溃疡或关节疼痛者，应在脚踏板上垫软枕，抬高双脚，增加舒适度 |
| 整理床单位 | （10）铺暂空床 | — |
| 推轮椅上台阶 | （11）推轮椅上台阶时，要提前告知老年人<br>（12）脚踩踏轮椅后侧的杠杆，抬起前轮，以两后轮为支点，使前轮平稳地移上台阶，再以两个前轮为支点，双手抬高车把，抬起后轮，平稳移上台阶 | （12）翘前轮时，避免过大的震动，保证老年人安全 |
| 推轮椅下台阶 | （13）推轮椅下台阶时要提前告知老年人<br>（14）老年人和照护人员均背向前进方向，照护人员在前，轮椅在后，叮嘱老年人抓好扶手，提起车把，将后轮轻稳地移到台阶下，然后以两后轮为支点，缓慢抬起前轮，将前轮轻轻地移到台阶下 | （13）翘前轮时，避免过大的震动，保证老年人安全 |
| 推轮椅下坡 | （15）推轮椅下坡时，要提前告知老年人<br>（16）老年人和照护人员均背向前进方向，照护人员在前，轮椅在后，叮嘱老年人抓好扶手，缓慢下坡 | （14）推轮椅时下坡应减速，并嘱老年人抓紧扶手，身体尽量向后靠，勿向前倾或自行下轮椅，以防止摔倒 |
| 推轮椅上下电梯 | （17）推轮椅上下电梯时，要提前告知老年人<br>（18）老年人和照护人员均背向前进方向，照护人员在前，轮椅在后。进入电梯后，要及时拉紧车闸 | — |

续表

| 操作流程 | 操作步骤 | 注意事项 | |
|---|---|---|---|
| 协助下轮椅 | （19）将轮椅靠近老年人身体健侧，轮椅与床成30°～45°角，踩下轮椅制动闸，固定轮椅<br>（20）去掉老年人身上毛毯<br>（21）解开安全带<br>（22）协助老年人站起、转身、坐于床缘<br>（23）协助老年人脱去鞋子及外衣，躺卧舒适，盖好盖被 | （15）防止轮椅移动致老年人摔倒<br>（16）可利用轮椅扶手、床缘等协助老年人站立 | |
| 椅归原处 | （24）推轮椅回原处放置 | — | |
| 洗手、记录 | （25）洗手<br>（26）记录 | （17）避免交叉感染<br>（18）记录轮椅使用时间<br>（19）老年人身体状况 | |

【评价】

1. 老年人在运送过程中安全舒适，保暖。

2. 照护人员动作协调、轻稳。

3. 照护人员与老年人沟通有效，老年人能积极配合照护人员操作。

# 第3节　平车转运技术

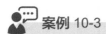 案例 10-3

　　王奶奶，82岁，入住养老机构已有2年有余，生活基本能自理，但今天夜里在如厕时不小心摔倒，老年人诉右髋部疼痛、活动受限，初步诊断为"股骨颈骨折"，需立即转移至医院进行治疗。

　　问题：1. 怎样转移老年人至医院进一步治疗？

　　　　　2. 转移过程中怎样保证老年人安全？

　　平车是养老机构应用较为广泛的运输工具，主要用于神志不清、有严重功能障碍等症状，无法自己移动的老年人，或者是由于治疗和检查而需要保持安静的老年人，需要平车运送出入，做各种检查、治疗等。使用平车时应评估老年人的体重、躯体活动情况、病情与理解合作能力、平车性能是否良好等。

　　【目的】　运送不能起床的老年人入院，做各种特殊检查、治疗、手术或转运。

　　【评估】

　　1. 辨识老年人。

　　2. 评估老年人的一般情况，包括病情、意识、体重、病变部位及躯体活动能力等。

　　3. 评估老年人对平车运送的认识、心理状态及配合程度等。

　　4. 评估平车性能是否完好。

　　【计划】

　　**1. 环境准备**　地面平坦，无障碍物。

　　**2. 老年人准备**　了解平车的作用、搬运方法及配合事项。

　　**3. 照护人员准备**　着装整洁，修剪指甲，洗手。

　　**4. 用物准备**　平车（车上置垫单和枕头），带套的毛毯或棉被。如为骨折老年人，应有木板垫于车上，并将骨折部位固定稳妥；如为颈椎、腰椎骨折老年人或病情较重的老年人，应备有帆布兜或布中单。

　　【实施】　操作流程见表10-7。

表10-7 平车使用操作流程

| 操作流程 | 操作步骤 | 注意事项 |
|---|---|---|
| 检查平车 | （1）检查车轮、车垫、制动闸等各部件性能 | （1）保证安全 |
| 核对、解释 | （2）核对老年人信息，向老年人解释操作目的及注意事项，取得老年人配合 | （2）建立安全感，取得配合 |
| 安置导管 | （3）安置好老年人身上的各种导管 | （3）避免导管脱落、受压或液体逆流 |
| 搬运老年人 | （4）挪动法：①推平车至老年人病室，移开床旁桌、椅，松开盖被；②将平车推至床旁与床平行，紧靠床边，大轮靠近床头，调整平车与床高度一致，制动车闸；③协助老年人将上半身、臀部、下肢依次向平车移动（图10-21）；④协助老年人在平车上躺好，盖好盖被，拉起两侧护栏 | （4）根据老年人病情及体重，确定搬运方法：①挪动法适用于病情许可，能在床上移动的老年人，平车贴近床缘便于搬运，老年人头部枕于大轮端，以减少颠簸带来的不适感，搬运者制动平车，防止平车滑动，协助老年人离开平车回床时，应先移动下肢，再移动臀部、上半身，老年人保暖、舒适，保证老年人安全。②一人搬运法适用于上肢活动自如、体重较轻的老年人，缩短搬运距离，节力，搬运者双脚前后分开、扩大支撑面；略屈膝屈髋，降低重心，增加稳定性。③二人搬运法适用于不能活动、体重较重的老年人，搬运者甲应使老年人头部处于较高位置，减轻不适，抬起老年人时，应尽量使老年人靠近搬运者身体，起到省力作用。④三人搬运法适用于不能活动、体重超重的老年人，搬运者甲应使老年人头部处于较高位置，减轻不适，三人同时抬起老年人，应保持平稳移动，减少意外伤害。⑤四人搬运法适用于颈椎、腰椎骨折和病情较重者，搬运骨折老年人，平车上应放置木板，固定好骨折部位，帆布兜或布中单能承受老年人的体重，防止平车移动，确保老年人安全，搬运者应协调一致，搬运者甲应随时观察老年人的病情变化 |
| | （5）一人搬运法：①推平车至老年人床旁，大轮端靠近床尾，使平车前端与床尾成钝角，制动车闸；②松开盖被，协助老年人穿好衣服；③搬运者一手自老年人近侧腋下伸入至对侧肩部，另一手伸入老年人大腿下，老年人双臂环绕搬运者颈肩部，搬运者抱起老年人（图10-22），稳步移动将老年人放于平车中央，盖好盖被，拉起两侧护栏 | |
| | （6）二人搬运法：①～②同一人搬运法。③搬运者甲、乙两人站在老年人同侧床旁，协助老年人将上肢交叉于腹前。④搬运者甲一手托住老年人头、颈、肩部，另一手托住老年人腰部；搬运者乙一手托住老年人臀部，另一手托住老年人腘窝处（图10-23），两人同时抬起老年人至近侧床缘，再同时抬起老年人，使老年人的身体向照护人员倾斜，并稳步向平车处移动，将老年人放于平车中央，盖好盖被，拉起两侧护栏 | |
| | （7）三人搬运法：①～②同一人搬运法。③搬运者甲、乙、丙三人站在老年人同侧床旁，协助老年人将上肢交叉于股部；④搬运者甲双手托住老年人头、颈、肩及背部，搬运者乙双手托住老年人腰背部、臀部，搬运者丙双手托住老年人腘窝及小腿处（图10-24），三人同时抬起老年人至近侧床缘，再同时抬起老年人，使老年人的身体向照护人员倾斜，并稳步向平车处移动，将老年人放于平车中央，盖好盖被，拉起两侧护栏 | |
| | （8）四人搬运法：①推平车至老年人病室，移开床旁桌、椅，松开盖被，在老年人腰、臀下铺帆布兜或布中单，将老年人双手交叉置于腹前。②将平车推至床旁与床平行，紧靠床边，大轮靠近床头，调整平车与床高度一致，制动车闸。③搬运者甲、乙分别站于床头和床尾，搬运者丙、丁分别站于病床和平车的一侧。④将帆布兜或布中单放于老年人腰、臀部下方。⑤搬运者甲双手托住老年人的头、颈、肩；搬运者乙双手托住老年人的双足；搬运者丙、丁分别抓住帆布兜或布中单的四角（图10-25），四人同时用力，抬起老年人向平车处移动，将老年人轻轻放于平车中央，盖好盖被，拉起两侧护栏 | |
| 整理床单位 | （9）铺暂空床 | （5）保持病室整齐、美观 |
| 运送老年人 | （10）松开平车制动闸，推老年人至目的地 | （6）推送老年人时，照护人员应位于老年人头部随时观察老年人病情变化，进出门时避免碰撞房门 |
| 洗手、记录 | （11）洗手<br>（12）记录 | （7）避免交叉感染<br>（8）记录平车使用时间<br>（9）老年人身体状况 |

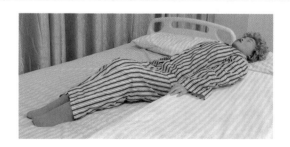

图10-21 挪动法

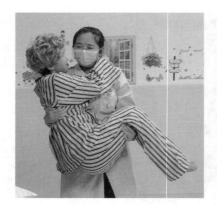

图10-22　一人搬运法

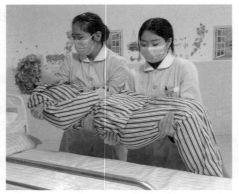

图10-23　二人搬运法

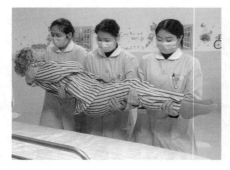

图10-24　三人搬运法

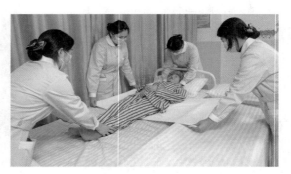

图10-25　四人搬运法

【评价】

1. 老年人在运送过程中安全、舒适，无损伤。

2. 照护人员在搬运过程中能运用人体力学原理，节力、安全，不中断治疗。

3. 照护人员与老年人沟通有效，老年人配合良好。

# 第4节　助行器的选择及使用

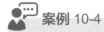 案例 10-4

　　张奶奶，76岁，每天喜欢走路活动，近一个月来，张奶奶感觉走路时双下肢无力，步行时间不能超过15min。为了安全，张奶奶的女儿想为其购买助行器辅助其步行。

　　问题：1. 如何指导张奶奶的女儿为张奶奶购买助行器？

　　　　　2. 使用助行器过程中应注意什么？

　　助行器是辅助下肢功能障碍者行走的器具，包括普通助行架、轮式助行架、拐杖等，适用于下肢功能障碍的残疾人和行动不便的老年人。助行器也可称为步行器、步行架或步行辅助器等。助行器能够辅助身体有残障或因疾病及高龄行动不便的老年人活动，具有帮助老年人保持身体平衡、减少下肢承重、缓解疼痛、辅助行走等功能，有助于改善老年人日常生活活动功能及减少对他人的需要和依赖。

## 一、手杖

　　手杖（图10-26）是一种手握式的辅助用具，常用于不能完全负重的残障者或老年人。手杖可为木制或金属制，木制手杖长短是固定的，不能调整。金属制手杖可依据身高来调整长短。

### （一）手杖的种类及适用对象

**1. 普通手杖**　普通手杖整体呈T字形。轻便简单，携带方便，适用于握力好、上肢支撑力强的老年人，如一般行动不便的老年人。

**2. 支架式手杖**　支架式手杖的特点是上端有支撑手腕的装置，可固定腕部和前臂。适用于腕部支撑力弱或腕关节强直的老年人。

**3. T字形手杖**　T字形手杖的特点是上端呈T字形。有些T字形手杖带软环，加大了手杖与手的接触面积，从而增加了行走时的稳定性。

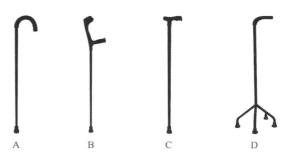

图10-26　手杖的种类

A. 普通手杖；B. 支架式手杖；C. T字形手杖；D. 四脚式手杖

**4. 四脚式手杖**　手杖下端有四个支点，进一步增加了稳定性。适用于稳定性和平衡能力差的老年人，如臂力较弱或上肢患有帕金森病者。但此种手杖携带不便，且在不平坦的道路上难以使用。

### （二）手杖的使用

【目的】

1. 保持身体平衡，减少下肢承重，缓解疼痛，辅助行走。

2. 改善老年人日常生活活动功能。

3. 减少老年人对他人的需要和依赖。

【评估】

1. 辨识老年人，与老年人沟通交流。

2. 评估老年人的性别、年龄、病情、肢体活动能力、意识状态、合作程度等。

【计划】

**1. 环境准备**　整洁、安静、舒适、安全，光线充足。

**2. 老年人准备**　了解操作目的、方法、注意事项及配合要点。

**3. 照护人员准备**　着装整洁，修剪指甲，洗手，戴口罩。

**4. 用物准备**　手杖。

【实施】　操作流程见表10-8。

表10-8　手杖的使用操作流程

| 操作流程 | 操作步骤 | 注意事项 |
| --- | --- | --- |
| 核对、解释 | （1）核对老年人信息，向老年人解释操作目的及注意事项，取得老年人配合 | — |
| 准备工作 | （2）选择手杖<br>（3）检查手杖<br>（4）调整手杖高度<br>（5）为老年人系上保护腰带<br>（6）为老年人讲解、示范训练内容 | （1）手杖质量完好<br>（2）调节手杖高度，应是手臂下垂时从地面到手腕的高度<br>（3）使用手杖时，肘弯曲角度以150°为宜，手杖下端着力点在同侧脚旁15cm处<br>（4）为老年人选择质地柔软的服装和舒适的防滑鞋，便于老年人行走<br>（5）协助老年人活动肢体，尤其是下肢，做好站立和行走的准备<br>（6）向老年人说明，行走时步调与手杖的配合，协助练习步态的协调性及膝部抬起的高度 |

续表

| 操作流程 | 操作步骤 | 注意事项 |
|---|---|---|
| 行走训练 | （7）三点步行训练：①照护人员站在老年人患侧进行保护；②指导老年人伸出手杖，先迈出患足，再迈出健足<br>（8）二点步行训练：①照护人员站在老年人患侧进行保护；②指导老年人同时伸出手杖和患足并支撑体重，再迈出健足<br>（9）上楼梯训练：①照护人员站在老年人患侧后方（一手轻托患侧前臂，一手抓紧腰带）进行保护；②照护人员嘱老年人健侧手持手杖，先把手杖放在一个台阶上，然后迈健足，最后迈患足<br>（10）下楼梯训练：①照护人员站在老年人患侧前方（一手轻托患侧前臂，一手抓紧腰带）进行保护；②照护人员嘱老年人健侧手持手杖下移，再患侧下肢下移，最后健侧下肢下移 | （7）手杖的底端应加橡皮底垫，以增强手杖或拐杖的摩擦力和稳定性来预防老年人跌倒，橡胶底垫应有吸力、弹性好、宽面、有凹槽<br>（8）手杖的底端应经常检查，确定橡皮底垫的凹槽能产生足够的吸力与摩擦力，而且紧栓于手杖的底端<br>（9）无论向哪一个方向移动，都要先移动手杖，调整好重心后再移动脚步<br>（10）手杖与步调要协调，老年人没有完全适应使用手杖前，照护人员要协助<br>（11）道路不平整或移动距离较长时，不宜使用手杖 |
| 整理用物 | （11）协助老年人取舒适体位<br>（12）预约下次训练时间<br>（13）洗手，记录 | — |

【评价】

1. 老年人的活动能力增强，自信提高。

2. 沟通有效。

3. 老年人手杖行走能力得到相应训练。

4. 老年人对训练满意，无不适感。

## 二、拐杖/腋杖

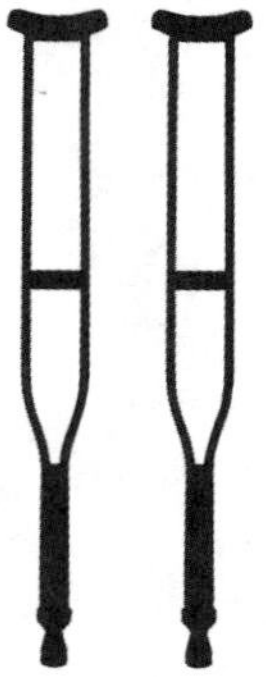

拐杖（图10-27）是用于下肢残疾及下肢疾病老年人长距离行走的辅助用具。其作用是支撑体重、保持平衡、锻炼肌力、辅助行走。适用于下肢骨折、下肢无力、平衡障碍等老年人。为了保证老年人的安全，拐杖的长度必须与老年人的身高相适宜。使用时应调整拐杖，将全部的螺丝拧紧，老年人身体直立，双肩放松，用手握紧把手，肘关节自然弯曲。不正确的姿势会引起背部肌肉酸痛、劳损。另外，不合适的拐杖也会导致腋下受压造成神经损伤、手掌挫伤和跌倒。

拐杖有腋下和手腕两处支撑，稳定性较手杖好，适用于下肢肌张力弱、关节变形或下肢骨折不能支撑体重的老年人。使用拐杖时需要足够的臂力支撑，所以一定要评

图10-27　拐杖

估老年人是否具备使用拐杖的条件。拐杖的使用如下。

【目的】

1. 支撑体重，保持平衡，锻炼肌力，辅助行走。

2. 改善老年人日常生活活动功能。

3. 减少老年人对他人的需要和依赖。

【评估】

1. 辨识老年人，与老年人沟通交流。

2. 评估老年人的性别、年龄、病情、肢体活动能力、意识状态、合作程度等。

【计划】

**1. 环境准备**　整洁、安静、舒适、安全，光线充足。

**2. 老年人准备**　了解操作目的、方法、注意事项及配合要点。

**3. 照护人员准备**　着装整洁，修剪指甲，洗手，戴口罩。

**4. 用物准备**　拐杖。

【实施】 操作流程见表10-9。

**表10-9 拐杖的使用操作流程**

| 操作流程 | 操作步骤 | 注意事项 |
| --- | --- | --- |
| 核对、解释 | （1）核对老年人信息，向老年人解释操作目的及注意事项，取得老年人配合 | （1）使用拐杖时，老年人意识必须清醒，一般情况良好、稳定<br>（2）老年人的手臂、肩部或背部应无伤痛，以免影响手臂的支撑力 |
| 准备工作 | （2）选择拐杖<br>（3）检查拐杖<br>（4）调整拐杖高度<br>（5）为老年人系上保护腰带<br>（6）为老年人讲解、示范训练内容 | （3）根据老年人的具体情况选择使用单侧或双侧拐杖<br>（4）拐杖质量完好<br>（5）调节拐杖高度，以老年人身高的77%为宜（或站立时拐杖上端到腋窝下3～4横指的高度），下端着地点为同侧足前外方10cm处。拐杖上端接触腋窝处要有软垫，下端要有防滑橡胶帽，橡胶帽一旦磨破，应立即更换<br>（6）老年人宜穿平底鞋，衣服要宽松合身便于老年人行走<br>（7）协助老年人活动肢体，尤其是下肢，做好站立和行走的准备<br>（8）向老年人说明行走时步调与拐杖的配合，协助练习步态的协调性 |
| 操作程序 | （7）指导老年人握住拐杖，将上端放于腋下，支撑上身。挂拐杖时，肘部适宜的弯曲角度为150°<br>（8）4点步行法：先伸出左侧拐杖，迈出右脚，再伸出右侧拐杖，最后迈出左脚<br>（9）3点步行法：先将两侧拐杖同时伸出，双侧拐杖先落地，后迈出患侧脚，最后再将健侧脚伸出<br>（10）2点步行法：一侧拐杖和对侧脚作为第一着地点同时移向前方，另一侧拐杖和另一侧脚再向前伸出作为第二着地点<br>（11）摆过步：两侧拐杖同时伸向前方，身体重心移向前方。用拐杖支撑，悬空身体，借助人体重力，两腿向前甩动约30cm，不能向前甩动过远，否则会失去重心、跌倒。着地平稳后，再同时移动拐杖到身体两侧，使用者在没有达到熟练之前，应有专人看护，以免跌倒受伤 | （9）拐杖的底端应加橡皮底垫，以增强拐杖或拐杖的摩擦力和稳定性来预防老年人跌倒，橡胶底垫应有吸力、弹性好、宽面、有凹槽<br>（10）拐杖与步调要协调，老年人没有完全适应使用拐杖前，照护人员要协助<br>（11）道路不平整或移动距离较长时，不宜使用拐杖 |
| 整理用物 | （12）协助老年人取舒适体位<br>（13）预约下次训练时间<br>（14）洗手，记录 | |

【评价】

1.增强老年人的活动能力，提高老年人的自信。

2.沟通有效，老年人手杖行走能力得到相应训练。

3.老年人对训练满意，无不适感。

### 三、步行器

步行器（图10-28）适用于肌张力弱、行走时稳定性差的老年人。步行器与手杖相比稳定性强，更为安全。使用前提是老年人要有判断力和较好的视力，在步行器的支持下能够行走，不会发生危险。有的步行器还需有较强臂力。照护人员要根据老年人的实际情况选择不同的步行器。

#### （一）步行器的种类及适应对象

**1. 四轮式步行器** 适用于迈步有困难的老年人。因有轮子，可随时拉动到床旁，让老年人缓慢移至步行器。但由于轮子容易滑动，用力方向不对时，老年人有可能扑出而发生危险，要特别注意。

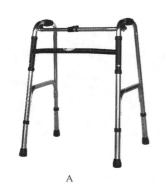 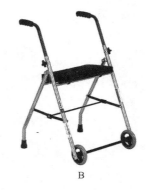

A                          B

**图 10-28　步行器类型**

A. 提抬式步行器；B. 两轮式步行器

**2. 提抬式步行器**　与四轮式步行器相比，提抬式步行器稳定性强，行走时老年人要提起步行器放到自己正前方的适宜位置，再向前移动身体。站立时具有稳定性的老年人才可应用此种步行器。

**3. 两轮式步行器**　介于以上两种步行器之间，取以上两种步行器的优点，行走时先使用轮子部分将步行器前移，身体移动时用步行器的支点着地，既具有稳定性，也方便推移。

## （二）步行器的使用

【目的】

1. 支撑体重，保持平衡，锻炼肌力，辅助行走。

2. 改善老年人日常生活活动功能。

3. 减少老年人对他人的需要和依赖。

【评估】

1. 辨识老年人，与老年人沟通交流。

2. 评估老年人的性别、年龄、病情、肢体活动能力、意识状态、合作程度等。

【计划】

**1. 环境准备**　整洁、安静、舒适、安全，光线充足。

**2. 老年人准备**　了解操作目的、方法、注意事项及配合要点。

**3. 照护人员准备**　着装整洁，修剪指甲，洗手，戴口罩。

**4. 用物准备**　步行器。

【实施】　操作流程见表 10-10。

**表 10-10　步行器的使用操作流程**

| 操作流程 | 操作步骤 | 注意事项 |
|---|---|---|
| 核对、解释 | （1）核对老年人信息，向老年人解释操作目的及注意事项，取得老年人配合 | （1）使用步行器时，老年人要有判断力和较好的视力<br>（2）老年人必须有较强的臂力<br>（3）不要在地面不平整的场所使用，以免发生危险 |
| 准备工作 | （2）选择步行器<br>（3）检查步行器<br>（4）调整步行器高度<br>（5）为老年人讲解、示范训练内容 | （4）根据老年人的实际情况选择不同步行器<br>（5）检查步行器是否完好，连接处有无松动。确保性能良好后才可使用<br>（6）根据老年人的身高和需要调节步行器的高度，一般以老年人上臂弯曲90°为宜<br>（7）老年人宜穿平底鞋，衣服要宽松合身便于老年人行走，协助老年人活动肢体，尤其是下肢，做好站立和行走的准备<br>（8）向老年人说明行走时步调与步行器的配合，协助练习步态的协调性 |

续表

| 操作流程 | 操作步骤 | 注意事项 |
|---|---|---|
| 行走训练 | （6）指导老年人前臂放在步行器扶手上支撑部分体重，身体略向前倾<br>（7）提起助行架放在前方25～30cm处<br>（8）向前迈一步，落在助行架两后足连线水平附近，如一侧下肢肌力较弱则先迈弱侧下肢<br>（9）迈另一侧下肢 | （9）使用两轮式步行器时提起助行器后部向前推进，双下肢交替迈步<br>（10）使用四轮式步行器时，双手握持扶手，双下肢交替迈步，老年人应具有控制手闸的能力<br>（11）老年人没有完全适应使用步行器前，照护人员要协助<br>（12）道路不平整或移动距离较长时，不宜使用步行器 |
| 整理用物 | （10）协助老年人取舒适体位<br>（11）预约下次训练时间<br>（12）洗手，记录 | （13）使用步行器要循序渐进，逐步适应 |

【评价】

1. 增强老年人的活动能力，提高老年人的自信。

2. 沟通有效，老年人使用步行器行走能力得到相应训练。

3. 老年人对训练满意，无不适感。

# 第5节　保护具的使用

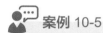

案例10-5

　　李奶奶，80岁，生活不能完全自理。今天早上，照护人员发现李奶奶精神不振，不爱说话，自诉倦怠。测量生命体征，体温38.0℃。医生诊断为上呼吸道感染，给予口服药物治疗。下午，李奶奶开始出现烦躁不安，口中胡言乱语，再次测量体温为40.1℃。紧急呼叫医生，医生给予降温处理，并叮嘱照护人员注意李奶奶的安全，避免坠床。

　　问题：怎样避免李奶奶发生坠床意外？

　　对于烦躁不安、高热、谵妄的老年人，要防止其发生坠床、撞伤、抓伤他人等意外情况，必须及时、正确地应用保护具，以确保老年人安全，保证治疗、护理顺利进行。常用的保护具有床挡、保护手套、约束带等。

## 一、使用范围

1. 坠床高危老年人，如意识不清、躁动不安等。

2. 视力不清老年人。

3. 认知功能障碍老年人。

4. 易发生压力性损伤者，如长期卧床、极度消瘦、虚弱的老年人。

5. 皮肤瘙痒者，包括全身或局部瘙痒难忍的老年人。

## 二、使用原则

**1. 知情同意原则**　使用保护具前应向老年人及家属解释使用保护具的原因、目的及使用方法，取得老年人及家属的同意和配合后方可使用。

**2. 短期使用原则**　确保老年人安全的同时，只可短期使用。

**3. 随时评价原则**　应随时评价保护具的使用情况，既能满足保护老年人安全，防止坠床、撞伤、血液循环障碍等意外的发生，又能使老年人及家属了解保护具使用的目的，积极配合治疗。

### 三、常用保护具的使用方法

#### （一）床挡的使用

使用床挡是为了防止昏迷、躁动及危重老年人发生坠床等意外。使用前应评估老年人的年龄、病情、意识状态、生命体征、肢体活动情况等。目前，常用的床挡分为多功能床挡、半自动床挡、木杆床挡等。床挡必须两侧同时使用。老年人有躁动时，应在床挡上加衬垫，防止撞伤。对于本身没有床挡的家居床，可利用床上用品或家具充当临时床挡。

**1. 常用床挡的使用**

（1）多功能床挡（图10-29） 使用时插入两边床缘，不用时插入床尾，必要时还可垫于背部，作胸外心脏按压时使用。

（2）半自动床挡 可按需升降（图10-30）。

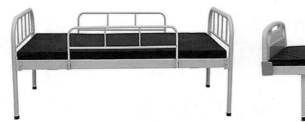
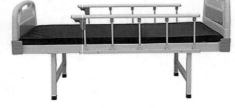

图10-29 多功能床挡　　　　　　　　图10-30 半自动床挡

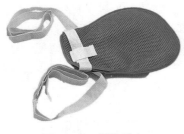

图10-31 保护手套

**2. 临时床挡** 对于没有床挡的床，可将床的一侧靠墙，另一侧靠近床尾处用椅背拦挡，将床头柜下移至床头20cm处，床的两侧分别用枕头或被子拦挡。

#### （二）保护手套的使用

保护手套可用透气的面料制成套状，腕部有抽带，戴脱方便。使用时定时摘下透气，防止出汗导致皮肤破溃。定时协助老年人活动手指，防止关节僵直（图10-31）。

#### （三）约束带的使用

约束带是用来限制身体或身体某部位活动的器具，其目的是防止昏迷、躁动及危重者发生坠床、撞伤、抓伤等意外，确保老年人的安全，保证治疗、护理活动顺利进行。

使用前应评估老年人的年龄、病情、意识状态、生命体征、肢体活动情况、制动部位皮肤色泽、温度及完整性，非制动部位活动能力。老人需要使用约束带的种类和时间。

向老人和家属解释制动的必要性、约束带的作用及使用方法，签署知情同意书，取得配合后，方可使用。

常用约束带包括宽绷约束带、肩部约束带和约束衣、膝部约束带、尼龙搭扣约束带等。使用方法如下。

**1. 宽绷约束带** 手腕部或踝部的约束，可使用宽绷约束带固定。先用棉垫包裹手腕或踝部，再用宽绷约束带打成双套结（图10-32），套在棉垫外稍拉紧，使手腕部或踝部不脱出，松紧度以不影响肢体血液循环为宜，然后将宽绷约束带散开端固定于床沿上。

**2. 肩部约束带和约束衣** 常用于固定肩部，限制老年人坐起。肩部约束带用宽布制成，使用时，将老年人两侧肩部套上袖筒，腋

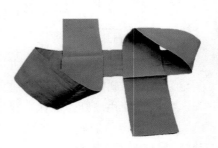

图10-32 双套结

窝衬棉垫，两袖筒上的细带在胸前打结固定，将下面两条较宽的长带系于床头。肩部进行约束固定时，须将枕头立于床头，防止撞伤头部。约束衣（图10-33）使用时，将约束衣穿在老年人的上半身，两条宽带从背后交叉，绕过肩部打结，再系于床头。

**3. 膝部约束带** 常用于固定膝部，限制老年人下肢活动。膝部约束带用宽布制成（图10-34），使用时，两膝、腘窝衬棉垫，将约束带横放于两膝上，宽带下的两头带各缚住一侧膝关节，然后将宽带两端系于床沿。

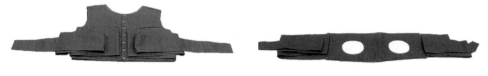

图10-33 约束衣　　　　　　　　　　　图10-34 膝部约束带

**4. 尼龙搭扣约束带** 尼龙搭扣约束带操作简便、安全，便于洗涤和消毒，可以反复使用，已被医院或养老机构广泛应用。可用于固定手腕、上臂、踝部、膝部。约束带由尼龙搭扣和宽布带构成（图10-35），操作时将约束带置于关节处，被约束部位衬棉垫，松紧度要适宜，对合尼龙搭扣后将带子系于床缘。

### （四）支被架的使用

支被架主要用于肢体瘫痪的老年人，防止盖被压迫肢体而造成不适和足下垂等，也可在灼伤者使用暴露疗法时使用，有助于保暖。使用时将支被架罩于防止受压的部位，盖好盖被（图10-36）。

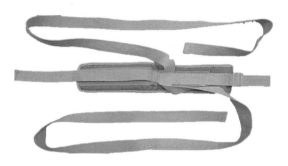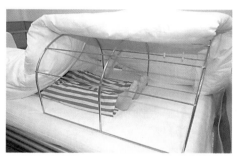

图10-35 尼龙搭扣约束带　　　　　　　　图10-36 支被架

## 四、注意事项

1. 使用保护具时，应严格掌握使用指征，取得老年人及家属的知情同意，维护老年人的自尊。

2. 使用保护具时应保持肢体及各关节处于功能位，协助老年人定时更换体位，保证老年人的安全、舒适。

3. 使用约束带时，其下须垫衬垫，固定松紧适宜，以伸进1～2个手指为标准，定时松解，每2h放松约束带一次。注意观察受约束部位皮肤的颜色、温度、感觉和活动情况，每15min观察一次，发现异常及时处理。必要时进行局部按摩，促进血液循环。

4. 使用保护具的过程中确保老年人能随时与医护人员取得联系，应将呼叫器放在老年人易取到的位置或有专人陪护，保障老年人的安全。

5. 记录使用保护具的原因、开始的时间、观察结果、相应的护理措施及解除约束的时间。

## 自 测 题

**单项选择题**

1. 患者，男，65岁。疑诊腰椎骨折，拟行X线摄片，需平车护送，适合的搬运方法是
   - A. 一人搬运法
   - B. 二人搬运法
   - C. 三人搬运法
   - D. 四人搬运法
   - E. 挪动法

2. 使用约束带时，应注意观察
   - A. 衬垫是否合适
   - B. 体位是否合适
   - C. 约束部位的皮肤颜色
   - D. 约束带是否牢靠
   - E. 老年人是否要如厕

3. 李奶奶，62岁。下肢瘫痪。长期卧床并用盖被保暖。为保护双足功能，可选用的保护具是
   - A. 床挡
   - B. 宽绷约束带
   - C. 肩部约束带
   - D. 支被架
   - E. 约束衣

4. 推平车上下坡时。老年人头部应在高处是因为
   - A. 防止血压下降
   - B. 避免呼吸不畅
   - C. 减轻头部充血不适
   - D. 预防坠车
   - E. 便于观察老年人身体状况

5. 关于老年人保护具的使用，下列说法错误的是
   - A. 保护具不能滥用，可用可不用的情况下应尽量不用
   - B. 保护性制动措施使用前无需征得医生的同意
   - C. 保护性制动措施只宜短期使用
   - D. 约束带松紧应适度
   - E. 使用过程中密切观察老年人的身体状况

6. 二人协助老年人移向床头时，错误的做法是
   - A. 放平床头，老年人取侧卧伸膝
   - B. 照护人员立于床的同侧
   - C. 一人托肩、颈部和腰部，另一人托住老年人臀部和腘窝部，两人同时用力抬起
   - D. 协助老年人取舒适卧位
   - E. 照护人员可站立于床的两侧

7. 协助老年人上下轮椅时，应先（　　）踏脚板。
   - A. 装上
   - B. 拆下
   - C. 翻起
   - D. 打开
   - E. 不动

8. 拐杖上的橡胶帽一旦磨破，应立即
   - A. 用布包住磨破的地方
   - B. 用布包住拐杖端
   - C. 更换新拐杖
   - D. 更换新橡胶帽
   - E. 不用处理

9. 轮椅运送法用于运送（　　）的老年人。
   - A. 体重较重
   - B. 可以行走
   - C. 有一定躯干控制能力
   - D. 下肢无任何支撑能力
   - E. 体重较轻

10. 老年人使用（　　）时一定要有照护人员监护，防止老年人滑倒。
   - A. 有轮步行器
   - B. 无轮步行器
   - C. 手杖
   - D. 拐杖
   - E. 轮椅

11. 一人协助老年人移向床头时，照护人员应（　　）抬起老年人。
   - A. 一手伸入老年人头下，另一手伸入臀部或大腿后面
   - B. 一手伸入老年人肩下，另一手伸入臀部或大腿后面
   - C. 一手伸入老年人颈下，另一手伸入腰部或小腿后面
   - D. 一手伸入老年人肩下，另一手伸入腰部或小腿后面
   - E. 一手伸入老年人肩下，另一手伸入腘窝

12. 床上搬移老年人时，以下注意事项错误的是
   - A. 不可拖拉，要在抬起老年人身体的基础上进行各种搬移动作
   - B. 注意保护好老年人的皮肤
   - C. 两人以上操作时动作应完全一样
   - D. 操作过程中要加强对老年人的观察
   - E. 如果老年人身上有导管，应注意导管的处理

13. 老年人卧床要多长时间翻身一次，并观察老年人的皮肤有无压红、压伤
   - A. 2h
   - B. 2.5h
   - C. 3h
   - D. 4h
   - E. 5h

14. 坐轮椅的正确姿势是
   - A. 手扶轮椅靠背，身体坐于轮椅中间，两侧有一定的活动空间，身体背部向前靠
   - B. 手扶轮椅扶手，身体坐于轮椅中间，两侧有一定的活动空间，身体背部向后靠
   - C. 手扶轮椅扶手，身体坐于轮椅一侧，另一侧有一定的活动空间，身体背部向后靠
   - D. 手扶轮椅扶手，身体坐于轮椅中间，两侧有一定的活动空间，身体背部向前靠
   - E. 手扶轮椅靠背，身体坐于轮椅中间，两侧有一定的活动空间，身体背部向后靠

15. 推轮椅下坡时，照护人员应站在
   - A. 下坡的前面，背对着下坡方向
   - B. 下坡的后面，面对着下坡方向

C. 轮椅的左侧面，右面对着下坡方向

D. 下坡的前面，面对着下坡方向

E. 轮椅的右侧面，左面对着下坡方向

16. 使用拐杖的四点式步态方法为

A. 先移动右侧拐杖、移动右脚、移动左侧拐杖、移动左脚，重复进行

B. 先移动双侧拐杖、移动右脚、移动双侧拐杖、移动左脚，重复进行

C. 先移动左侧拐杖、移动右脚、移动右侧拐杖、移动左脚，重复进行

D. 先移动双侧拐杖、移动左脚、移动双侧拐杖、移动右脚，重复进行

E. 先移动左侧拐杖、移动左脚、移动右侧拐杖、移动右脚，重复进行

17. 下述有关步行器的说法中正确的是

A. 一定要有轮子　　　B. 最少要有两个轮子

C. 一定要有四个轮子　D. 没有轮子也行

E. 必须是两个轮子

18. 使用不带轮步行器时，不正确的做法是

A. 移开床头柜及床尾椅至无妨碍处

B. 协助老年人做好出行前准备

C. 指导老年人站在步行器的中间，将身体重量分配于步行器及健侧脚上

D. 详细指导老年人正确使用步行器

E. 使用前仔细检查连接处有无松动

19. 为老年人进行肩部固定是为了

A. 限制老年人坐起

B. 帮助老年人坐得更好

C. 限制老年人上肢活动

D. 限制老年人头部活动

E. 限制老年人下肢抬起

20. 二人协助将老年人移向床头时，照护人员可立于床的同侧，（　　）抬起老年人。

A. 一人托住老年人的头、胸部，另一人托老年人的臀部、腘窝部

B. 一人托住老年人的头、腰部，另一人托老年人的大腿、小腿部

C. 一人托住老年人的肩、胸部，另一人托老年人的臀部、小腿部

D. 一人托住老年人的肩、腰部，另一人托老年人的臀部、腘窝部

E. 一人托住老年人的头、腰部，另一人托老年人的腘窝

21. 轮椅运送老年人过门槛时，应

A. 左轮先过去，右轮再过去

B. 右轮先过去，左轮再过去

C. 前轮先过去，后轮再过去

D. 后轮先过去，前轮再过去

E. 两人一起将轮椅抬过去

22. 使用手杖的关键点在于

A. 患侧肢着力时同侧手用手杖协助支撑身体前进

B. 健侧肢着力时同侧手用手杖协助支撑身体前进

C. 患侧肢着力时对侧手用手杖协助支撑身体前进

D. 健侧肢着力时对侧手用手杖协助支撑身体前进

E. 手杖主要是辅助行走，不能起到支撑身体作用

23. 使用拐杖的两点式步态方法为

A. 将右侧拐杖及左脚移向前，再将左侧拐杖及右脚向前移，重复进行

B. 将右侧拐杖及右脚移向前，再将左侧拐杖及左脚向前移，重复进行

C. 将双侧拐杖移向前，再将双脚向前移，重复进行

D. 将双脚移向前，再将双侧拐杖向前移，重复进行

E. 将双拐同时伸向前方，平稳后，移动拐杖到身体前方

24. 使用腋窝拐杖时，一定要安装（　　　）的套垫。

A. 坚硬　　　　　　　　B. 结实

C. 柔软　　　　　　　　D. 耐用

E. 牢固

25. 坐轮椅时不应

A. 手扶轮椅扶手

B. 身体坐于轮椅中间

C. 身体两侧紧靠扶手，无一定的活动空间

D. 身体背部向后靠

E. 脚放于踏脚板上

（赵久华）

# 第**11**章
# 老年人安全风险防范处理与急救技术

随着人口老龄化日趋加重，老年人安全问题发生率不断上升。老年人由于年老体衰、智能和感官及运动功能减退，再加上自身控制环境的能力下降，遇到意外和突发状况时往往难以应对。

积极实施老年人的安全照护，要强调主动服务意识，了解哪些老年人容易发生意外，提醒老年人注意环境中的危险因素，纠正不恰当的生活习惯，防患于未然，以提高老年人的生命质量。本节就老年人常见的安全问题及急救照护技术进行介绍。

## 第1节　老年人常见安全风险防范与处理

### 一、气道梗阻

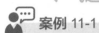

**案例** 11-1

李爷爷，65 岁，和家人共用午餐，进食水煮鸡蛋后立即出现剧烈呛咳，一手捂住颈前喉部，呼吸困难，皮肤发绀，不能讲话。

问题：1. 李爷爷可能出现了什么情况？

2. 老年照护人员应如何进行急救措施？

气道梗阻在日常生活中非常多见，常发生于进食时。部分老年人因咳嗽、吞咽功能差，稍有不慎就可能导致食物或活动的义齿误入呼吸道而引起梗阻。异物进入呼吸道后，大的异物停滞在气道口，小的异物易嵌于支气管。严重的患者因缺氧可很快出现发绀，最终引起意识丧失和心搏、呼吸骤停。早期识别气道梗阻是抢救成功的关键，如超过4min就会危及生命，而且即使抢救成功，也常因脑部缺氧过久而出现失语、智力障碍、瘫痪等后遗症。而超过10min，其损伤几乎不可恢复。

【目的】 立即解除气道梗阻，保持呼吸道通畅。

【评估】 评估老年人身体情况，有无意识不清，是否能够站立或坐起。

【计划】

1. 环境准备　光线充足，室内安静。

2. 老年人准备　清醒者站在照护人员身前，倾身向前，头部略低、张嘴；昏迷者取仰卧位。

3. 照护人员的急救准备　站于清醒老年人身后或双腿跪于昏迷老年人大腿两侧。

【实施】 操作流程见表11-1。

**表11-1　气道梗阻急救操作流程**

| 操作流程 | 操作步骤 | 注意事项 |
| --- | --- | --- |
| 沟通 | （1）请清醒老年人不必恐慌，务必积极配合照护人员的急救 | — |
| 清醒老年人 | （2）若老年人咳嗽或照护人员无法用手指取出喉部异物，则应紧急采取海姆立克急救法，帮助老年人去除气道异物<br>（3）老年人取站立位或坐位<br>（4）照护人员站在老年人身后，双臂分别从两腋下前伸并环抱老年人，将拳头的拇指侧置于老年人肚脐稍上方、远低于胸骨外；用另一只手抓住握起的拳头，快速向内、向上冲击老年人的腹部。反复冲击，直至阻塞物排出为止（图11-1、图11-2） | （1）老年人因胸腹部组织的弹性及顺应性差，故易致腹部或胸腔内脏破裂及出血、肋骨骨折等，故需严格把握冲击力度 |

续表

| 操作流程 | 操作步骤 | 注意事项 |
|---|---|---|
| 意识不清老年人 | （5）不能站立的老年人，就地仰卧，照护人员两腿分开跪于其大腿外侧，双手叠放，用手掌根顶住老年人腹部（脐部上方）（图11-3）<br>（6）有冲击性地、快速地向后上方压迫，然后打开老年人下颌，如异物已被冲出，迅速掏出清理 | （2）对于极度肥胖的老年人，应采用腹部冲击法，姿势不变，将左手的虎口贴在胸骨下端，不要偏离胸骨，以免造成肋骨骨折<br>（3）若老年人已经发生心搏骤停，清除气道异物后立即实施心肺复苏 |
| 操作后 | （7）询问老年人有无不适，检查有无并发症发生 | （4）必要时转送医院继续诊治 |

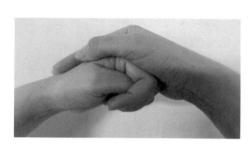
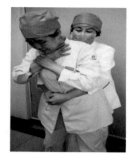
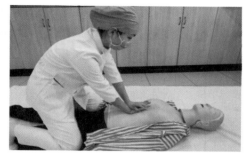

图11-1　握拳手法　　　　图11-2　清醒者的腹部冲击法　　　图11-3　昏迷者的腹部冲击法

【评价】

1. 老年人经过施救后，气道梗阻解除，呼吸顺畅，生命体征平稳。
2. 老年人无并发症发生。

## 二、低血糖

**案例** 11-2

　　刘阿姨，63岁，肥胖。近两个月在16：00易出现心慌、饥饿、手抖现象，进食食物后症状减轻。发作时测血糖为2.7mmol/L。

　　问题：1. 刘阿姨可能出现了什么情况？

　　　　　2. 照护人员应如何进行急救措施？

　　正常情况下，血糖水平在较窄的范围内波动，当平衡被破坏时可引起高血糖或低血糖。低血糖是指血葡萄糖浓度低于2.8mmol/L的病症，可出现饥饿、心悸、冷汗、苍白、乏力，严重者可导致昏迷和死亡。进食、口服或静脉注射葡萄糖后即可缓解。低血糖不是一种独立的疾病，而是多种病因引起的血葡萄糖水平降低。糖尿病老年人血糖浓度≤3.9mmol/L即为低血糖。低血糖纠正以后，一定要查清引起低血糖的原因。老年人低血糖通常是由于糖尿病老年人服用了降糖药物，或者是注射了胰岛素，没有及时进餐、进量过少所导致，也可见于长期不能进食、肿瘤、恶病质的老年人。目前我国糖尿病的发病人数很多，对于低血糖的防治十分重要。

### （一）低血糖的表现

　　低血糖发作时，主要的临床症状有自主（交感）神经过度兴奋症状和中枢神经系统症状。低血糖常呈发作性，发作时间及频度随病因而不同，具体可分为两类。

　　**1. 自主（交感）神经过度兴奋症状**　表现为饥饿、出汗、心悸、紧张、软弱无力、面色苍白、流涎、肢凉震颤、血压轻度升高等。

**2. 中枢神经系统症状** 即脑功能障碍表现。随着低血糖时间的延长和加重，逐渐出现大汗、头晕、头痛、视物模糊、瞳孔散大、精细动作障碍、行为异常和嗜睡，严重者可出现癫痫发作、意识障碍，甚至昏迷等中枢神经功能障碍表现。当血糖快速下降时，则以自主神经过度兴奋症状为主。长期慢性低血糖者多有一定的适应能力，临床表现不太显著，以中枢神经功能障碍表现为主。

### （二）低血糖的诱因

1. 降糖药物药量过大或病情好转时未及时减少剂量。

2. 注射胰岛素后，没有按时进餐或因食欲不好未能进食正常的饮食量。

3. 临时性体力活动量过大，没有事先减少胰岛素剂量或增加食量。

4. 注射胰岛素的部位对胰岛素的吸收不好，使吸收的胰岛素时多时少，发生低血糖。

5. 肾功能不全患者，胰岛素及口服降糖药物在体内半衰期延长，较易发生低血糖。

6. 胰岛素瘤引起大量的胰岛素分泌，导致空腹低血糖，长时间低血糖可造成中枢神经损害。

7. 服用保健药物造成低血糖。

### （三）低血糖的治疗和健康教育

**1. 病因治疗**

（1）老年患者血糖控制不宜太严。空腹血糖不超过7.8mmol/L（140mg/dl），餐后血糖不超过11.1mmol/L（200mg/dl）。避免应用格列本脲，因其半衰期长，容易诱发低血糖；对老年糖尿病患者的胰岛素用量，应从小剂量开始，如无紧急情况，应缓慢调整剂量，每4～5天调整一次。

（2）合并感染、厌食、呕吐、腹泻等，应积极治疗。

（3）照护人员应指导糖尿病患者定期监测血糖。

（4）如果血糖小于5.6mmol/L，应摄入额外的糖类后方可运动，运动时携带糖果及糖尿病卡，以便自救。

**2. 健康教育**

（1）老年人要掌握糖尿病的基本知识，提高对低血糖的认识。熟悉低血糖的症状及自我处理低血糖症状的方法。

（2）胰岛素注射时要剂量准确，严格按操作程序执行。病情较重，无法预料餐前胰岛素用量时，可以先进餐，然后再注射胰岛素，避免胰岛素使用后尚未进食而发生低血糖。

（3）服用降糖药物与注射胰岛素患者应避免过量饮酒。

（4）老年人应随身携带"患者信息卡"和高糖食品。

### （四）为老年人快速测血糖

《中国2型糖尿病防治指南（2020版）》中显示，60岁以上的老年人群糖尿病患病率均接近或超过20%。因此，老年照护人员要掌握为老年人快速测血糖的技术，及时、准确检测老年人血糖情况。

【目的】 检测血糖水平，评价代谢指标，为临床治疗提供依据。

【评估】

1. 评估病情、年龄、意识状态、合作程度、自理能力、心理反应。

2. 评估治疗用药史。

3. 评估影响血糖测量的因素（进食时间、活动、末梢循环及皮肤情况）（表11-2）。

表11-2 低血糖的评估内容

| | | | |
|---|---|---|---|
| 血糖的数值 | _____mmol/L | 末梢血□ | 静脉血□ |
| 发生的时间 | 空腹□ 餐后□ | 夜间□ | 活动后□ |
| 低血糖的诱因 | 降糖药使用不当□ 饮食□ 运动□ 肝病□ 内分泌疾病□ | | |
| | 引起血糖降低药物□ 糖尿病肾病□ 肿瘤□ | | |
| 伴随症状 | _____ | | |
| 自主神经症状 | 心慌□ 出汗□ 饥饿□ 无力□ 手抖□ 视物模糊□ | | |
| 中枢神经症状 | 头痛□ 头晕□ 定向力下降□ 吐词不清□ 精神失常□ | | |
| | 意识障碍□ 昏迷□ | | |
| 生命体征 | 体温_____℃ 脉搏_____次/分 呼吸_____次/分 血压_____mmHg | | |

【解释】

1. 血糖监测的目的、方法、注意事项及配合要点。

2. 询问老年人有无特殊需要。

3. 取得合作：指导老年人清洁双手，指导按摩手指，末梢循环差的将手臂下垂。

【计划】

**1. 照护人员准备** 衣帽整洁。洗手、戴口罩。

**2. 环境准备** 病室安静、整洁。

**3. 用物准备** 医嘱执行单、治疗车、治疗盘、75%乙醇、无菌棉签、快速血糖仪、血糖试纸、一次性采血针、记录单、免洗手消毒液、锐器桶、污物碗。

【实施】 操作流程见表11-3。

表11-3 为老年人快速测血糖操作流程

| 操作流程 | 操作步骤 | 注意事项 |
|---|---|---|
| 核对、解释 | （1）核对老年人信息及血糖监测时间，向老年人解释操作目的及注意事项，取得老年人配合 | （1）至少用2种方法核对 |
| 摆放体位、评估 | （2）协助取舒适体位，评估穿刺部位皮肤情况，手消毒 | — |
| 核对 | （3）调校快速血糖仪代码，确认快速血糖仪与血糖试纸的号码一致，血糖试纸在有效期内 | （2）避免血糖试纸污染 |
| 按摩 | （4）按摩手指 | — |
| 消毒 | （5）75%乙醇消毒穿刺部位（指腹侧面）1次，待干 | — |
| 开机 | （6）打开快速血糖仪，安装血糖试纸，再次核对 | — |
| 采血流程 | （7）一次性采血针紧贴采血部位，穿刺同时左手捏住手指以减轻疼痛，并将使用过的一次性采血针丢弃于锐器桶内 | （3）选择手指指腹两侧穿刺，待血液自然流出，不能挤压，试纸吸血充分 |
| | （8）用无菌棉签弃去第一滴血 | |
| | （9）手持快速血糖仪，血糖试纸测试区向上，将血糖试纸口对准血液，测试区完全变成红色 | |
| 按压穿刺点 | （10）按压穿刺点 | （4）用无菌棉签按压穿刺点1～2min |
| | （11）将快速血糖仪放平，等待检测结果（图11-4） | |
| 正确读数 | （12）正确读取血糖值 | （5）核对并告知 |
| 关机 | （13）撤出血糖试纸条，关机 | — |
| 摆放体位 | （14）协助老年人取舒适体位，整理衣物及床单位，将呼叫器放置伸手可及之处 | （6）异常值及时处理 |
| 整理用物、洗手、记录 | （15）整理并分类处理用物 | — |
| | （16）洗手、记录 | |

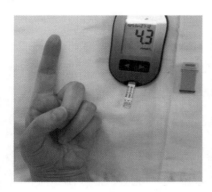

**图11-4 血糖检测技术**

【评价】
1. 老年人对低血糖的认识。
2. 老年人熟悉低血糖的症状及自我处理低血糖症状的方法。
3. 照护人员正确有效处理和照护低血糖老年人。

## 三、烫伤

 **案例 11-3**

王爷爷，62岁，在将开水倒入保温瓶过程中不慎烫伤右手背，有烧灼感，烫伤表面皮肤红肿，有 3cm×5cm 的水疱，疼痛剧烈。

问题：1. 你作为王爷爷的照护人员，如何处理王爷爷的烫伤？
2. 照护人员应如何对老年人进行预防烫伤的健康指导？

烫伤是热液、蒸汽等引起的组织损伤，是热烧伤的一种。烫伤系由湿热造成，损伤组织内含水量较高，近似湿性坏死。热力损伤机体一是破坏皮肤的完整性，使机体失去防御细菌入侵的天然屏障，易招致严重的细菌感染而危及老年人的生命；二是引起全身血容量减少、能量不足和负氮平衡、红细胞丢失、免疫功能降低等各方面的严重紊乱，并可造成多种内脏并发症，甚至发生多器官功能障碍综合征（MODS）而导致死亡。老年人容易发生烫伤，意外事故和日常生活不慎接触热液是造成老年人烫伤的主要原因，照护人员要做好预防宣教，以免发生意外。烫伤程度分期及表现见表11-4。

**表11-4 烫伤程度分期及表现**

| 烫伤分度 | | 局部症状、体征 | 损伤深度及预后 |
|---|---|---|---|
| Ⅰ° 烫伤 | | 局部红、肿、热、痛，有烧灼感，无水疱 | 仅伤及表皮生发层，3～5天愈合，不留瘢痕 |
| Ⅱ° 烫伤 | 浅Ⅱ° 烫伤 | 水疱较大，创面底部肿胀发红，感觉过敏、剧痛 | 伤及真皮的乳头层，2周可愈合，不留瘢痕 |
| | 深Ⅱ° 烫伤 | 水疱较小，皮温稍低，创面呈浅红色或红白相间，感觉迟钝、微痛 | 伤及真皮深层，3～4周愈合，留有瘢痕 |
| Ⅲ° 烫伤 | | 形成焦痂。创面无水疱，蜡白或焦黄色，皮温低，感觉消失 | 伤及皮肤全层，达皮下、肌肉、骨等，2～4周焦痂分离，肉芽组织生长，形成瘢痕 |

【目的】
1. 迅速脱离热源，避免皮肤的完整性继续损伤。
2. 预防感染。
【评估】 评估老年人的意识状态、烫伤程度。
【计划】
1. 环境准备　整洁、安静、舒适、安全，光线充足。
2. 老年人准备　立即脱离热源，以免继续损伤。
3. 照护人员准备　着装整洁，洗手，戴口罩。
4. 用物准备　冰块、毛巾、烫伤膏、温度计。

【实施】 操作流程见表11-5。

表11-5 烫伤急救操作流程

| 操作流程 | 操作步骤 | 注意事项 |
|---|---|---|
| 核对、解释 | （1）核对老年人信息，向老年人解释操作目的及注意事项，取得老年人配合 | （1）确认老年人，取得合作 |
| 处理 | （2）Ⅰ°烫伤：立即将无破损创面伤处浸在凉水中进行"冷却治疗"30min，用烫伤膏涂于烫伤部位，3～5天便可自愈<br>（3）Ⅱ°烫伤：大水疱可用消毒针刺破水疱边缘放水，涂上烫伤膏后包扎，松紧适度<br>（4）Ⅲ°烫伤：用干净布包住创面及时送往医院<br>（5）低温烫伤：会伤及肌肤的深部，如发生低温烫伤，先用凉毛巾或凉水冲一下烫伤处，以达到降温的目的，然后及时送医院处理 | （2）"冷却治疗"可以减轻疼痛，但水温不能低于5℃，以免冻伤<br>（3）若烫伤部位不能将伤处浸泡在冷水中"冷却治疗"时，可将受伤部位用毛巾包好，再在毛巾上浇水，或用冰块冷敷<br>（4）如烫伤严重，不能用生冷水冲洗或者浸泡伤口，否则会引起肌肤溃烂，加重伤势，增加留疤的概率<br>（5）不能在创面上涂紫药水或膏类药物，也不能用酱油或牙膏等涂抹烫伤处，易掩盖伤处，引起烫伤处感染，不利于医护人员处理和观察<br>（6）水疱对皮肤有保护作用，要尽量保护其不被破坏。当水疱张力过大时请专业医护人员进行处理 |
| 整理 | （6）撤去用物，协助老年人摆好体位 | — |
| 洗手、记录 | （7）按六步洗手法洗手<br>（8）记录执行时间和效果 | （7）预防交叉感染<br>（8）便于评价 |

【评价】

1. 照护人员与老年人沟通有效，老年人配合良好。

2. 照护人员及时、准确处理老年人烫伤。

3. 老年人了解预防烫伤的方法。

## 四、跌倒

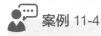 案例 11-4

张爷爷，65岁，下楼梯时不慎从楼梯上跌下，背部及臀部着地，当时感觉腰背部疼痛。照护人员发现后立即赶到现场，老年人神志清楚，生命体征平稳，无恶心、呕吐，臀部感觉疼痛不适。

问题：1. 应马上对老年人进行什么处理？

2. 照护人员怎样指导老年人跌倒后处理？

跌倒是一种突然意外的倒地现象。可发生于任何年龄，但老年人更多见。可导致心理创伤、骨折及软组织损伤等严重后果，影响老年人的心身健康，增加家庭和社会的负担，已成为老年临床医学中一项很受重视的课题。跌倒是一种不能自我控制的意外事件。国际疾病分类（ICD-10）将跌倒分为从一个平面至另一个平面的跌落和同一平面的跌倒两类。

### （一）跌倒评估

老年人跌倒发生率高，是老年人伤残和死亡的重要原因之一。世界卫生组织（WHO）指出，跌倒是老年人慢性致残的第三大原因，每年大约有30%的65岁以上的老年人发生过跌倒，并伴有骨折、软组织损伤和脑部伤害等，因而导致老年人活动受限、医院就诊或死亡。在美国，老年人意外事故中有2/3由跌倒所致，每年因跌倒造成的医疗总费用超过200亿美元；在我国，跌倒是65岁以上老年人首位意外伤害，估算每年将有4000多万老年人发生跌倒。老年人跌倒死亡率随增龄急剧上升，跌倒严重威胁着老年人的身心健康，也增加了家庭和社会的负担。因此，要高度重视老年人跌倒事件，做好老年人跌倒风险评估，预防老年人跌倒。老年人跌倒风险的评估可参照相关的评估量表筛查跌倒风险，常用的量表有老年人跌倒风险评估表（表11-6），也可以使用Morse跌倒风险评估量表（表11-7）或者托马斯跌倒风险评估表。

**表11-6 老年人跌倒风险评估表**

| 运动 | 权重 | 得分 | 睡眠情况 | 权重 | 得分 |
|---|---|---|---|---|---|
| 步态异常/假肢 | 3 | | 多醒 | 1 | |
| 行走需要辅助设施 | 3 | | 失眠 | 1 | |
| 行走需要旁人帮助 | 3 | | 夜游症 | 1 | |
| 跌倒史 | | | 用药史 | | |
| 有跌倒史 | 2 | | 新药 | 1 | |
| 因跌倒住院 | 3 | | 心血管药物 | 1 | |
| 精神不稳定状态 | | | 降压药 | 1 | |
| 谵妄 | 3 | | 镇静催眠药 | 1 | |
| 痴呆 | 3 | | 戒断治疗 | 1 | |
| 兴奋/行为异常 | 2 | | 糖尿病用药 | 1 | |
| 意识恍惚 | 3 | | 抗癫痫药 | 1 | |
| 自控能力 | | | 麻醉药 | 1 | |
| 大便/小便失禁 | 1 | | 其他 | 1 | |
| 频率增加 | 1 | | 相关病史 | | |
| 保留导尿 | 1 | | 精神科疾病 | 1 | |
| 感觉障碍 | | | 骨质疏松症 | 1 | |
| 视觉受损 | 1 | | 骨折史 | 1 | |
| 听觉受损 | 1 | | 低血压 | 1 | |
| 感觉性失语 | 1 | | 药物/乙醇戒断 | 1 | |
| 其他情况 | 1 | | 缺氧症 | 1 | |
| | | | 年龄80岁及以上 | 3 | |

评分标准：低危为1~2分；中危为3~9分；高危为10分及以上

**表11-7 Morse跌倒风险评估量表**

| 项目 | 评价标准 | | 得分 |
|---|---|---|---|
| 1.跌倒史 | 近3个月内无跌倒史 | 0 | |
| | 近3个月内有跌倒史 | 25 | |
| 2.超过1个医学诊断 | 没有 | 0 | |
| | 有 | 15 | |
| 3.行走辅助 | 不需要/完全卧床/有专人扶持 | 0 | |
| | 拐杖/手杖/助行器 | 15 | |
| | 依扶着家具行走 | 30 | |
| 4.静脉输液/置管/使用特殊药物 | 没有 | 0 | |
| | 有 | 20 | |
| 5.步态 | 正常/卧床休息/轮椅代步 | 0 | |
| | 虚弱乏力 | 10 | |
| | 平衡失调/不平衡 | 20 | |
| 6.认知状态 | 了解自己能力，量力而行 | 0 | |
| | 高估自己能力/忘记自己受限制/意识障碍/躁动不安/沟通障碍/睡眠障碍 | 15 | |

评分标准：小于25分为低风险；25~45分为中风险；大于45分为高风险

## （二）跌倒的预防

1. 高风险者放置防跌倒警示标识。

2. 保持地面平整、干燥、无障碍，擦拭地面时放置警示标识，浴室放置防滑垫。

3. 保持充足的照明，睡前开启夜间照明设备。

4. 将呼叫器、水杯及便器等常用物品放在易取处。

5. 协助上下轮椅或平车时，使用制动装置固定车轮。

6. 协助其醒后1min再坐起，坐起1min再站立，站立1min再行走。

7. 有跌倒风险及行动不便者，协助如厕。

8. 服用降压药、降糖药、镇静催眠药或抗精神病药物者，观察意识、血压、血糖及肌力变化。

## （三）发生跌倒的处理

老年人发生跌倒，除了立即全面评估外，还应该给予相关处理。具体处理措施如下。

1. 立即呼救其他医务人员，减轻或消除其对跌倒的恐惧心理。

2. 搬动前先判断其意识、受伤部位、受伤程度及全身状况。

3. 跌倒后意识不清者，密切观察意识及生命体征变化。

4. 对疑有骨折或脊椎损伤者，采取正确的搬运方法。

5. 记录跌倒发生经过，分析发生原因，制订相应的改善措施，避免再次跌倒。

【目的】 老年人跌倒后得到正确、有效的处理和照护。

【评估】 评估老年人意识、性别、年龄、身体状况，是否能够站立或坐起。

【计划】

**1. 环境准备** 整洁、安静、舒适、安全，光线充足。

**2. 老年人准备** 了解操作目的、方法、注意事项及配合要点。

**3. 照护人员准备** 着装整洁，洗手，戴口罩。

**4. 用物准备** 急救包。

【实施】 操作流程见表11-9。

### 表11-9 老年人跌倒的处理操作流程

| 操作流程 | 操作步骤 | 注意事项 |
|---|---|---|
| 沟通 | （1）发现老年人跌倒，立即来到老年人身边，呼叫其他医务人员，同时安慰老年人，减轻或消除老年人对跌倒的恐惧心理 | （1）老年人跌倒后，不要立即扶起，搬动前要先判断老年人意识、受伤部位、受伤程度和全身状况 |
| 处理 | （2）意识清楚老年人处理：①休息：受伤程度较轻者，可扶着或用轮椅将老年人送回病床，嘱其卧床休息并观察；②止血包扎：对于皮肤出现瘀斑者进行局部冷敷，皮肤擦伤渗血者给予包扎；③有外伤、出血者，立即止血、包扎并护送老年人就医；④查看有无肢体疼痛、畸形、关节异常、肢体位置异常等提示骨折的情形，若有或无法判断，则不要随便搬动，以免加重病情，并立即拨打急救电话；⑤问询有无腰、背部疼痛，双腿活动或感觉异常及大小便失禁等提示腰椎损害的情形，若有或无法判断，则不要随便搬动，以免加重病情，并立即拨打急救电话；⑥询问老年人跌倒情况及对跌倒过程是否有记忆，如不能记起跌倒过程，出现记忆丧失、头痛等情况，可能为晕厥甚至脑血管意外，应立即护送老年人就医或拨打急救电话；⑦询问有无剧烈头痛或口角歪斜、言语不利、手脚无力等提示脑卒中的情况，若有，应立即拨打急救电话，不可立即扶起（3）意识不清老年人处理：①紧急求助：指定人员拨打120急救电话；②止血包扎：有外伤、出血者，立即止血、包扎；③保持呼吸道通畅：有呕吐者，将头偏向一侧，并清理口、鼻腔分泌物，保持呼吸道通畅；④抽搐处置：抽搐者，移至平整软地面或身体下垫软物，防止碰伤、擦伤，必要时在上下牙间垫被子角、较厚的衣服等，防止舌咬伤，不要硬掰抽搐肢体，防止肌肉、骨骼损伤；⑤胸外心脏按压：如呼吸、心搏停止，应立即进行胸外心脏按压、人工呼吸等急救措施 | （2）若老年人跌倒后意识不清或意识清醒，但初步判断情况较严重，应立即正确拨打急救电话（3）照护过程中随时观察老年人的意识状态；识别异常情况并及时报告、酌情处理（4）不随意扶起或搬动老年人，特别是疑有骨折或脊椎损伤老年人（5）若需搬动，保证平稳，尽量平卧 |

续表

| 操作流程 | 操作步骤 | 注意事项 |
|---|---|---|
| 洗手、记录 | （4）洗手<br>（5）记录执行时间和效果 | — |

【评价】

1. 照护人员正确、有效处理和照护跌倒老年人。

2. 老年人日常生活需求得到满足。

3. 老年人知道发生跌倒时进行自我保护和减轻伤害的方法。

# 第2节 包 扎 术

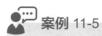 案例 11-5

　　张爷爷，75岁，下楼梯时不慎从楼梯上跌下，手掌及臀部着地。护理人员发现后立即赶到现场，老年人神志清楚，生命体征较平稳，无恶心、呕吐，上肢前臂有明显的皮肤擦伤，臀部感觉疼痛不适。

　　问题：1. 张爷爷出现了什么情况？

　　　　　2. 照护人员应如何进行急救措施？

　　包扎是对伤口用敷料覆盖并加以固定，以达到保护伤口、减少污染和帮助止血的方法。照护人员在照护老年人过程中要掌握为外伤出血老年人包扎止血的技术。常用的包扎物品有绷带和三角巾。这两种包扎物品最实用，用途最广泛。

　　绷带包扎是包扎技术的基础。它可随肢体受伤的部位不同变换包扎方法，用于制动、固定敷料和夹板、加压止血、促进组织液的吸收或防止组织液流失、支撑下肢以促进静脉回流。

　　三角巾的用途较多，可折叠成带状作为悬吊带子或用于肢体创伤及头、眼、下颌、膝、肘、手部较小伤口的包扎；可展开或折成燕尾巾用于包扎躯干或四肢的大面积创伤；也可两块连接成燕尾式或蝴蝶式（两块三角巾顶角连接在一起）进行包扎。

【目的】

1. 包扎时施加压力，可起到止血作用。

2. 保护伤口，避免再损伤与再污染。

3. 固定敷料与夹板。

4. 扶托起伤肢，减轻痛苦，并有心理安慰作用。

【评估】

1. 评估老年人全身情况。

2. 评估老年人受伤部位及严重程度，评估出血属于何种类型（若为大静脉或动脉出血，可直接加压包扎）。

3. 评估老年人情绪状态及合作程度，安慰老年人。

4. 选择敷料。

【计划】

**1.环境准备**　整洁、安静、舒适、安全，光线充足。

**2.老年人准备**　了解包扎的目的、方法、注意事项及配合要点。

**3.照护人员准备**　着装整洁，修剪指甲，洗手，戴口罩。

**4.用物准备**　三角巾、绷带、无菌纱布、生理盐水、免洗手消毒液；生活垃圾桶、医用垃圾桶。

【实施】　操作流程见表11-10。

表11-10　老年人包扎术操作流程

| 操作流程 | 操作步骤 | 注意事项 |
|---|---|---|
| 核对、解释 | （1）核对老年人信息，向老年人解释包扎的目的及注意事项，取得老年人配合 | （1）态度和蔼，语言亲切 |
| 摆放体位 | （2）舒适体位或功能位 | — |
| 消毒止血 | （3）自伤口边缘向外消毒皮肤<br>（4）干净纱布覆盖伤口<br>（5）轻轻按压受伤局部止血<br>（6）胶布横向粘贴两道 | （2）选择合适的包扎用物<br>（3）松紧适宜、牢固可靠 |
| 包扎固定 | （7）绷带加压包扎：环形法（图11-5，蛇形如图11-6）、螺旋法（图11-7、图11-8）、8字形包扎法（图11-9）<br>（8）三角巾包扎：头顶帽式包扎法（图11-10）、上肢悬吊法（图11-11）<br>（9）观察病情变化、出血情况、末梢循环改变 | （4）若出血量少，可用创可贴缠绕固定<br>（5）有出血的伤口加压包扎<br>（6）观察血液循环，骨隆起或凹陷处宜加软垫<br>（7）包扎手法正确：包扎时应由伤口低处向上，通常是由左向右，从下到上进行缠绕。包扎绷带不宜过紧，以免引起局部肿胀也不宜太松 以免滑脱 |
| 整理 | （10）擦拭伤口周围血渍，整理衣物，摆好舒适体位，再次观察老年人 | （8）肢体处于功能位，并告知注意事项 |
| 洗手、记录 | （11）六步洗手法洗手<br>（12）记录执行时间和效果 | （9）预防交叉感染<br>（10）便于评价 |

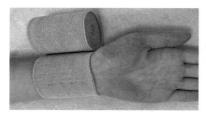

图11-5　环形包扎法

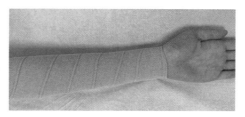

图11-6　蛇形包扎法

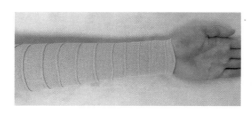

图11-7　螺旋包扎法

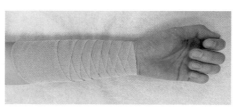

图11-8　螺旋反折包扎法

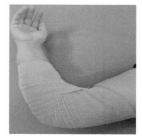

图11-9　8字形包扎法

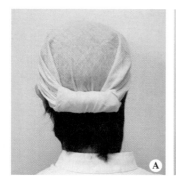

图11-10　头顶帽式包扎法

A.风帽包扎法（后面）；B.风帽包扎法（侧面）

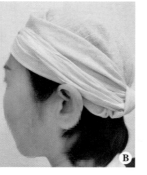

图11-11　上肢悬吊法

【评价】

1. 照护人员正确有效处理和照护老年人。

2. 老年人肢体包扎部位处于功能位，包扎松紧适度，牢固可靠、舒适美观。

3. 老年人日常生活需求得到满足。

# 第3节　心肺复苏

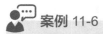 案例 11-6

　　王某，男，75岁，3天前感觉胸闷伴有心悸，休息后症状好转。今日早上晨起突感心前区疼痛，并放射至左肩。在向照护人员陈述病史的过程中，突然晕厥倒地，喘息样呼吸，血压测不出。

　　问题：1. 在现场该怎样处置？

　　　　　2. 心肺复苏的有效指征是什么？

　　心肺复苏是在患者心搏、呼吸骤停后，所采取的力图尽快恢复自主呼吸和循环功能的急救措施。心搏骤停后，血流停止，血氧浓度显著降低，全身组织器官均缺血缺氧，但体内各脏器对缺血缺氧的耐受能力是不同的。正常体温时，中枢神经系统对缺血、缺氧的耐受程度最差，所以在缺血、缺氧时，最先受到损害的是脑组织。一般心搏骤停3～5s，患者即可出现头晕、黑矇；心搏骤停10s左右可引起晕厥，随即意识丧失，或发生阿-斯综合征，伴全身性抽搐。由于尿道括约肌和肛门括约肌松弛，可同时出现大小便失禁；心搏骤停20～30s，由于脑中尚存的少量含氧血液可短暂刺激呼吸中枢，呼吸可呈断续或无效呼吸状态，伴颜面苍白或发绀；心搏骤停60s左右可出现瞳孔散大；心搏骤停4～6min，脑组织即可发生不可逆损害，数分钟后即可从临床死亡过渡到生物学死亡。如及时采取有效的复苏措施，仍能挽救生命，应积极组织抢救。老年人心搏骤停后应立即查看老年人是否还有意识，立即通过心肺复苏及人工呼吸进行抢救。

【目的】

1. 通过实施基础生命支持技术，建立老年人的循环、呼吸功能。

2. 保证重要脏器的血液供应，尽快促进心跳、呼吸功能的恢复。

【评估】　评估病情、意识状态、呼吸、脉搏、有无颈部损伤等情况。

【计划】

**1. 环境准备**　老年人床周围宽敞，必要时用屏风遮挡。

**2. 照护人员准备**　衣帽整洁。

**3. 用物准备**　纱布、弯盘、血压表、听诊器、手表、手电筒、笔、抢救记录单、免洗手消毒液。

【实施】　操作流程见表11-11。

表11-11　心肺复苏术操作流程

| 操作流程 | 操作步骤 | 注意事项 |
|---|---|---|
| 评估、呼救 | （1）环境安全：远离灾害现场等危险环境<br>（2）救治能力：评估自身救助能力<br>（3）意识丧失：检查有无反应。轻拍双肩并在两耳边大声呼叫"您还好吗？"（图11-12）<br>（4）紧急求助：拨打或指定人员拨打120急救电话，如有自动除颤仪（AED），去取AED<br>（5）如果没有反应，检查有无呼吸或呼吸是否正常 | （1）触电者，及时切断电源或用干木棒挑开电线<br>（2）照护人员做好自身防护措施<br>（3）判断意识时禁止摇晃老年人身体<br>（4）有条件者取AED |
| 体位 | （6）使老年人仰卧于硬质平面。若在软床上，胸下必须垫一整块木板 | — |

续表

| 操作流程 | 操作步骤 | 注意事项 |
|---|---|---|
| 心肺评估 | （7）跪于老年人右侧，双腿分开与肩同宽。照护人员可跪于地面<br>（8）检查脉搏，触摸颈动脉搏动（图11-13）<br>（9）解开衣领、腰带等，观察老年人胸腹部有无起伏 | — |
| 胸外心脏按压（图11-14） | （10）按压部位：胸骨中下1/3交界处，位于两乳头连线中点处<br>1）按压姿势：跪于老年人右侧，一手掌根放于老年人胸骨，另一手平行重叠压在其手背上，十指相扣，手指尽量翘起。有节奏地连续按压30次<br>2）按压深度：成人胸骨下陷5～6cm<br>3）按压频率：100～120次/分，按压与放松时间比为1∶1 | （5）按压强调"用力按、快速按、不间断"，按压部位必须正确，否则会导致肋骨骨折、损伤大血管或胃内容物反流等后果<br>1）胸外心脏按压时，必须肘关节伸直，掌根用力，手指翘起不贴胸壁，倾身向前，用身体的力量垂直下压，然后迅速放松，使胸廓充分回弹，但掌根部不离开胸壁<br>2）按压频率适宜者，在15～18s内完成30次按压 |
| 开放气道（图11-15） | （11）清理气道：检查口鼻腔内有无异物，取出活动义齿及异物<br>（12）开放气道：抬头举颏法（图11-15），左手手掌压低前额，右手食指和中指轻抬下颌 | （6）开放气道时，抬下颌的手指切勿按迫气管，应置于一侧下颌角处。抬起下颌使鼻孔朝天（下颌与耳垂连线与水平面垂直） |
| 人工呼吸（图11-16） | （13）吹气动作：用压于前额手的拇指和食指捏住其两侧鼻翼，正常吸气后充分张嘴完全包住老年人口腔并密合，缓缓吹气1s以上，同时眼睛余光观察胸廓明显上抬；放开捏鼻手，胸廓自然回落后第二次吹气，连续吹气2次 | （7）要求：每次吹气量500～600ml，照护人员眼睛余光能看到胸廓明显起伏，吹气（老年人吸气）时间超过1s<br>1）单人复苏按压：通气=30∶2，连续操作5个循环后迅速判断复苏效果<br>2）若旁边有AED，请优先使用 |
| 心理护理 | （14）整理衣服，将头偏向一侧，安抚老年人，予以心理支持和人文关怀，等待救护车到来 | — |

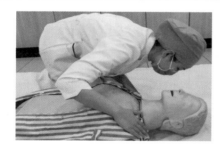

图11-12　判断意识

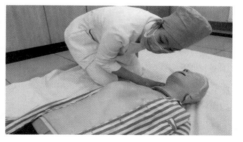

图11-13　检查颈动脉搏动

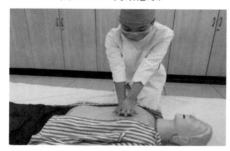

图11-14　胸外心脏按压

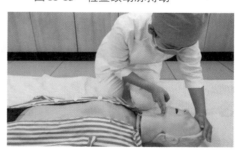

图11-15　抬头举颏法

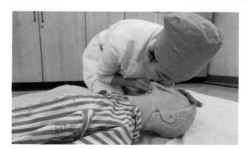

图11-16　口对口人工呼吸

【评价】

1. 老年人呼吸、心跳恢复，暂时脱离生命危险。

2. 老年人没有发生肋骨骨折、窒息、胸腔大出血管损伤等不良后果。

## 自 测 题

**单项选择题**

1. 低血糖是指血糖水平低于
   A. 1.5mmol/L
   B. 2.0mmol/L
   C. 2.8mmol/L
   D. 3.0mmol/L
   E. 3.5mmol/L

2. 以下哪项是糖尿病最基本的病理生理改变
   A. 长期大量高糖饮食
   B. 运动减少
   C. 肥胖
   D. 老年
   E. 胰岛素分泌相对或绝对不足

3. 1型糖尿病与2型糖尿病，最主要的区别在于
   A. 症状轻重不同
   B. 发生酮症酸中毒的倾向不同
   C. 对胰岛素的敏感性不同
   D. 胰岛素的基础水平与释放曲线不同
   E. 血糖稳定性不同

4. 以下关于胸外心脏按压的叙述哪项是错误的
   A. 下压比向上放松的时间长一倍
   B. 按压部位在胸骨中下 1/3 交界处
   C. 按压部位的定位先确定胸骨下切迹
   D. 按压频率为100次/分
   E. 按压与放松时，手不能离开胸骨定位点

5. 判断有无脉搏，下列叙述正确的是
   A. 同时触摸双侧颈动脉
   B. 触摸颈动脉时，不要用力过大
   C. 检查时间不得短于10s
   D. 不能触摸股动脉
   E. 颈动脉搏动点在胸锁乳突肌外缘

6. 成人胸外心脏按压的操作，下列哪项是错误的
   A. 患者仰卧，背部垫板
   B. 急救者用手掌根部按压
   C. 按压部位在患者心尖区
   D. 使胸骨下陷4～5cm
   E. 按压要有节律，100次/分

7. 手法开放气道时，专业急救者人工呼吸常使用的方法是
   A. 抬头举颏法
   B. 双手推举下颏法
   C. 头部前屈法
   D. 举头抬颈法

E. 仰头（面）抬颈法

8. 给外伤老年人实施包扎前先要评估患者，评估的内容不包括
   A. 老年人病情、心理状态
   B. 创面部位、面积、深度，有无骨折及血管损伤
   C. 包扎方法
   D. 受伤场所、原因
   E. 沟通、理解及合作能力

9. 为外伤老年人实施包扎时要告知的内容，下列哪项不对
   A. 包扎的目的
   B. 包扎的方法及操作可能带来的不适
   C. 合作的方法
   D. 包扎后的护理要点
   E. 费用

10. 腹部冲击法自救不适用于
    A. 不完全气道梗阻者
    B. 意识昏迷者
    C. 具有一定救护知识者
    D. 打电话困难者
    E. 不能说话者

11. 气道异物梗阻腹部冲击法用力的方向为
    A. 向内向上
    B. 向内向下
    C. 向外向上
    D. 向外向下
    E. 与腹壁垂直

12. 为完全气道异物梗阻昏迷的老年人行手法救治后异物仍未排出，检查心跳、呼吸已停止，应
    A. 立即CPR
    B. 继续海姆立克急救法施救
    C. 用食指盲目清除口腔异物
    D. 送医院急救
    E. 放弃抢救

13. 烫伤冷疗常用的温度为
    A. 0～50℃
    B. 5～10℃
    C. 10～20℃
    D. 15～20℃
    E. 20～25℃

（马艳华）

康复是综合协调地应用各种措施，以减少病、伤、残者的躯体、心理和社会功能障碍，发挥其最高潜能，提高其生存质量，使其能重返社会的过程。老年康复照护是指以老年人为对象，综合地、协调地应用各种措施，延缓人体老化的进程，最大限度地发挥老年人体内的"残存功能"，支援老年人自立，从而提高老年人养老生活品质的一种服务。为了实现支持和帮助老年人保持"自立"，同时也要帮助失能或半失能老年人恢复"自立"的目的，照护人员要学习并运用康复照护知识和技术，预防或减少老年人功能降低，提升老年人生命和生活质量。照护人员需要了解物理治疗、作业治疗、语言治疗等康复治疗技术，掌握体位摆放等操作手法，在康复专家指导下，制订康复照护计划，鼓励老年人及家属主动参与，按照一定的流程开展工作，提高老年人的自我照护能力。

## 第1节　偏瘫老年人的穿脱衣服训练

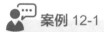

**案例** 12-1

　　王大爷，78岁，1年前因患"脑血栓"而偏瘫，现入住医养结合机构。能正常沟通，自行进食进水，左侧偏瘫，右侧肢体能活动，自行穿脱衣服有困难，可借助四脚拐杖行走。今日凌晨老年人感觉尿急，自行起床如厕，没憋住尿在裤子上。照护人员巡视时发现，给予处理，协助休息。

　　问题：1.怎样指导偏瘫老年人进行穿脱衣服训练？
　　　　　2.怎样指导偏瘫老年人进行穿脱鞋袜训练？

　　偏瘫是指一侧上下肢的运动障碍，有时伴有眼裂以下面肌和舌肌的瘫痪。多由急性脑血管病及其原发病引起。轻度偏瘫虽然尚能活动，但走起路来，往往上肢屈曲，下肢伸直，瘫痪的下肢走一步划半个圈，这种特殊的走路姿势称为偏瘫步态。严重者常卧床不起，丧失生活能力。

　　穿脱衣物是偏瘫老年人日常生活活动（activities of daily living，ADL）中不可缺少的动作，是自我照顾性训练中维持其最基本的生活活动训练的技能之一。ADL是指一个人为了维持生存及适应生存环境而每天必须反复进行的、最基本、最具有共同性的活动，包括进食、更衣、排泄、入浴等生活活动，可分为基础性日常生活活动和工具性日常生活活动。偏瘫老年人因肢体功能障碍，造成衣物穿脱困难，需要照护人员充分评估老年人的认知和配合程度、是否能保持坐位平衡、偏瘫侧肌力的情况等。只要老年人能保持坐位平衡，有一定的协调性和准确性，就应指导其利用残存的功能进行穿脱衣物训练，以尽快获得独立生活的能力。偏瘫老年人进行穿脱衣物训练应循序渐进，量力而行，以老年人不觉得累为准，目标是直至老年人能自行更衣。

🔗 **链 接**　徒手肌力评定分级（MMT grading）

　　徒手肌力的评价方法，从弱到强共分为6级。最常用的是洛维特（Lovett）分级：0级，无可见或可感觉到的肌肉收缩；1级，可触及肌肉轻微收缩，但无关节活动；2级，在消除重力姿势下能做全关节活动范围的运动；3级，能抗重力做全关节活动范围的运动，但不能抗阻力；4级，能抗重力和一定的阻力运动；5级，能抗重力和充分的阻力运动。

### 一、偏瘫老年人衣服选择要求

**1. 衣着质地的选择**　老年人选择内衣一般以柔软、吸水性好、不刺激皮肤的棉织品为主，外衣也可适当选择毛料、化纤织品。

**2. 衣着的款式要求**　老年人衣着款式应宽松、易穿脱、便于活动和变换体位。系扣、带的衣着有利于老年人自己穿脱；套头衫因为不用系扣，对于上肢功能尚可的老年人较为容易穿着；裤子最好是选择带松紧腰带的裤子；鞋大小要合适，且要具有减震、排汗、轻巧、舒适的功能；老年人应选择袜口宽松的棉质袜子。

**3. 衣着的颜色要求**　衣着的颜色以尊重老年人习惯和增强自信心为原则，可建议老年人选择色彩较鲜艳的衣着，显得年轻、更自信。

### 二、偏瘫老年人穿脱衣服训练

【目的】

1. 更换清洁衣服，可促进老年人舒适，减少感染概率。

2. 维护老年人自尊，增加自信。

3. 指导老年人利用残存的功能进行训练，以尽快恢复独立生活的能力。

【评估】

1. 辨识老年人，与老年人沟通交流。

2. 评估老年人的性别、年龄、病情、意识状态、合作程度及穿着习惯。

3. 评估老年人偏瘫侧肢体肌力、视力、关节活动范围、平衡协调能力等。

【计划】

**1. 环境准备**　整洁、安静、舒适、安全，光线充足，温湿度适宜，有隐蔽性。

**2. 老年人准备**　了解操作目的、方法、注意事项、关键步骤及配合要点。

**3. 照护人员准备**　着装整齐，修剪指甲，洗手，戴口罩。

**4. 用物准备**　清洁、合适衣物；必要时备保暖用的小毛毯和披肩、免洗手消毒液、记录本、笔。

【实施】　操作流程见表12-1。

表12-1　偏瘫老年人穿脱衣服训练操作流程

| 操作流程 | 操作步骤 | 注意事项 |
|---|---|---|
| 核对、解释 | （1）核对老年人信息，向老年人解释活动目的及注意事项，取得老年人配合 | （1）酌情关闭门窗，注意保暖<br>（2）将训练用物放置妥当 |
| 偏瘫老年人脱上衣训练 | （2）坐位脱开襟上衣<br>老年人取坐位<br>照护人员站在老年人的健侧进行示范<br>老年人健手解开衣扣（图12-1A），衣领向下拉<br>将患侧衣领拉至肩部（图12-1B）<br>再将健侧衣领拉至肩部<br>两侧上肢自然下滑，甩出健侧衣袖（图12-1C）<br>健手从身后将衣服推至患侧<br>健手脱下患侧衣袖（图12-1D）<br>将换下的污上衣放置于床旁<br>合理安置患手，体位舒适 | （3）老年人应具备坐位和控制平衡的能力，利用偏瘫上肢前臂支撑身体，以平衡偏瘫上肢的肌肉张力。如患侧肌力为0级，脱患侧衣袖时，不可用力过大，最好由照护人员保护肩关节，防止造成肩关节脱位<br>（4）脱衣原则：先脱健侧，再脱患侧<br>（5）开衫、方扣或圆扣、袖子散口的衣服最适于老年人穿着 |

续表

| 操作流程 | 操作步骤 | 注意事项 |
|---|---|---|
| 偏瘫老年人脱上衣训练 | （3）坐位脱套头上衣<br>老年人取坐位<br>照护人员站在老年人的健侧进行示范<br>老年人健手将套头上衣的下端向上拉至胸部（图12-2A），用健手从后拉住衣服后面（图12-2B），从头顶向前脱下衣身部分（图12-2C）<br>脱健侧衣袖（图12-2D）<br>健手脱下患侧衣袖<br>将换下的污上衣放置于床旁<br>合理安置患手，体位舒适 | （6）依据老年人每日训练的实际情况适当给予协助，但不可催促，不能替代 |
| 偏瘫老年人穿上衣训练 | （4）坐位穿开襟上衣<br>老年人取坐位<br>照护人员站在老年人的患侧进行示范<br>展开清洁的开襟衣服，辨别衣身、衣袖领朝前、衣里向外平铺在双膝上，患侧衣袖垂直放于两腿之间<br>老年人使用健手将患侧手臂伸入衣袖内，向上拉起衣袖，露出腕部，提拉衣领至患肩部（图12-3A）<br>身体稍前倾，健手从身后捏住衣领将衣身展开拉至健肩部（图12-3B，关键训练技术）<br>健侧手臂向斜下方或斜上方伸入衣袖（图12-3C）<br>健手将上衣整理平整并系好纽扣（图12-3D）<br>合理安置患手，体位舒适 | （7）穿衣原则：先穿患侧，再穿健侧<br>（8）老年人应具备坐位和控制平衡的能力<br>（9）即使患肢不具活动能力，也应尽量让患肢参与日常活动，以促进患肢功能<br>（10）照护人员站在老年人的患侧，耐心地向老年人讲解穿脱衣服的步骤及操作要点，并为老年人进行示范<br>（11）在进行训练时，照护人员可将复杂的动作分解成若干单一动作，循序渐进，持之以恒 |
| | （5）坐位穿套头上衣<br>老年人取坐位，辨别套头上衣前后面<br>套头上衣前襟向下放于双膝上，露出患侧袖口<br>老年人使用健手将患侧手臂伸入衣袖内（图12-4A），拉到肘部以上，患手露出袖口再穿好健侧衣袖（图12-4B）<br>健手握住衣身前后片下沿至领口处，低头，套过头部（图12-4C）<br>健手将衣身向下拉至平整（图12-4D）<br>合理安置患手，体位舒适 | — |
| 整理用物 | （6）整理衣物 | — |
| 洗手、记录 | （7）按六步洗手法洗手，记录 | — |

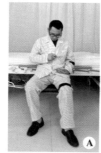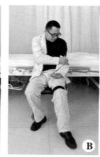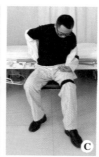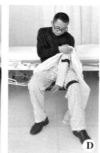

图12-1　偏瘫老年人坐位脱开襟上衣训练

A.健手解开衣扣；B.拉下患侧衣领至肩部；C.甩出健侧衣袖；D.脱下患侧衣袖

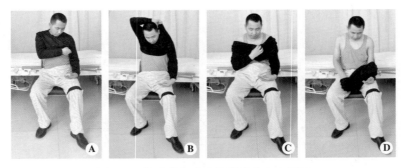

**图 12-2 偏瘫老年人坐位脱套头上衣训练**

A. 健手将上衣下端向上拉至胸部；B. 从后面拉衣服后面；C. 脱下衣身；D. 脱健侧衣袖

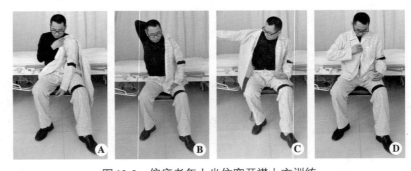

**图 12-3 偏瘫老年人坐位穿开襟上衣训练**

A. 健手将患侧衣袖向上拉至肩部；B. 健手从头后捏住衣领拉向健侧肩部；C. 健侧手臂伸入衣袖；D. 系纽扣

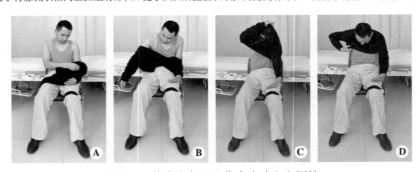

**图 12-4 偏瘫老年人坐位穿套头上衣训练**

A. 健手将患侧手臂伸入衣袖；B. 穿健侧衣袖；C. 健手捏住衣身下沿从领口处套过头部；D. 将衣身向下拉至严整

【评价】

1. 维护了老年人的形象，提高了老年人的自信。

2. 沟通有效，老年人衣服清洁干爽，感觉舒适。

3. 老年人操作轻稳、节力。

## 三、偏瘫老年人穿脱裤子训练

【目的】

1. 为偏瘫老年人更换清洁衣服，促进老年人的舒适，减少感染概率。

2. 维护老年人自尊，增加老年人自信。

3. 指导老年人利用残存的功能进行训练，以尽快恢复独立生活的能力。

【评估】

1. 辨识老年人，与老年人沟通交流。

2. 评估老年人的性别、年龄、病情、意识状态、合作程度及穿着习惯。

3. 评估老年人偏瘫侧肢体肌力、视力、关节活动范围、平衡协调能力等。

【计划】

**1. 环境准备** 整洁、安静、舒适、安全，光线充足，温度适宜，有隐蔽性。

**2. 老年人准备** 了解操作目的、方法、注意事项、关键步骤及配合要点。

**3. 照护人员准备** 着装整齐，修剪指甲，洗手，戴口罩。

**4. 用物准备** 清洁、合适衣物，免洗手消毒液、记录本、笔。

【实施】 操作流程见表12-2。

**表12-2　偏瘫老年人穿脱裤子训练操作流程**

| 操作流程 | 操作步骤 | 注意事项 |
| --- | --- | --- |
| 核对、解释 | （1）核对老年人信息，向老年人解释活动目的及注意事项，取得老年人配合 | （1）酌情关闭门窗，注意保暖<br>（2）将训练用物放置妥当 |
| 安置体位 | （2）协助老年人取适当体位，以便于训练 | |
| 偏瘫老年人脱裤子训练 | （3）坐位脱裤子<br>老年人取坐位<br>健手解开裤带、裤扣（图12-5A）<br>左右移动臀部，将裤腰脱至大腿处（图12-5B）<br>先脱下健侧裤腿（图12-5C），健足着地<br>健手置于患侧腿腘窝处，将小腿抬起交叉放在健侧大腿上，脱下患侧裤腿（图12-5D，关键训练技术）<br>患足着地<br>调整好患侧下肢及患手位置<br>将脱下的裤子，放置于床旁 | （3）老年人应具备坐位和控制平衡的能力<br>（4）脱衣原则：先脱健侧，再脱患侧 |
| | （4）立位脱裤子<br>老年人站立位，健手解开裤带、裤扣（图12-6A）<br>裤子自然下落至脚踝处（图12-6B）<br>先抬起健侧下肢，再抬起患侧下肢，逐一退出裤腿，健腿从地上挑起裤子，放置于床旁 | （5）适用于有良好的动态站位平衡能力的老年人 |
| 偏瘫老年人穿裤子训练 | （5）坐卧位穿裤子<br>掀起棉被，老年人在床上取坐位<br>将清洁裤子辨别正反面平铺于床上<br>健手置于患侧腿腘窝处，将患侧小腿抬起交叉放在健侧大腿上，用健手先穿好患侧裤腿（图12-7A，关键训练技术）<br>健手穿好健侧裤腿（图12-7B）<br>将裤腰向上拉至大腿处<br>调整为仰卧位，屈膝，健侧腿用力蹬脚、悬腰，健手将裤腰向上拉至腰部（图12-7C）<br>系好裤带、裤扣（图12-7D）<br>合理安置患肢，体位舒适 | （6）适用于站位平衡能力差的老年人<br>（7）穿脱裤子不可硬拽，以免损伤老年人皮肤<br>（8）穿裤子时，照护人员首先应辨别裤子反正面，以免穿反 |
| | （6）坐位穿裤子<br>老年人取坐位，辨别清洁裤子正反面<br>健手置于患侧腿腘窝处，将患侧小腿抬起交叉放在健侧大腿上（图12-8A），用健手穿患侧裤腿（图12-8B），将裤腰拉至膝以上<br>放下患腿，全脚掌着地<br>穿健侧裤腿（图12-8C），将裤腰拉至膝以上，全脚掌着地<br>抬臀或站起向上拉至腰部（图12-8D）<br>系好裤带、裤扣<br>合理安置患肢 | （9）坐位时，可选择椅子或床边，应充分评估老年人坐位和控制平衡的能力<br>（10）老年人自行穿裤时，应有照护人员在旁指导及观察，避免意外发生 |
| 整理用物 | （7）整理衣物 | — |
| 洗手、记录 | （8）按六步洗手法洗手，记录 | — |

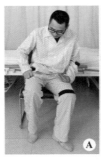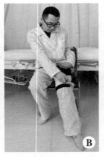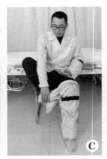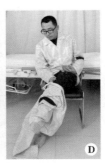

图12-5 偏瘫老年人坐位脱裤子训练

A.健手解开裤带、裤扣；B.移动臀部，脱裤腰至大腿处；C.脱下健侧裤腿；D.脱下患侧裤腿

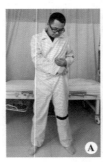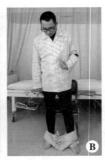

图12-6 偏瘫老年人立位脱裤子训练

A.健手解开裤带、裤扣；B.裤子自然下落

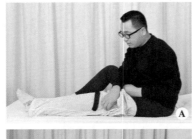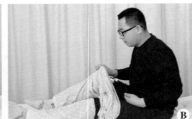

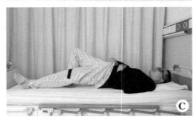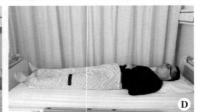

图12-7 偏瘫老年人坐卧位穿裤子训练

A.健手穿患侧裤腿；B.健手穿健侧裤腿；C.卧位屈膝、蹬脚、悬腰，向上拉裤腰；D.系裤带、裤扣

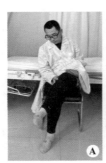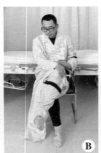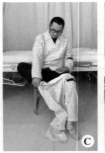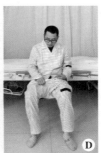

图12-8 偏瘫老年人坐位穿裤子训练

A.健手抬起患侧小腿交叉放于健侧大腿上；B.穿患侧裤腿；C.穿健侧裤腿；D.抬臀拉至腰部

【评价】

1. 老年人感觉清洁、舒适，心情愉快。

2. 老年人能够运用节力原则，操作轻稳，避免跌倒、坠床的发生。

3. 沟通有效，老年人及家属满意。

## 四、偏瘫老年人穿脱鞋袜训练

【目的】

1. 指导偏瘫老年人穿脱鞋袜，促进清洁卫生、舒适，便于活动。

2. 维护老年人自尊，增加老年人自信心。

3. 指导老年人利用残存的功能进行训练，以尽快恢复独立生活的能力。

【评估】

1. 辨识老年人，与老年人沟通交流。

2. 评估老年人的性别、年龄、病情、意识状态、合作程度及穿着习惯。

3. 评估老年人偏瘫侧肢体肌力、视力、关节活动范围、平衡协调能力等。

【计划】

**1. 环境准备** 整洁、安静、舒适、安全，光线充足，温度适宜。

**2. 老年人准备** 了解操作目的、方法、注意事项、关键步骤及配合要点。

**3. 照护人员准备** 着装整齐，修剪指甲，洗手，戴口罩。

**4. 用物准备** 清洁鞋袜、免洗手消毒液、记录本、笔。

【实施】 操作流程见表12-3。

表12-3 偏瘫老年人穿脱鞋袜训练操作流程

| 操作流程 | 操作步骤 | 注意事项 |
| --- | --- | --- |
| 核对、解释 | （1）核对老年人信息，向老年人解释活动目的及注意事项，取得老年人配合 | （1）酌情关闭门窗，注意保暖<br>（2）将训练用物放置妥当 |
| 安置体位 | （2）协助老年人取适当体位，以便于更换鞋袜 | — |
| 偏瘫老年人脱鞋袜训练 | （3）老年人取坐位<br>（4）重心移至患侧，健腿置于患腿上，健手脱下健侧鞋（图12-9A）和袜（图12-9B）<br>（5）放下健腿，全脚掌着地<br>（6）重心移至健侧，双手交叉或用健手从腘窝处将患腿抬起置于健腿上，健手脱下患侧鞋（图12-9C）和袜（图12-9D）<br>（7）放下患腿，全脚掌着地 | （3）坐位时，可选择椅子或床边，应充分评估老年人坐位和控制平衡的能力<br>（4）老年人自行穿脱时，应有照护人员在旁指导及观察，避免意外发生 |
| 偏瘫老年人穿鞋袜训练 | （8）老年人取坐位，检查鞋子内部是否平整，无异物<br>（9）重心移至健侧，双手交叉或用健手从腘窝处将患腿抬起置于健腿上，健手穿上患侧鞋和袜<br>（10）放下患腿，全脚掌着地<br>（11）重心移至患侧，健腿置于患腿上，健手穿上健侧鞋和袜<br>（12）放下健腿，全脚掌着地 | （5）老年人穿鞋时，应避免系鞋带的鞋，可选用拉链、粘扣或松紧鞋<br>（6）当老年人练习穿脱鞋袜时，可在脱下后直接进行穿着，减少因频繁更换体位带来的风险 |
| 整理用物 | （13）整理鞋袜 | — |
| 洗手记录 | （14）按六步洗手法洗手，记录 | — |

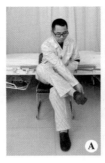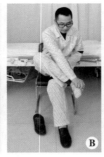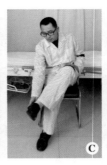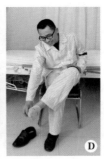

图 12-9　偏瘫老年人坐位脱鞋袜训练

A. 健腿置于患腿上，脱健侧鞋；B. 脱健侧袜；C. 患腿置于健腿上，脱患侧鞋；D. 脱患侧袜

【评价】

1. 老年人感觉清洁、舒适，心情愉快。

2. 老年人操作轻稳，正确运用节力原理，避免跌倒、坠床发生。

3. 老年人及家属获得自行更换鞋袜的方法。

🔗 链 接　穿衣辅具的使用

随着功能辅助器具的不断出现，老年人也可根据自身肢体功能障碍情况，在专业人员的指导下，选择适当的工具协助穿脱衣裤。常见的有穿衣辅具（表 12-4）、穿鞋辅具、拉链辅具、系扣辅具和穿袜辅具等。

表 12-4　穿衣辅具

| 名称 | 作用 |
| --- | --- |
| 系扣钩 | 适用于手指功能障碍老年人使用，可以让系扣、解扣变得更加容易、方便、省力 |
| 穿衣棒 | 棒的一端为 L 形钩，另一端为单钩，使用时用 L 形钩把要穿的衣服拉上，用另一端将要脱的衣服脱掉 |
| 穿袜板 | 由塑料薄板和两条细带组成，薄板放入袜中，使袜口张开撑大，方便脚放入，穿入后把薄板拿出，细带作用是提拉，适用于单手功能障碍、偏瘫的老年人 |
| 穿鞋辅具 | 为关节炎、腰背或腿伤人群设计，穿钩的一端可以用来辅助穿鞋，也可用于从高处的衣橱上取衣物 |

# 第 2 节　床上翻身运动训练

💬 案例 12-2

李大爷，75 岁，一侧肢体偏瘫，意识清楚，言语不清，但可交流。照护人员检查皮肤时，发现李大爷骶尾部皮肤发红，稍感疼痛，询问得知因一侧肢体无力，不会自行翻身，照护人员向李大爷讲解翻身运动的重要性，并协助李大爷进行翻身训练。

　　问题：1. 如何协助偏瘫老年人进行床上翻身训练？

　　　　　2. 翻身训练过程中如何保护老年人的安全？

翻身运动是更换体位的基本活动之一，是指改变卧位时身体与床之间的接触面，是一种功能性的姿势转换。翻身运动能够刺激全身的反应及活动，是重要的治疗性动作。由于疾病的影响，有些老年人丧失了移动能力，为移动障碍的老年人定时更换体位，可预防压力性损伤、坠积性肺炎等并发症。

根据老年人残存功能及病情不同，采取的训练方式也不同，常采用独立翻身及协助翻身两种技术，本节重点介绍偏瘫及截瘫老年人的翻身运动训练。

## 一、独立翻身运动训练

【目的】

1. 老年人能主动变换体位，采取舒适卧位，维持肢体功能。

2. 减轻局部组织受压，保持皮肤完整，避免压力性损伤的发生。

3. 指导老年人掌握动作要领，为进一步康复训练奠定基础。

【评估】

1. 了解老年人的性别、年龄、病情、意识状态及认知程度。

2. 评估老年人有无肢体障碍、肌力、躯干的控制能力及各关节活动度。

3. 评估老年人局部皮肤受压情况。

【计划】

**1. 环境准备** 整洁、安静、舒适、安全，温度适宜，有隐蔽性。

**2. 老年人准备** 了解活动目的、方法、注意事项及配合要点。

**3. 照护人员准备** 着装整洁；洗手，戴口罩。

**4. 用物准备** 翻身记录卡、毛巾、免洗手消毒液、记录本、笔，必要时准备换药盘等物品。

【实施】 操作流程见表12-5。

**表12-5 独立翻身运动训练操作流程**

| 操作流程 | 操作步骤 | 注意事项 |
|---|---|---|
| 核对、解释 | （1）核对老年人信息<br>（2）向老年人解释活动目的及注意事项，取得老年人配合 | （1）酌情关闭门窗，注意保暖<br>（2）态度和蔼，语言通俗易懂 |
| 手的姿势 | （3）博巴斯技术（Bobath technique）（图12-10）：练习双手掌心相对，十指交叉相握，患侧拇指在上 | （3）肘关节应充分伸展 |
| 基本方法 | （4）老年人仰卧于床上，Bobath握手，双手上举，双侧髋、膝屈曲，先向一侧摆动，再向反方向摆动，借助摆动翻向一侧 | （4）拉好床挡，防止坠床 |
| 偏瘫老年人独立翻身运动 | （5）仰卧位向健侧翻身训练<br>老年人仰卧于床上<br>健足从患侧腘窝处插入，沿患侧小腿下滑至足跟处，使健足置于患足下方，健侧屈膝、屈髋（图12-11A）<br>双手Bobath握手上举，并伸直上肢（图12-11A）<br>将双上肢摆向健侧，再摆向患侧，可重复摆动数次，利用上肢摆动的惯性及腰腹肌力量，让上肢和躯干一起翻向健侧（图12-11B）<br>调整好姿势<br>（6）仰卧位向患侧翻身训练<br>老年人仰卧于床上<br>双手Bobath握手，向上伸直上肢，健侧下肢屈髋屈膝（图12-12A）<br>将双上肢摆向健侧，再摆向患侧，可重复摆动数次，借助惯性，将身体翻向患侧（图12-12B）<br>调整好姿势 | （5）不能伸肘的老年人可将患肢屈曲置于胸前，用健手托住其肘部<br>（6）借助身体向健侧转动的同时，用健腿搬动患腿，翻向健侧<br>（7）屈曲健侧下肢使足底平放于床面<br>（8）把头和颈转向患侧，健手抓住患侧床边护栏，再将躯干和腰转向患侧，把骨盆和健腿也转向患侧 |

续表

| 操作流程 | 操作步骤 | 注意事项 |
|---|---|---|
| 截瘫老年人独立翻身运动 | （7）仰卧位向俯卧位翻身训练（以向右侧翻身为例）<br>　　老年人仰卧于床上，双上肢伸展上举，向左右两侧对称性摆动，产生钟摆样运动；向右侧甩动，使左上肢越过身体，以获得下一步向右翻转所需的动力（图12-13A）<br>　　再屈曲头、肩，双上肢迅速从左侧甩向右侧（图12-13B），借助于上肢甩动的惯性，带动躯干和下肢旋转，翻成俯卧位（图12-13C）<br>　　将左前臂支撑于床面，右肩进一步后拉，使左右前臂同等负重将双上肢置于身体两侧（图12-13D）<br>（8）仰卧位向侧卧位翻身训练（以向右侧翻身为例）<br>　　仰卧于床上，将布带系于床架或床栏上，让老年人右侧肘关节屈曲，肘部用力勾住布带，通过屈肘动作带动身体旋转<br>　　将左上肢摆向右侧<br>　　松开布袋，左上肢前伸，完成翻身动作 | （9）固定床的刹车，上好床挡，防止老年人在活动中出现坠床<br>（10）避免躯干扭曲，加重脊柱脊髓损伤<br>（11）第7颈椎完全性损伤者从仰卧位到俯卧位的翻身动作同上，但具备伸肘功能，故较容易完成 |
| 训练时间 | （9）老年人能耐受为宜 | （12）照护人员随时观察老年人的反应及其感受，随时为老年人擦净汗液，避免着凉。发现异常，立即停止训练 |
| 整理用物 | （10）整理床单位及用物 | （13）用物合理处置 |
| 洗手记录 | （11）按六步洗手法洗手，记录 | （14）预防交叉感染 |

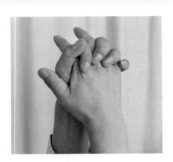

图 12-10　Bobath 握手

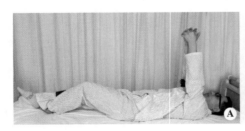 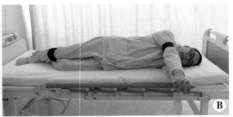

图 12-11　偏瘫老年人仰卧位向健侧独立翻身训练

A. 健足置于患足下，健侧屈膝、屈髋，Bobath 握手并伸直上肢；B. 借助上肢摆动惯性，翻向健侧

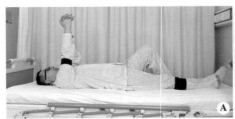 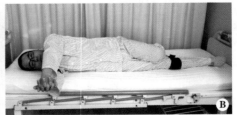

图 12-12　偏瘫老年人仰卧位向患侧独立翻身训练

A. 健侧屈膝、屈髋，Bobath 握手并伸直上肢；B. 借助上肢摆动惯性，翻向患侧

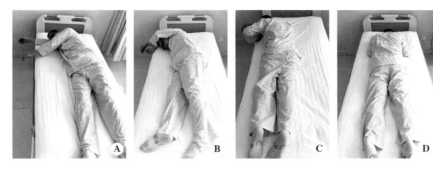

**图12-13　截瘫老年人仰卧位向俯卧位独立翻身训练**

A.借助上肢摆动惯性，使左侧上肢越过身体；B.屈头、肩，双上肢从左侧甩向右侧；C.躯干和下肢翻转为俯卧位；D.双上肢置于身体两侧

【评价】

1. 老年人掌握独立翻身技术。

2. 老年人训练动作准确、规范，持续提升自理能力。

3. 老年人翻身过程中无继发性损伤发生。

4. 老年人无压力性损伤、预防坠积性肺炎、肌肉萎缩等并发症发生。

## 二、协助老年人翻身运动训练

【目的】

1. 协助老年人变换体位，维持肢体功能。

2. 减轻局部组织受压，维持皮肤完整，避免压力性损伤的发生。

3. 预防坠积性肺炎、肌肉萎缩等并发症。

4. 为老年人进行独立翻身训练建立基础，逐步提高自理能力。

【评估】

1. 了解老年人的性别、年龄、体重、病情、意识状态及认知程度。

2. 评估老年人有无肢体障碍、肌力、躯干的控制能力及各关节活动度。

3. 评估老年人局部皮肤受压情况。

【计划】

**1.环境准备**　整洁、安静、舒适、安全，温度适宜，有隐蔽性。

**2.老年人准备**　了解活动目的、方法、注意事项及配合要点。

**3.照护人员准备**　着装整齐，洗手，戴口罩。

**4.用物准备**　翻身记录卡、毛巾、免洗手消毒液、记录本、笔，必要时准备换药盘等物品。

【实施】　操作流程见表12-6。

**表12-6　协助老年人翻身运动训练操作流程**

| 操作流程 | 操作步骤 | 注意事项 |
| --- | --- | --- |
| 核对、解释 | （1）核对老年人信息<br>（2）向老年人解释活动目的及注意事项，取得老年人配合 | （1）酌情关闭门窗，注意保暖<br>（2）态度和蔼，语言通俗易懂 |
| 协助偏瘫老年人<br>　翻身运动 | （3）仰卧位向健侧翻身训练<br>　老年人仰卧于床上，照护人员站于健侧（图12-14A）<br>　照护人员协助老年人患侧上肢屈曲置于胸前，用健手托住患侧肘部<br>　照护人员协助老年人患侧的腿部交叉地放在健侧的腿部上面 | （3）健侧的脚尖要伸直<br>（4）翻身过程中不可强硬拖拉患侧肩关节，避免造成肩关节脱位<br>（5）前伸位置：肩部前伸，伸肘，伸腕 |

续表

| 操作流程 | 操作步骤 | 注意事项 |
|---|---|---|
| 协助偏瘫老年人翻身运动 | 照护人员双手分别置于老年人对侧的肩部和臀部（图12-14B），一边使老年人的骨盆旋转，一边拉起老年人的肩膀，让老年人的身体往自己的身前半旋转，协助翻向健侧<br>调整好姿势<br>（4）仰卧位向患侧翻身训练<br>老年人仰卧于床上，照护人员站于患侧（图12-15A）<br>老年人抬起健侧腿向患侧伸，健侧上肢也向前摆，照护人员一手放在患膝上辅助患腿外旋，另一手辅助使患侧上肢处于前伸位置（图12-15A），用力翻向患侧（图12-15B）<br>调整好姿势 | |
| 协助截瘫老年人翻身运动 | （5）仰卧位向侧卧位翻身训练（以向右侧翻身为例）<br>老年人仰卧于床上，照护人员站立于老年人的左侧，协助老年人将左上肢横过胸前，将左下肢跨过右下肢，左足置于右侧床面<br>照护人员一只手置于老年人左侧腰下（老年人体重较重时，应置于左侧肩部下方），另一只手置于老年人左侧髋部下方（图12-16A），腹部抵住床沿作为支撑点，用力推动老年人髋部向上，翻身向右侧（图12-16B）<br>调整好姿势 | — |
| 整理用物 | （6）整理床单位及用物 | （6）用物合理处置 |
| 洗手、记录 | （7）按六步洗手法洗手，记录 | （7）预防交叉感染 |

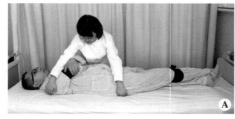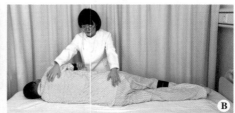

图12-14　协助偏瘫老年人仰卧位向健侧翻身训练

A. 站于健侧，双手置于对侧肩部和臀部；B. 协助翻向健侧

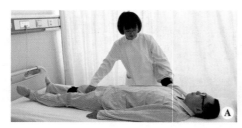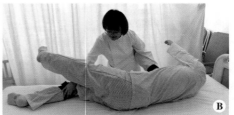

图12-15　协助偏瘫老年人仰卧位向患侧翻身训练

A. 站于患侧，一手置于患膝上，另一手辅助患侧上肢前伸；B. 翻向患侧

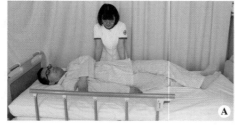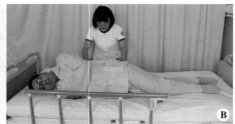

图12-16　协助截瘫老年人仰卧位向侧卧位翻身训练

A. 立于左侧，双手分别置于左侧腰及髋部；B. 协助翻向右侧

【评价】

1. 操作中动作敏捷，省力，手法正确。

2. 照护人员协助老年人翻身训练时安全、准确，无不良反应发生。

3. 沟通有效，老年人及家人满意。

# 第3节 桥式运动训练

 案例 12-3

张爷爷，65岁，2周前因脑梗死致右侧肢体偏瘫。意识清楚，体温36.5℃，脉搏88次/分，呼吸22次/分，血压138/75mmHg，右侧肢体肌无力，无法自行坐起及行走。今日清晨张爷爷试图自己坐起失败，倍感沮丧，默默流泪。康复师为张爷爷制定了康复训练方案，照护人员指导老年人进行桥式运动的康复训练。

问题：1. 照护人员怎样指导老年人进行桥式运动的康复训练？

2. 怎样保护老年人进行桥式运动训练时的安全？

桥式运动是一种非常重要的床上运动方式，是早期床上体位变换训练的重要内容之一。因姿势像"桥"而取名。该运动有利于提高骨盆对下肢的控制和协调能力，是成功站立和步行训练的基础。

## 一、独立桥式运动训练

独立桥式运动训练适用于骨盆及下肢控制能力较好的老年人。可分为独立双桥运动训练及独立单桥运动训练。

### （一）独立双桥运动训练

【目的】

1. 帮助老年人增加躯干运动，促进腰背部肌肉收缩。

2. 帮助老年人早期负重，调节姿势反射。

3. 老年人疾病早期可用此姿势放置便器及穿脱衣服。

4. 可避免老年人臀部长期受压而形成压力性损伤。

【评估】

1. 辨识老年人，与老年人沟通交流。

2. 评估老年人的性别、年龄、病情、意识状态、合作程度及认知程度。

3. 评估老年人有无肢体障碍，肢体肌力及躯干的控制能力等情况。

【计划】

1. 环境准备 整洁、安静、舒适、安全，有隐蔽性。

2. 老年人准备 了解操作的目的、方法、注意事项及配合要点。老年人排尿后平卧于床上。

3. 照护人员准备 着装整洁，洗手，戴口罩。

4. 用物准备 毛巾、免洗手消毒液、记录本、笔。

【实施】 操作流程见表12-7。

表12-7　独立双桥运动训练操作流程

| 操作流程 | 操作步骤 | 注意事项 |
|---|---|---|
| 核对、解释 | （1）核对老年人信息<br>（2）向老年人解释活动目的及注意事项，取得老年人配合 | — |
| 预备姿势（图12-17） | （3）放下床挡，老年人去枕平卧，上肢伸直，放于体侧或十指交叉放于胸前<br>（4）双腿屈曲（偏瘫老年人用健脚勾起患腿使之呈屈曲位），双腿平行微微分开与肩同宽，保持双脚脚掌平踏在床面上，足趾充分伸展，足跟位于膝关节正下方 | （1）训练过程中，照护人员应以温和的语气，告知老年人每一项操作的步骤，并把每一步具体动作加以分解指导<br>（2）当老年人基本掌握后再开始下一步动作 |
| 双桥运动（图12-18） | （5）老年人在预备姿势基础上，伸髋，将臀部抬离床面，使膝、股骨、髋及躯干在一条直线上，并保持骨盆呈水平位<br>（6）老年人臀部在最高位保持<br>（7）老年人缓慢将臀部放下，回到起始位 | （3）训练过程中，勿憋气，配合有节律的呼吸运动；脑卒中偏瘫老年人常伴有原发性高血压，在训练过程中必须防止心脑等并发症的发生<br>（4）指导偏瘫老年人训练时，勿让患侧膝关节伸展或向侧方倾倒<br>（5）照护人员随时观察老年人的反应及其感受，随时为老年人擦净汗液，避免着凉。发现异常，立即停止训练 |
| 训练时间 | （8）根据老年人情况循序渐进进行训练，以老年人能耐受为准 | （6）快节奏的桥式运动可以增加肌肉爆发力，而慢节奏的桥式运动可以增加肌肉耐力，只有在肌肉爆发力和肌肉耐力循序渐进的过程中，控制能力才可以稳步提高 |
| 整理床单位 | （9）协助老年人取舒适体位，整理床单位。拉上床挡，以防坠床 | — |
| 洗手、记录 | （10）按六步洗手法洗手<br>（11）记录执行时间和效果 | （7）预防交叉感染<br>（8）便于评价 |

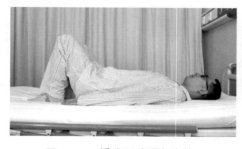 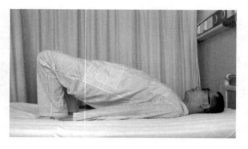

图12-17　桥式运动预备姿势　　　　图12-18　独立双桥运动

【评价】

1. 老年人独立双桥运动训练按照计划规律进行，并能持之以恒。

2. 老年人训练动作准确、规范。

3. 老年人及家属主动参与，积极配合。

4. 照护人员尊重、理解肢体障碍老年人，与老年人沟通顺畅。

（二）独立单桥运动训练

【目的】

1. 帮助老年人增加躯干运动，促进腰背部肌肉收缩。

2. 帮助老年人早期负重，调节姿势反射。

3. 老年人疾病早期可用此姿势放置便器及穿脱衣服。

4. 可避免老年人臀部长期受压而形成压力性损伤。

5. 增加患侧肢体肌力，减少患侧肢体肌肉萎缩。

【评估】

1. 辨识老年人，与老年人沟通交流。

2. 评估老年人的年龄、病情、意识状态、合作程度，对单桥运动的认知程度。

3. 评估老年人可独立完成双桥运动后，方可进行单桥运动。

4. 评估老年人有无肢体障碍，肢体肌力及躯干的控制能力等情况。

【计划】

**1. 环境准备**　整洁、安静、舒适、安全，有隐蔽性。

**2. 老年人准备**　了解运动的目的、方法、注意事项及配合要点。老年人排尿后平卧于床上。

**3. 照护人员准备**　着装整齐，洗手，戴口罩。

**4. 用物准备**　毛巾、免洗手消毒液、记录本、笔。

【实施】　操作流程见表12-8。

表12-8　独立单桥运动训练操作流程

| 操作流程 | 操作步骤 | 注意事项 |
| --- | --- | --- |
| 核对、解释 | （1）核对老年人信息<br>（2）向老年人解释活动目的及注意事项，取得老年人配合 | — |
| 预备姿势 | （3）放下床挡，老年人去枕平卧，上肢伸直，放于体侧或十指交叉放于胸前<br>（4）双腿屈曲（偏瘫老年人用健脚勾起患腿使之呈屈曲位），保持一脚脚掌平踏在床面上，足趾充分伸展，足跟位于膝关节正下方，一腿伸直放于床上 | — |
| 单桥运动（图12-19） | （5）老年人在预备姿势基础上，使一侧伸髋、抬臀离开床面，一侧下肢伸直、抬起，与另一侧大腿持平并保持。仅以双肩及一脚为身体的支点<br>（6）老年人臀部在最高位保持<br>（7）老年人缓慢将臀部放下，回到起始位<br>（8）两侧肢体轮流进行 | （1）训练过程中，勿憋气，配合有节律的呼吸运动<br>（2）照护人员随时观察老年人的反应及其感受，随时为老年人擦净汗液，避免着凉。发现异常，立即停止训练 |
| 训练时间 | （9）根据老年人情况循序渐进进行训练，以老年人能耐受为准 | （3）实践中偏瘫老年人该项训练难度较高 |
| 整理床单位 | （10）协助老年人取舒适体位，整理床单位<br>（11）拉上床挡，以防坠床 | — |
| 洗手、记录 | （12）按六步洗手法洗手<br>（13）记录执行时间和效果 | （4）预防交叉感染<br>（5）便于评价 |

【评价】

1. 老年人可独立完成双桥运动后，开始单桥运动的训练。

2. 老年人单桥运动训练按照计划规律进行，且能结合实际情况及时调整。

3. 老年人及家属主动参与，积极配合。

4. 老年人进行单桥运动训练过程中无继发性损伤发生。

## 二、辅助桥式运动训练

辅助桥式运动训练适用于骨盆及下肢控制能力不足的老年人，需借助外力来帮忙。可分为辅助双桥运动训练及辅助单桥运动训练。

### （一）辅助双桥运动训练

【目的】　同"独立双桥运动训练"。

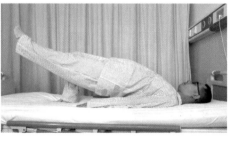

图12-19　独立单桥运动

【评估】

1. 辨识老年人，与老年人沟通交流。

2. 评估老年人的性别、年龄、病情、意识状态、合作程度及认知程度。

3. 评估老年人有无肢体障碍，肢体肌力及躯干的控制能力等情况。

【计划】

**1. 环境准备**　整洁、安静、舒适、安全，有隐蔽性。

**2. 老年人准备**　了解运动的目的、方法、注意事项及配合要点。协助老年人排尿后平卧于床上。

**3. 照护人员准备**　着装整齐，洗手，戴口罩，视老年人情况决定照护人员人数。

**4. 用物准备**　毛巾、免洗手消毒液、记录本、笔。

【实施】　操作流程见表12-9。

表12-9　辅助双桥运动训练操作流程

| 操作流程 | 操作步骤 | 注意事项 |
|---|---|---|
| 核对、解释 | （1）核对老年人信息<br>（2）向老年人解释活动目的及注意事项，取得老年人配合 | — |
| 预备姿势 | （3）打开床挡，协助老年人去枕平卧，上肢伸直，放于体侧或十指交叉放于胸前<br>（4）照护人员坐于老年人一侧，一手扶持老年人双腿，使其双膝屈曲，双小腿平行微微分开与肩同宽，两脚掌平踏于床面上，足趾充分伸展，另一手扶按老年人臀部，根据情况给予帮助，或协助控制一侧下肢，或协助骨盆上抬 | （1）训练过程中，照护人员应以温和的语气，告知老年人每一项操作的步骤，并把每一步具体动作加以分解指导<br>（2）指导偏瘫老年人训练时，照护人员坐或立于老年人患侧，也可以协助控制患侧下肢<br>（3）当老年人基本掌握后再开始下一步动作 |
| 双桥运动（图12-20） | （5）嘱老年人在预备姿势基础上，伸髋，将臀部抬离床面，使膝、股骨、髋及躯干在一条直线上，并保持骨盆呈水平位<br>（6）照护人员协助老年人臀部在最高位保持<br>（7）照护人员协助老年人缓慢将臀部放下，回到起始位 | （4）训练过程中，勿憋气，配合有节律的呼吸运动；脑卒中偏瘫老年人常伴有高血压，在训练过程中必须预防心脑等并发症的发生<br>（5）勿让患侧膝关节伸展或向侧方倾倒<br>（6）照护人员随时观察老年人的反应及其感受，随时为老年人擦净汗液，避免着凉。发现异常，立即停止训练 |
| 训练时间 | （8）根据老年人情况循序渐进进行训练，以老年人能耐受为准 | — |
| 整理床单位 | （9）协助老年人取舒适体位，整理床单位。拉上床挡，以防坠床 | — |
| 洗手、记录 | （10）按六步洗手法洗手<br>（11）记录执行时间和效果 | （7）预防交叉感染<br>（8）便于评价 |

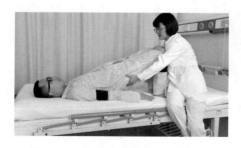

图12-20　辅助偏瘫老年人双桥运动

【评价】

1. 老年人独立完成双桥运动有困难时，可选择辅助双桥运动。

2. 老年人辅助双桥运动按照计划规律进行，并持之以恒。

3. 操作中动作敏捷，省力，手法正确，无不良反应发生。

## （二）辅助单桥运动训练

【目的】　同"独立单桥运动训练"。

【评估】

1. 辨识老年人，与老年人沟通交流。

2. 评估老年人的性别、年龄、病情、意识状态、合作程度，对单桥运动的认知程度。

3. 评估老年人可以完成辅助双桥运动后，再进行辅助单桥运动。

4. 评估老年人有无肢体障碍，肢体肌力及躯干的控制能力等情况。

【计划】

**1. 环境准备** 整洁、安静、舒适、安全，有隐蔽性。

**2. 老年人准备** 了解运动的目的、方法、注意事项及配合要点。协助老年人排尿后平卧于床上。

**3. 照护人员准备** 着装整齐，洗手，戴口罩。

**4. 用物准备** 毛巾、免洗手消毒液、记录本、笔。

【实施】 操作流程见表12-10。

表12-10 辅助单桥运动训练操作流程

| 操作流程 | 操作步骤 | 注意事项 |
|---|---|---|
| 核对、解释 | （1）核对老年人信息<br>（2）向老年人解释活动目的及注意事项，取得老年人配合 | — |
| 预备姿势 | （3）打开床挡，老年人去枕平卧，上肢伸直，放于体侧或十指交叉放于胸前<br>（4）照护人员坐于老年人一侧，一手扶持老年人一腿，使其一膝屈曲，脚掌平踏在床面上，足趾充分伸展，另一手扶定老年人臀部 | （1）指导偏瘫老年人训练时，照护人员坐或立于老年人患侧，也可以协助控制患侧下肢 |
| 单桥运动 | （5）嘱老年人在预备姿势基础上，使一侧伸髋、抬臀离开床面，一侧下肢伸直、抬起，与另外一侧大腿持平并保持。仅以双肩及一脚为身体的支点。照护人员根据情况给予帮助，或协助控制一侧下肢，或协助骨盆上抬（图12-21A）<br>（6）照护人员协助老年人臀部在最高位保持<br>（7）照护人员协助老年人缓慢将臀部放下，回到起始位<br>（8）两侧肢体轮流进行 | （2）训练过程中，勿憋气，配合有节律的呼吸运动<br>（3）指导偏瘫老年人训练时，勿让患侧膝关节伸展或向侧方倾倒<br>（4）对于骨盆及下肢控制能力较差的老年人，在照护人员辅助下仍然难以将臀部抬起时，可将一腿搭于另外一侧大腿上，照护人员一手固定一腿膝盖处，一手固定另外一侧腿，辅助臀部抬起（图12-21B）<br>（5）照护人员随时观察老年人的反应及其感受，随时为老年人擦净汗液，避免着凉。发现异常，立即停止训练 |
| 训练时间 | （9）根据老年人的实际情况进行，遵循循序渐进的原则，及时调整训练方式，以老年人能耐受为准 | — |
| 整理床单位 | （10）协助老年人取舒适体位，整理床单位。拉上床挡，以防坠床 | — |
| 洗手、记录 | （11）按六步洗手法洗手<br>（12）记录执行时间和效果 | （6）预防交叉感染<br>（7）便于评价 |

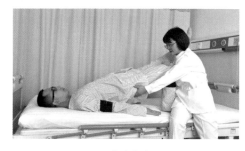
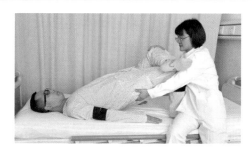

A. 一般老年人 　　　　　　　　　　B. 骨盆及下肢控制能力较差老年人

图12-21 辅助偏瘫老年人单桥运动方法

【评价】

1. 老年人辅助单桥运动按照计划规律进行。

2. 照护人员尊重、理解肢体障碍的老年人。

3. 照护人员根据老年人实际情况，及时调整训练方式。

4. 运动时安全、准确，无不良反应发生。

# 第4节  语言康复训练

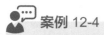 **案例 12-4**

　　李爷爷，76岁，脑梗死后1个月，现住医养结合机构。可独自步行，生活基本自理；但家属反映李爷爷说话费力，命名困难，可理解单词和简单的句子。康复师为李爷爷制定了康复训练方案，照护人员指导老年人进行语言康复训练。

　　问题：照护人员怎样指导老年人进行语言康复训练？

　　语言康复是通过语言评价，对言语障碍的性质、类型、原因和严重程度作出诊断，以确定语言训练的方法和治疗程序，使其交流能力最大限度地得到恢复。言语障碍是指凡影响通过视听途径的基本言语交际过程，而影响造句表意或理解他人言语含意等较高级过程的病理状态。言语障碍可由视、听、发音、书写器官的器质性病变造成，也可以是发育性的障碍，如口吃和发不出某些辅音等。患者常出现对口语和（或）书面语的理解减弱或丧失的病理表现。言语障碍分为失语症、构音障碍、听力障碍所致的言语障碍、口吃、发声障碍等。本节主要介绍失语症、构音障碍相关内容。

## 一、失语症的康复训练

　　失语症是由于脑部损伤使原有的语言能力受损或丧失的语言障碍综合征。具体表现有听觉理解障碍、口语表达障碍、阅读障碍、书写障碍四个方面。利用许尔失语症刺激疗法（Schuell aphasic stimulation approach）进行语言康复训练，是根据老年人失语的程度和类型，选择容易接受的刺激，并循序渐进地强化，从而促进失语症老年人受损语言功能的再建和恢复。

　　失语症严重程度的评定：目前，国际上多采用波士顿诊断性失语检查法（Boston diagnostic aphasia examination，BDAE），见表12-11。

**表12-11　波士顿诊断性失语检查法**

| 分级 | |
|---|---|
| 0级 | 无有意义的言语或听觉理解能力 |
| 1级 | 言语交流中有不连续的言语表达，但大部分需要听者去推测、询问和猜测；可交流的信息范围有限，听者在言语交流中感到困难 |
| 2级 | 在听者的帮助下，可进行熟悉话题的交谈；但对陌生话题常常不能表达出自己的思想，使患者与听者都感到进行言语交流有困难 |
| 3级 | 在仅需少量帮助下或无帮助下，患者可以讨论几乎所有的日常问题，但由于言语和（或）理解能力的减弱，使某些谈话出现困难或不大可能进行 |
| 4级 | 言语流利，但可观察到有理解障碍，但思想和言语表达尚无明显限制 |
| 5级 | 有极少的可分辨得出的言语障碍，患者主观上可能感到有点困难，但听者不一定能明显觉察到 |

🔗 **链 接**　波士顿诊断性失语症检查

　　波士顿诊断性失语症检查是目前英语国家普遍采用的一种标准化失语症检查。此检查由27个分测验组成，分为5个大项目：①会话和自发性言语；②听觉理解；③口语表达；④书面语言理解；⑤书写。

【目的】

1. 协助老年人进行康复训练，促进语言功能的恢复。

2. 提高社会适应能力，使其可以正常参与社会活动、社区交往或回归家庭等。

【评估】

1. 辨识老年人，与老年人沟通交流。

2. 评估老年人的性别、年龄、病情、意识状态、合作程度及认知程度。

3. 评估老年人视听能力、失语类型及严重程度。

【计划】

**1. 环境准备**　整洁、安静、舒适、安全。

**2. 老年人准备**　了解语言康复训练的目的、方法、注意事项及配合要点。

**3. 照护人员准备**　着装整齐，洗手。

**4. 用物准备**　实物、图片、词卡、压舌板等。

【实施】　操作流程见表12-12。

表12-12　失语症的康复训练操作流程

| 操作流程 | 操作步骤 | 注意事项 |
|---|---|---|
| 核对、解释 | （1）核对老年人信息<br>（2）向老年人解释活动目的及注意事项，取得老年人配合 | （1）将其用物放置妥当 |
| 听理解训练（图12-22） | （3）出示图片或物品，示意其指出图片或物品<br>（4）呈现多张动作图片，发出动作指令，嘱其指出相应图片 | （2）因人施法，循序渐进，要适合老年人的文化水平及兴趣，先易后难，由浅入深，由少到多，逐步增加刺激量 |
| 阅读理解训练（图12-23） | （5）呈现多张词、图卡片，嘱其进行词图匹配并演示动作，逐渐增加难度<br>（6）呈现句子与图片，嘱其进行句子与图片的匹配 | （3）陪护人员在旁时不可暗示、提示老年人 |
| 言语表达训练 | （7）言语失用症者<br>　　训练发/a/、/i/、/ei/等音，嘱其练习不同的音高、音量和持续时间<br>　　嘱其做张嘴、闭唇、伸缩舌、舔上下齿及顶硬腭等动作<br>　　嘱其拼音，用/m/和/a/拼出"妈""麻""马""骂"<br>（8）口语表达障碍者（图12-24）<br>　　嘱其跟数1～10，告诉"1是衣服的衣"，并呈现衣服的图片，反复说"衣"<br>　　唱简单、熟悉的歌词，诱导其说出歌词，必要时提供歌词<br>　　展示图片，说出语句的前半部分，嘱其说出后半部分，适当提示<br>　　出示物品，嘱其说出物品名称、类别及功能<br>　　用手势或动作演示，嘱其表达动作内容 | （4）训练过程中不要随意纠正老年人的错误，注意记录老年人的各种反应（如替代语、手势、肢体语言等），避免老年人情绪紧张<br>（5）对老年人的良好表现，及时给予鼓励、表扬，增强老年人进行训练的兴趣和信心 |
| 书写表达训练（图12-25） | （9）单词听写：先出示单词卡让老年人书写卡片上的单词，再看相应的图片同时听写单词，最后不看卡片，练习听写该单词<br>（10）句子、短文听写：使用句子、短文的文字卡片，练习从简单的短句逐渐进展到复杂的长句<br>（11）自发书写练习：老年人看物品图片，写出单词；看动作图片，写叙述短句；看情景图片，写记叙文，写日记，给朋友写信 | （6）表达准确、逻辑清晰、重点突出 |
| 整理用物 | （12）整理床单位及用物 | — |
| 洗手、记录 | （13）按六步洗手法洗手，记录 | — |

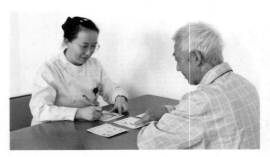
图12-22 听理解训练

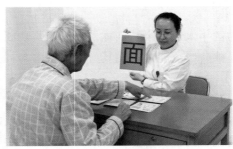
图12-23 阅读理解训练

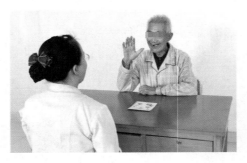
图12-24 口语表达障碍训练

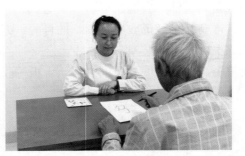
图12-25 书写表达训练

【评价】

1. 老年人了解语言康复训练的相关知识，掌握语言康复训练方法，恢复部分语言功能。

2. 照护人员做到安全、细心、耐心、正确、无差错。

## 二、构音障碍的康复训练

构音障碍是指由于神经病变导致与言语相关肌肉的麻痹、收缩力减弱或运动不协调所致的言语障碍。为了更好地进行构音障碍的康复训练，我们需要从了解构音障碍的评定方法入手，并根据构音障碍的评定结果来确定治疗目标，制订合理的治疗方案及评估治疗效果。

### （一）构音障碍的评定

构音障碍的评定方法包括构音器官的评定、构音运动的评定两部分。

**1. 构音器官的评定** 通过构音器官的形态及粗大运动检查来确定构音器官是否存在器质异常和运动障碍。

**2. 构音运动的评定** 以普通话语音为标准音结合构音类似运动对老年人的各个言语水平及其异常的运动障碍进行系统评价。

### （二）构音障碍的训练

【目的】

1. 协助老年人进行康复训练，促进语言功能的恢复。

2. 提高老年人的社会适应能力，使其可以正常参与社会活动、社区交往或回归家庭等。

【评估】

1. 辨识老年人，与老年人沟通交流。

2. 评估老年人的性别、年龄、病情、意识状态、合作程度及认知程度。

3. 评估老年人视听能力、失语类型及严重程度。

【计划】

**1. 环境准备** 整洁、安静、舒适、安全。

**2. 老年人准备**　了解语言康复训练的目的、方法、注意事项及配合要点。

**3. 照护人员准备**　着装整齐，洗手。

**4. 用物准备**　实物、图片、词卡、压舌板、录音机、弹力带等。

【实施】　操作流程见表12-13。

表12-13　构音障碍的训练操作流程

| 操作流程 | 操作步骤 | 注意事项 |
|---|---|---|
| 核对、解释 | （1）核对老年人信息<br>（2）向老年人解释活动目的及注意事项，取得老年人配合 | （1）酌情关闭门窗，注意保暖<br>（2）将其用物放置妥当 |
| 呼吸训练 | （3）指导老年人鼻吸气，口呼气，呼气尽量延长至10s，呼气时尽可能长时间地做发/s/、/f/等摩擦音的口形，但不出声，经数周的练习，呼气时发音达10s，并维持这一水平<br>（4）继续上述练习，在呼气时摩擦音由弱至强，或由强至弱，加强和减弱摩擦音的发音强度。在一口气内尽量做多次强度改变。指导老年人感觉膈部的运动和压力，增加对呼出气流的控制<br>（5）一口气呼出一长一短或一长两短、或一长三短等节律的摩擦音，但不出声。尽可能长时间地呼气发一个元音，然后一口气发两个、三个元音，然后摩擦音与元音一起发<br>（6）对一些欠配合或病情稍重的老年人，可让他对着镜子先深吸气，然后哈气 | （3）对老年人的良好表现，及时给予鼓励、表扬，增强老年人进行训练的兴趣和信心 |
| 放松训练 | （7）指导老年人进行放松训练，包括足、腿、臀；腹、胸和背部；头、颈、肩 | （4）选择适当的治疗方法和强度。动作不必严格遵循顺序，根据老年人情况而定 |
| 发音器官的运动训练 | （8）指导老年人吹口哨、缩唇、外展唇角<br>（9）顺、逆时针转舌，伸、缩舌，舌左右训练等<br>（10）张、闭口训练：做张嘴、闭嘴、咳嗽等训练<br>（11）软腭上抬训练：让老年人双手或单手向前推训练桌或照护人员双手，推撑的同时最大声音发"a"音；也可在老年人最大声音发"a"音时，照护人员用压舌板帮助其软腭上抬 | （5）训练过程中不要随意纠正老年人错误，注意老年人的各种反应（如替代语、手势、肢体语言等），避免老年人情绪紧张 |
| 发音训练（图12-26） | （12）先对单元音进行练习，如"a""o""e"等，再对双元音进行练习，如"ao""ou""iu"等<br>（13）对"b""p""m"等辅音进行练习<br>（14）练习结合发音练习，如"ba""ma""bao"等，并向单词、句子过渡，以循序渐进，由简单到复杂完成练习 | （6）治疗的次数和时间原则上越多越好，一般情况下构音训练一次治疗30min为宜，避免过度疲劳 |
| 非言语交流方法的训练 | （15）根据每个老年人的具体情况和未来交流的实际需要，选择设置替代言语交流的一些方法，并予以训练，如图画板、词板、句子板 | — |
| 整理用物 | （16）整理床单位及用物 | （7）用物合理处置 |
| 洗手、记录 | （17）按六步洗手法洗手，记录 | （8）预防交叉感染 |

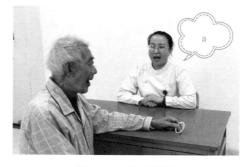

图12-26　发音训练

【评价】

1.老年人掌握语言康复训练方法，恢复部分语言功能。

2.照护人员做到安全、细心、耐心、正确、无差错。

# 第5节　吞咽康复训练

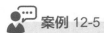 案例 12-5

方某，男，65岁，半年前活动时，突感头晕恶心，继而出现肢体无力，行走不稳，于半年前就诊于某医院神经科，头颅核磁提示"左侧小脑梗死"，住院治疗两周后行走不稳及头晕好转，但出现饮水呛咳、吞咽困难的现象，目前给予软质饮食结合鼻饲法维持营养。

问题：1.怎样改善吞咽障碍老年人的吞咽功能？

2.如何协助吞咽障碍老年人进食？

随着年龄的增长，老年人口咽部及食管部位的组织结构发生退行性改变，加之疾病与用药因素，老年人发生吞咽障碍的概率大大增加。吞咽障碍是指由于下颌、双唇、舌、软腭、咽喉、食管等器官结构和（或）功能受损，不能安全有效地把食物经口输送到胃内的过程。吞咽障碍的症状因病变发生部位、性质和程度不同存在很大的差别。运用合适的评估方法评估后，对吞咽障碍老年人群实施个体化吞咽器官功能训练，可以最大程度地恢复老年人吞咽功能，避免并发症，提高日常生活能力。吞咽康复训练包括吞咽器官运动训练和摄食训练等。

🔗 链 接　洼田饮水试验

洼田饮水试验是日本学者洼田俊夫提出的评定吞咽障碍的实验方法：老年人端坐，喝下30ml温开水，观察所需时间和呛咳情况。①Ⅰ级：30ml水可以一次性喝完且无呛咳发生。②Ⅱ级：30ml水用两次喝完且无呛咳发生。③Ⅲ级：30ml水可一次性喝完，但中途发生呛咳。④Ⅳ级：30ml水需两次或两次以上喝完，且中途老年人发生呛咳。⑤Ⅴ级：老年人由于发生呛咳而无法喝完30ml水。评定，正常：Ⅰ级，5s之内；可疑Ⅰ级，5s以上或Ⅱ级。异常：Ⅲ级～Ⅴ级。

## 一、吞咽器官运动训练技术

【目的】

1.改善唇、下颌、面部、颊部、舌及软腭的运动功能，强化肌群的力量及协调性，从而改善吞咽功能，使吞咽功能障碍的老年人逐渐恢复进食能力。

2.防止因噎食、呛咳引起肺炎等并发症。

【评估】

1.辨识老年人，与老年人沟通交流。

2.评估老年人的性别、年龄、病情、意识状态、合作程度及认知程度。

3.评估老年人是否存在鼻饲管、气管切开、流涎等情况。

【计划】

1.环境准备　整洁、安静、舒适、安全，调节室温22～26℃。

2.老年人准备　了解操作目的、方法、注意事项及配合要点。

3.照护人员准备　着装整洁、修剪指甲、洗手、戴口罩。

4.用物准备　压舌板、水杯、吸管等。

【实施】　操作流程见表12-14。

表12-14 吞咽器官运动训练技术操作流程

| 操作流程 | 操作步骤 | 注意事项 |
|---|---|---|
| 核对、解释 | （1）核对老年人信息<br>（2）向老年人解释活动目的及注意事项，取得老年人配合 | （1）将用物放置妥当<br>（2）肢体功能障碍老年人，协助取半坐卧位 |
| 唇部运动训练 | （3）将嘴唇拢起，发"乌"的声音，5s 1次，重复5次（图12-27）<br>（4）随后先发"衣"的声音，随即转为"乌"的声音，如此快速轮流进行5～10次<br>（5）双唇紧压压舌板，用力紧闭，随后将压舌板拉出，指导老年人进行抗阻练习，维持5s后放松，重复5～10次（图12-28）<br>（6）指导老年人紧闭嘴唇，进行辅音"p"与"b"的发声训练，加速老年人嘴唇的开启与闭合，重复5～10次<br>（7）呼吸训练：鼻吸口呼，缩唇呼吸，呼气尽可能延长，吹气球、纸屑等 | （3）每步动作须达到相应时间和训练次数 |
| 下颌及面部运动训练 | （8）指导老年人将嘴张开到最大限度，维持5s后放松，如此循环往复5次为1组<br>（9）将下颌向左、右两侧移动，维持5s后放松，如此循环往复10次为1组<br>（10）再将下颌移至左/右侧，动作尽量夸张，移动后迅速将下颌合上，如此循环往复10次为1组 | （4）指导老年人尽力做到最大动作 |
| 舌及软腭运动训练 | （11）指导老年人将舌头伸出至口外，维持5s后缩回，保持放松状态，动作重复5～10次/组（图12-29）<br>（12）用舌尖舔嘴唇一周，重复5～10次<br>（13）再将舌贴近硬腭后回缩于口腔内，维持5s后放松，重复5～10次<br>（14）快速进行舌头的伸缩运动，重复5～10次<br>（15）将舌尖伸向左侧唇角，用以抵抗压舌板的阻力，维持5s后向反方向同样运动5s，随后放松，重复5～10次<br>（16）指导老年人发"ch"的音，有效促进老年人舌部与软腭中部接触，重复5～10次<br>（17）指导老年人发"s"及"sh"音，有效促进老年人舌部与软腭侧面接触，重复5～10次<br>（18）寒冷刺激法：吞咽反射减弱或消失时，用冰冻的棉棒轻轻刺激软腭、腭弓、舌根及咽后壁，可提高软腭和咽部的敏感度，使吞咽反射容易发生 | （5）上一组动作做完才能进行下一组动作 |
| 训练时间 | （19）以上吞咽器官功能的训练频率为每次30min，一天1～2次或不疲劳为宜 | — |
| 整理用物 | （20）整理床单位及用物 | （6）用物合理处置 |
| 洗手、记录 | （21）按六步洗手法洗手，记录 | （7）预防交叉感染 |

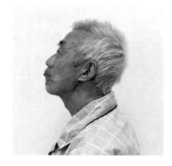
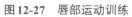

图12-27 唇部运动训练

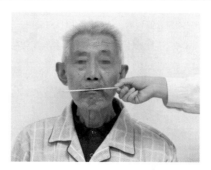

图12-28 舌抗阻训练

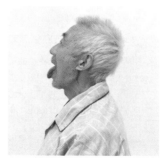

图12-29 舌部运动训练

【评价】

1. 老年人在进食过程中，未发生误吸、噎食等。

2. 老年人吞咽功能改善，未发生坠积性肺炎等并发症。

3. 老年人的进食行为被尊重并得到肯定。

## 二、摄食训练技术

经过间接吞咽功能锻炼以后，老年人可逐步介入直接摄食训练。直接摄食训练是指采取相应的措施，直接经口进食，措施包括进食环境选择，食物选择及调配，餐具选择，一口量及食团入口位置，进食体位及姿势调整等。

【目的】

1.通过摄食训练，预防因吞咽障碍导致营养不良的并发症。

2.通过摄食训练，改善老年人吞咽功能。

【评估】

1.评估老年人是否对食物存在认知及入口障碍。

2.评估老年人进食时间及吞咽时间。

3.评估食团经过咽部至食管是否存在障碍。

【计划】

1.环境准备　整洁、安静、舒适、安全，调节室温22～26℃。

2.老年人准备　了解操作目的、方法、注意事项及配合要点。

3.照护人员准备　着装整洁、修剪指甲、洗手、戴口罩。

4.用物准备　汤匙、碗、水杯、防滑垫、吸管、吸引器等。

【实施】　操作流程见表12-15。

### 表12-15　摄食训练技术操作流程

| 操作流程 | 操作步骤 | 注意事项 |
| --- | --- | --- |
| 核对、解释 | （1）核对老年人信息<br>（2）向老年人解释活动目的及注意事项，取得老年人配合 | — |
| 安置体位 | （3）坐位：适用于体力较好者（图12-30、图12-31）<br>（4）半坐卧位：适用于体力较弱者<br>（5）健侧卧位：适用于体力较弱的偏瘫老年人，最好采用健侧半坐卧位<br>（6）喂食者位于老年人健侧 | （1）对于不能坐位的老年人采取半坐卧位，上半身最好维持在30°以上 |
| 头部姿势 | （7）低头吞咽姿势：采取颈部前驱姿势吞咽（图12-32A）<br>（8）仰头吞咽姿势：指导老年人将食物咀嚼并混合成团后，先做仰头姿势，待食物进入到舌根后再做低头姿势吞咽（图12-32B）<br>（9）头健侧吞咽姿势：头部向健侧先倾斜，使食团由于重力作用移向健侧<br>（10）转头吞咽姿势：头颈部向患侧旋转，可以关闭该侧梨状窝，使食团移向健侧 | （2）适于呼吸道入口闭合不足者<br>（3）适于食团口内运送慢者<br>（4）适于一侧舌肌和咽缩肌麻痹者<br>（5）适于单侧咽部麻痹者 |
| 食物调配 | （11）口腔期吞咽障碍老年人食物调配要求：<br>　　口腔感觉减退者以大食团（3～5ml）、粗糙食物为主<br>　　口腔感觉敏感者以细腻和爽滑质地食物为主<br>　　口腔运动障碍者以爽滑、稀流质或浓稠食物免咀嚼为主<br>（12）咽期吞咽障碍老年人食物调配要求：<br>　　恢复的早期，食物的选择可着重于稀薄流质食物为主<br>　　恢复的中期，食物选择以稀流质、稍稠食物为主<br>　　恢复的后期，以浓稠、爽滑的食物为主 | （6）食物质地要求密度均匀、黏性适当，不易松散，通过咽和食管时易变形且很少在黏膜上残留 |
| 进食速度 | （13）嘱老年人在前一口吞咽完成后，再进食下一口，避免两次食物重叠入口的现象 | （7）吞咽缓慢者，不可催促进食 |
| 正确餐具 | （14）采用边缘钝厚、勺柄较长，容量为5～10ml的勺子为宜 | |
| 食量选择 | （15）一口量：一般建议稀流质食物5～20ml，果酱或布丁5～7ml，糊状食物3～5ml，肉团平均为2ml为宜 | （8）一口量从3～5ml开始，根据老年人恢复情况，逐渐递增 |

续表

| 操作流程 | 操作步骤 | 注意事项 |
|---|---|---|
| 吞咽方式 | （16）空吞咽：每次进食后应反复做几次空吞咽，使食团全部咽下，然后再进食<br>（17）交互吞咽：每次进食后饮极少量的水（1～2ml） | — |
| 进食后的排痰 | （18）如有呛咳误吸，应进行排痰 | — |
| 整理用物 | （19）整理床单位及用物，协助老年人取舒适卧位 | （9）用物合理处置 |
| 洗手、记录 | （20）按六步洗手法洗手<br>（21）记录每次进食时间，食物成分，食物性状，每次入量，进食的反应等 | （10）预防交叉感染 |

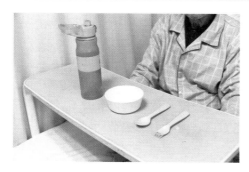

图12-30 喂食工具

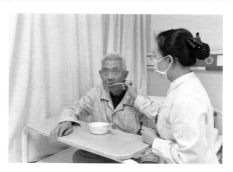

图12-31 坐位喂食

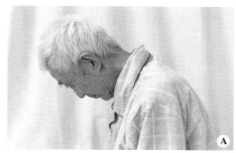

图12-32 坐位喂食
A.低头吞咽姿势；B.仰头吞咽姿势

【评价】

1. 老年人了解摄食训练的相关知识，掌握摄食方法。

2. 照护人员安全、正确指导，老年人无呛咳及误吸的发生。

# 第6节 工作文化娱乐活动

 案例12-6

李爷爷，74岁，脑出血病史3年，无后遗症，日常生活能自理，丧偶半年后入住医养结合机构，平时寡言少语，不愿意与他人交流，最近感觉四肢乏力，手部关节僵硬、活动度欠佳，照护人员发现近一个月来老年人思想消极，经常用看电视、玩手机的方式来打发时间，且夜间经常失眠，记忆力下降严重，身体机能大不如前。

问题：1.怎样指导老年人进行工作文化娱乐活动？

2.如何通过工作文化娱乐活动改善老年人日常生活能力及身心功能？

工作文化娱乐活动按照功能分为娱乐性作业活动、手工艺作业活动、园艺作业活动和生产性作业活动。其中娱乐性作业活动主要包括艺术、体育、游戏等；手工艺作业活动主要包括工艺编织、雕刻、剪纸等。本节主要介绍这两种类型作业活动，它们是以工作劳动和文体娱乐为手段，根据老年人生理、心理特点，组织和引导老年人进行针对性的肢体运动、语言交流等活动，以满足老年人心理和生理需要，促进老年人情绪稳定、维持或改善身体功能，从而提高老年人的生活质量及社会适应能力。

## 一、娱乐性作业活动

### （一）艺术类

【目的】

1. 调节老年人情绪，振奋精神，树立战胜疾病的信心。

2. 进行记忆、理解、表达、判断等能力的训练，强化大脑活性，有效预防老年人认知障碍的发生与发展。

【评估】

1. 辨识老年人，与老年人沟通交流，了解其兴趣爱好及情绪变化。

2. 评估老年人的性别、年龄、病情、意识状态、合作程度及认知程度。

3. 评估老年人有无肢体障碍、语音障碍，视听能力、肢体肌力、关节活动度等情况。

【计划】

**1. 环境准备** 整洁、安静、舒适、安全，温湿度适宜。

**2. 老年人准备** 老年人了解活动目的、方法、注意事项及配合要点。

**3. 照护人员准备** 着装整洁，洗手，提前熟悉项目规则及步骤，根据参与活动老年人数安排照护人员人数。

**4. 用物准备** 各种播放设备、光盘、磁带、麦克风、歌谱等；纸、墨、笔、砚，或者各种画笔、颜料、桌子、椅子、素材画册、记录本等。

【实施】 操作流程见表12-16。

表12-16 老年人娱乐性作业活动操作流程

| 操作项目 | 操作步骤 | 注意事项 |
|---|---|---|
| 核对、解释 | （1）核对老年人信息，向老年人解释活动目的及注意事项，取得老年人配合 | — |
| 老年人唱歌训练（图12-33） | （2）协助老年人到活动室<br>（3）指导老年人在演唱前进行简单的热身活动和发声训练，询问老年人对歌曲的喜好<br>（4）发放歌谱，指导老年人阅读、熟悉歌词<br>（5）播放伴奏音乐，照护人员依次示范歌曲，每次不宜过多<br>（6）条件允许情况下，尽量让老年人采取站立位姿势，有助于发声器官的参与<br>（7）引导老年人学唱每一句歌曲，当老年人演唱有困难时，给予适当帮助，引导老年人独立完成，多用鼓励性语言<br>（8）指导老年人记忆歌词，反复进行独唱或合唱训练<br>（9）活动结束后，带领老年人做放松活动，安排休息、喝水，并合影留念 | （1）态度和蔼，言语轻柔，用词通俗易懂，对老年人的良好表现及时提出表扬和鼓励，维持其唱歌的兴趣与信心<br>（2）合理安排活动时间，应避开老年人休息时间<br>（3）选择的曲目要充分考虑老年人的综合能力、兴趣爱好等<br>（4）全程观察并询问老年人的感受，环境和体位是否舒适，如有劳累等不适应立即停止，并安排休息 |
| 老年人涂鸦训练（图12-34） | （10）协助老年人到活动室，与其他老年人一起坐在椅子上<br>（11）向老年人讲解涂鸦绘画就是即兴作画不要底稿，并示范<br>（12）取A4纸1张，鼓励老年人用画笔按自己意愿画画<br>（13）指导作画：取A4纸1张，帮助铺好，指导老年人按照示范图样进行涂鸦<br>（14）如果老年人不愿意画画，帮助老年人把轮廓画好，再与老年人一起在树杈上涂上红色和黄色的花<br>（15）老年人有绘画基础的，指导老年人自己作画，直到独立完成一幅涂鸦绘画<br>（16）涂鸦完毕，协助老年人将画作挂在墙上，安排休息、喝水，并合影留念 | （5）态度和蔼，言语轻柔，用词通俗易懂，对老年人的良好表现及时提出表扬和鼓励，维持其绘画的兴趣与信心<br>（6）合理安排活动时间，应避开老年人休息时间<br>（7）选择的图样要充分考虑老年人的综合能力、兴趣爱好等<br>（8）全程观察并询问老年人的感受，环境和体位是否舒适，如有劳累等不适应立即停止，并安排休息 |

续表

| 操作项目 | 操作步骤 | 注意事项 |
|---|---|---|
| 训练时间 | （17）活动时间以老年人不疲劳为宜，多项活动可穿插进行 | — |
| 整理用物 | （18）整理活动用物及场地，打扫卫生 | — |
| 洗手、记录 | （19）洗手<br>（20）记录时间和活动过程、老年人的表现及活动效果 | （9）预防交叉感染 |

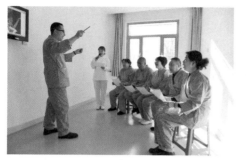
图12-33　老年人唱歌训练

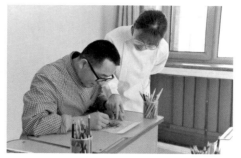
图12-34　老年人涂鸦训练

【评价】

1. 老年人心情愉悦，获得满足感及体现自我价值。

2. 老年人学习、创作能力、生活质量得到提高。

## （二）体育类

【目的】

1. 增强老年人防病治病的意识，充分发挥主观能动性。

2. 调节老年人情绪，发展兴趣爱好，保持积极乐观的心态。

3. 提高老年人协调性、柔韧性、灵活性、平衡能力。

4. 增进老年人参与意识，增加沟通交流机会。

【评估】

1. 辨识老年人，与老年人沟通交流，了解参与活动的意愿。

2. 评估老年人的性别、年龄、病情、意识状态、合作程度及认知程度。

3. 评估老年人有无肢体障碍、视听能力、肢体肌力、关节活动度等情况。

【计划】

**1. 环境准备**　舒适、安全，温湿度适宜。

**2. 老年人准备**　了解活动目的、方法、注意事项，穿宽松衣服、防滑鞋。

**3. 照护人员准备**　着装整洁，洗手，提前熟悉项目规则及步骤，根据参与活动老年人数及情况安排照护人员人数。

**4. 用物准备**　播放设备、音乐、记录本、笔等。

【实施】　操作流程见表12-17。

表12-17　老年人太极拳训练操作流程

| 操作项目 | 操作步骤 | 注意事项 |
|---|---|---|
| 核对、解释 | （1）核对老年人信息，向老年人解释活动目的及注意事项，取得老年人配合 | — |

续表

| 操作项目 | 操作步骤 | 注意事项 |
|---|---|---|
| 老年人太极拳训练<br>（图12-35） | （2）协助老年人到活动场地，与其他老年人一起安排队形<br>（3）带领老年人先做轻缓的热身运动5～10min<br>（4）讲解示范每一式的动作要领及注意事项，确保老年人清楚、明白<br>（5）照护人员站在前面，老年人站在后面<br>（6）分步骤示范每一个动作，指导老年人练习，由浅入深、由易到难，直至熟练掌握<br>（7）关注老年人的理解能力，必要时反复讲解、示范<br>（8）配合音乐，带领老年人进行练习<br>（9）及时帮助老年人喝水或擦去汗水<br>（10）对表现良好的老年人及时提出表扬和鼓励<br>（11）休息之前，做放松运动 | （1）室外锻炼应选择向阳、避风的地方；室内锻炼应注意通风，保持空气新鲜<br>（2）衣物、鞋子要适宜，避免跌倒、摔伤<br>（3）全程观察并询问老年人的感受，注意保护老年人的安全，如有劳累不适应立即停止，并安排休息 |
| 训练时间 | （12）活动时间以老年人不疲劳为宜，多项活动可穿插进行 | — |
| 整理用物 | （13）整理活动用物及场所，打扫卫生 | — |
| 洗手、记录 | （14）洗手<br>（15）记录活动时间和活动过程、老年人的表现及活动效果 | （4）预防交叉感染 |

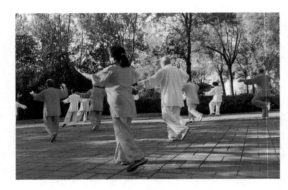

图12-35　老年人太极拳训练

【评价】

1. 活动项目充分调动老年人主观能动性，愉悦心情、消除疲劳，改善睡眠质量。

2. 锻炼肢体的各个关节、器官、肌肉、韧带等，增强肢体灵活性。

（三）游戏类

【目的】

1. 进行记忆、理解、表达、判断等能力的训练，强化大脑活性，有效预防老年人认知障碍的发生与发展。

2. 增进老年人参与意识，增加沟通交流机会，培养团队合作精神。

3. 放松心情，增加乐趣。

【评估】

1. 辨识老年人，与老年人沟通交流，了解参与活动的意愿。

2. 评估老年人的性别、年龄、病情、意识状态、合作程度及认知程度。

3. 评估老年人有无肢体障碍、语音障碍，以及视听能力等情况。

【计划】

1. 环境准备　舒适、安全，温湿度适宜。

2. 老年人准备　老年人了解活动目的、方法、注意事项及配合要点。

3. 照护人员准备　着装整洁，洗手，提前熟悉项目规则及步骤，根据参与活动老年人数及情况安排照护人员人数。

4. 用物准备　桌子、椅子、词卡、小礼物、记录本、笔等。

【实施】　操作流程见表12-18。

表12-18 老年人猜词游戏训练操作流程

| 操作项目 | 操作步骤 | 注意事项 |
|---|---|---|
| 核对、解释 | （1）核对老年人信息，向老年人解释活动目的及注意事项，取得老年人配合 | — |
| 老年人猜词游戏训练（图12-36） | （2）协助老年人到活动室，与其他老年人一起围成圈坐在椅子上<br>（3）配合轻松有节奏的音乐开始游戏<br>（4）对老年人讲解猜词活动配合的步骤，进行示范<br>（5）确定老年人明白游戏规则，然后遵照游戏规则活动<br>（6）指导分组（2人一组），每组10个词卡，一人比划一人猜，每组依次上场遵照游戏规则进行活动，指导老年人相互配合，共同完成游戏<br>（7）老年人不得说出词卡上的字，可以用语言来描述词卡上的内容，或者用肢体语言传达信息，请自己队友来猜。当老年人描述有困难时，给予适当帮助，引导老年人独立完成，多用鼓励性语言<br>（8）活动结束后，指导老年人做放松活动，安排休息、喝水、给老年人发放纪念品等<br>（9）指导老年人反复操作。不仅使老年人开心快乐，同时让注意力、表达能力及其身体协调能力得到锻炼，促进活动能力的恢复 | （1）对老年人的良好表现及时提出表扬和鼓励，与老年人互动，必要时，用语言和非语言进行交流<br>（2）游戏活动要充分考虑老年人的综合能力、兴趣爱好等<br>（3）词卡内容应集知识性、趣味性、娱乐性、实用性于一体，遵循由易到难、循序渐进的原则<br>（4）全程观察并询问老年人的感受，环境和体位是否舒适，如有劳累等不适应立即停止，并安排休息 |
| 训练时间 | （10）活动时间以老年人不疲劳为宜，多项活动可穿插进行 | — |
| 整理用物 | （11）整理活动用物及场所，打扫卫生 | — |
| 洗手、记录 | （12）洗手<br>（13）记录活动时间和活动过程、老年人的表现及活动效果 | （5）预防交叉感染 |

【评价】

1. 老年人的判断、逻辑思维及语言表达能力得到提升。

2. 转移老年人不良情绪。

## 二、手工艺作业活动

【目的】

1. 转移注意力，调节老年人情绪。

2. 改善肢体活动能力，尤其是手的细致活动功能。

3. 提高老年人协调性、柔韧性，训练创造性技巧。

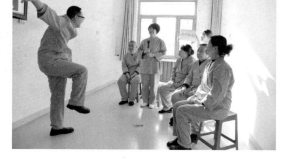

图12-36 老年人猜词游戏训练

【评估】

1. 辨识老年人，与老年人沟通交流，了解其参与活动的意愿。

2. 评估老年人的性别、年龄、病情、意识状态、合作程度及认知程度。

3. 评估老年人有无肢体障碍、语音障碍，以及视听能力、肢体肌力、关节活动度等情况。

【计划】

**1. 环境准备** 舒适、安全，温湿度适宜。

**2. 老年人准备** 老年人了解活动目的、方法、注意事项及配合要点。

**3. 照护人员准备** 着装整洁，洗手，提前熟悉操作步骤。

**4. 用物准备** 桌子、椅子、剪刀、镊子、胶水、碎布、A4卡纸、彩笔、签字笔、素材画册、医用垃圾桶、免洗手消毒液、记录本等。

【实施】 操作流程见表12-19。

表12-19　老年人布贴画训练操作流程

| 操作项目 | 操作步骤 | 注意事项 |
|---|---|---|
| 核对、解释 | （1）核对老年人信息，向老年人解释活动目的及注意事项，取得老年人配合 | （1）在老年人床旁或者协助老年人到活动室 |
| 老年人布贴画训练<br>（图12-37） | （2）协助老年人拉开椅子，指导其靠后坐，避免跌倒、摔伤<br>（3）打开素材画册，让老年人根据自己的喜好选取图案样式<br>（4）边讲解边示范，指导老年人取签字笔，按照图案样式在红色和绿色碎布上勾勒出基本线条<br>（5）指导老年人使用剪刀，从碎布上剪下红花、绿叶等图案<br>（6）将胶水涂抹于剪下图案的背面，根据示范图样粘贴于A4卡纸上，轻轻按压，粘贴牢固<br>（7）取彩笔在红花和绿叶的图案之间画上线条，形成一幅完整的贴画<br>（8）当老年人操作有困难时，给予适当帮助，尽量引导老年人独立完成<br>（9）粘贴画完成后，与老年人一起将作品干燥保存 | （2）训练过程中，照护人员应以温和的语气，告知老年人每一项操作的步骤，并把每一步具体动作加以分解指导<br>（3）当老年人基本掌握后再开始下一步动作<br>（4）训练活动要根据老年人活动能力进行，开始尽量选用简单的样式，由简到繁、由易到难<br>（5）全程观察并询问老年人的感受，必要时给予喝水或变换体位，如有不适应立即停止，并安排休息<br>（6）注意各种活动用具的使用与保管，切勿丢失<br>（7）注意安全使用剪刀，避免扎伤 |
| 训练时间 | （10）活动时间以老年人不疲劳为宜，多项活动可穿插进行 | — |
| 整理用物 | （11）整理活动用物及场所，打扫卫生 | — |
| 洗手、记录 | （12）洗手<br>（13）记录活动时间和活动过程、老年人的表现及活动效果 | （8）预防交叉感染 |

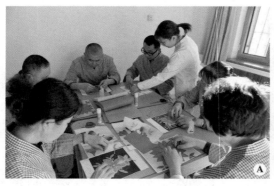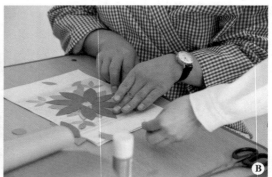

图12-37　老年人布贴画训练

【评价】

1. 老年人学习、创作能力得到提高。

2. 选择细小材料进行操作，达到训练手指的屈曲和伸展的目的。

3. 老年人能够从中不断吸取新知识、新技能，提高生活质量。

## 自 测 题

**单项选择题**

1. 指导老年人练习太极拳时，下列说法错误的是

　A. 环境无积水、无障碍物，光线充足、空气清新

　B. 为防止腰、腿部受伤，嘱咐老年人穿紧身衣裤

　C. 照护人员要提前熟悉相关步骤，指导老年人完成活动

　D. 活动时间以老年人不疲劳为宜，多项活动可穿插进行

　E. 活动过程中如有劳累不适应立即停止，并安排休息

2. 左侧肢体瘫痪的老年人床上擦浴，穿脱衣服的顺序是

　A. 左侧先脱先穿　　　　　B. 右侧先脱先穿

　C. 左侧后脱先穿　　　　　D. 右侧后脱先穿

E. 以上说法都正确

3. 独立翻身运动训练的目的是

A. 指导老年人掌握床上翻身运动的动作要领

B. 老年人能主动变换体位，采取舒适卧位，维持肢体功能

C. 减轻局部组织受压，维持皮肤完整，避免压力性损伤的发生

D. 为老年人进一步康复训练建立基础

E. 以上都是

4. 截瘫老年人从仰卧位到俯卧位独立翻身训练时，错误的是

A. 老年人仰卧于床上，双手Bobath握手上举

B. 适合第6颈椎完全性脊髓损伤，可以屈肘、伸腕的老年人

C. 固定床的刹车，上好床挡，防止老年人在活动中出现坠床

D. 避免躯干扭曲，加重脊柱脊髓损伤

E. 第7～8颈椎完全性损伤者具备伸肘功能，故较容易完成

5. 以下不属于桥式运动训练的注意事项的是

A. 训练过程中，勿憋气，配合有节律的呼吸运动

B. 照护人员随时观察老年人的反应，发现异常，立即停止训练

C. 脑卒中偏瘫老年人常伴有高血压病史，在训练过程中要注意监测血压、心率等

D. 老年人随着训练的进步，照护人员者可在逐渐减少帮助的同时，要求老年人学会自己控制活动，训练过程中不能让患侧膝关节伸展或向侧方倾倒

E. 辅助桥式运动适用于骨盆及下肢控制能力不足的老年人，需借助外力来帮忙

6. 以下不属于桥式运动预备姿势的是

A. 老年人去枕平卧

B. 上肢伸直，放于身体两侧或十指交叉放于胸前

C. 双膝屈曲，双小腿平行，微微分开或与肩同宽

D. 两脚掌平踏于床面，足趾充分伸展

E. 臀部抬离床面，膝、股骨、髋及躯干在一条直线上，保持骨盆呈水平位

7. 失语症的具体表现不包括

A. 听觉理解障碍　　　B. 口语表达障碍

C. 阅读障碍　　　　　D. 书写障碍

E. 口吃

8. 关于失语症康复训练的注意事项，错误的是

A. 要求环境应安静，最好采取"一对一"形式，避免干扰

B. 因人施法，循序渐进，先易后难，逐步增加刺激量

C. 照护人员在旁时可以暗示、提示老年人

D. 训练过程中不要随意纠正老年人错误

E. 连续2次正确回答率大于80%可进行下一课题

9. 指导老年人实施吞咽器官功能训练时的注意事项错误的是

A. 肢体功能障碍的老年人，协助取半坐卧位

B. 每步动作必须达到相应间隔和训练次数

C. 吞咽器官功能的训练的频率为每次30min，一天2次

D. 鼻吸口呼缩唇呼吸，呼气尽可能延长

E. 指导老年人进行舌抗阻训练，维持5s后放松

10. 进行摄食训练时，头部姿势正确的是

A. 低头吞咽姿势，适于呼吸道入口闭合不足老年人

B. 仰头吞咽姿势，先做低头姿势，待食物进入到舌根后再做仰头姿势吞咽

C. 头健侧吞咽姿势，适于单侧咽部麻痹者

D. 转头吞咽姿势，适于一侧舌肌和咽缩肌麻痹者

E. 转头吞咽姿势，头颈部向健侧旋转，使食团移向健侧

（周砚春）

# 第13章

## 老年人失智照护技术

## 第1节　失智老年人的认知功能评估

 **案例 13-1**

　　王奶奶，77岁，重度失智。与人交流有语言障碍，自言自语，总是进错房间，乱翻东西，有时候会抓起东西就往嘴里送，大小便无意识，进食需要协助，不知道筷子是什么东西，不会用，无季节意识，有时会攻击照护人员。她只记得她女儿的名字，但女儿站在她面前她就不知道是谁了，总是把工作人员认为是妹妹或者妹妹家的孩子、甚至是妈妈。

　　问题：1. 怎样识别失智的主要症状？

　　　　　2. 失智的评估工具有哪些？

　　　　　3. 失智评估工具的使用方法是什么？

　　失智又称痴呆，一般指成年后因脑器质性病变导致的智能、记忆和人格全面受损的一种综合征。失智是一种以认知功能缺损为核心症状的获得性智能损害综合征，可涉及记忆、学习、语言、执行、视空间等认知域，其损害的程度足以干扰日常生活能力或社会职业功能，在病程某一阶段常伴有精神、行为和人格异常。对失智老年人进行评估对老年人及其家庭都具有非常重要的意义。

　　对失智老年人的评估可以通过老年人本人或者照护人员获取相关信息，评估内容主要包括认知功能（cognition）、社会及日常生活能力（daily activity）、精神行为症状（behavior），也可以概括为"ABC"。

　　目前国内外用于老年人失智评估的工具很多，常用的工具与方法有记忆障碍自评表（8-item ascertain dementia，AD8）、画钟试验（clock drawing task，CDT）、简易精神状态检查量表（mini-mental state examination，MMSE）、蒙特利尔认知评估量表（Montreal cognitive assessment，MoCA）等。

### 一、记忆障碍自评表

　　**1. 工具内容**　该评估工具主要通过8个与日常生活表现密切相关的问题来筛查受试者是否存在认知障碍的可能，可由受试者本人或知情者进行评估（表13-1）。该量表能敏感地检测出老年人早期认知改变，但不能用于诊断疾病，如果分值在异常范围，提示需要进一步的检查评估。

**表13-1　记忆障碍自评表（AD8）**

| 第一栏中的"是"表示在过去的几年中在认知能力方面（记忆或者思维）出现问题 | 是，有变化 | 无，没变化 | 不知道 |
| --- | --- | --- | --- |
| 1. 判断力出现问题（例如，做决定存在困难、错误的财务决定、思考障碍等） | | | |
| 2. 兴趣减退，爱好改变，活动减少 | | | |
| 3. 不断重复同一件事（例如，总是问相同的问题，重复讲同一个事情或者同一句话等） | | | |
| 4. 学习使用某些简单的日常工具或家用电器有困难（如电视、电脑、遥控器、微波炉等） | | | |
| 5. 记不清当前月份或年份等 | | | |

续表

| 第一栏中的"是"表示在过去的几年中在认知能力方面（记忆或者思维）出现问题 | 是，有变化 | 无，没变化 | 不知道 |
|---|---|---|---|
| 6.处理复杂的个人经济事务有困难（忘了如何交付水、电、煤气账单等） | | | |
| 7.记不住别人的约定 | | | |
| 8.日常记忆和思考能力出现问题 | | | |

注：评估时，测试者可采用下列指导语："请阅读此量表的每个描述，根据实际情况在相应的选项上打'√'。"

**2. 结果判定**　每个问题回答"是，有变化"计为1分。总分0～1分表示认知功能正常，2分表示可能存在认知障碍。

## 二、画钟试验

**1. 工具内容**　徒手画钟表是一个复杂的行为活动，除了空间构造技巧外，还涉及记忆、注意、抽象思维、设计、布局安排、运用、数字、计算、时间和空间定向概念、运作的顺序等多种认知功能，操作简单、省时，不受文化程度限制，更易被老年人所接受。CDT有多种评定方法。以0～4分法简单、敏感和易行，其痴呆确诊率可达75%。评估时，测试者指定一个时间，采用下列指导语："请画出一个钟表表盘，把数字标在正确位置上，并用时针和分针把时间标在8点20分的位置"。

**2. 结果判定**　①画出闭合的圆表盘记1分；②将数字画在正确位置记1分；③12个数字正确无遗漏记1分；④时针和分针位置正确记1分。

画钟试验评分分级（图13-1）：总分4分为认知功能正常，3分为轻度认知功能障碍，2分为中度认知功能障碍，0～1分为重度认知功能障碍。

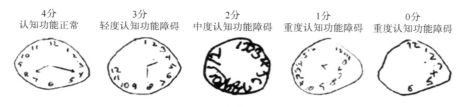

图13-1　画钟试验评分分级

## 三、简易精神状态检查量表

### （一）概述

MMSE是国内外最普及、最常用的失智筛查工具，敏感性好，易操作，该量表包括5个方面：定向力、记忆力、注意力及计算力、回忆能力、语言能力（表13-2）。

### （二）MMSE评估操作指导语及记分方法

**1. 定向力（合计最高10分）**

（1）时间定向力　首先询问日期，之后再针对性地询问其他部分，如"您能告诉我现在是什么季节吗"，每答对一题得1分。

（2）地点定向力　请依次提问"您能告诉我，我们在什么省市吗？"（区县、街道？什么地方？几层楼？）每答对一题得1分。

**2. 记忆力（合计最高3分）**　相互无关物品的名称（如皮球、国旗、树木），大约1s说一个。说完所有的3个名称之后，要求受试者重复一遍，答对1个得1分。如果受试者没有完全记住，测试者可以重复，但重复的次数不能超过5次。如果5次后仍未记住所有的3个名称，那么对于回忆能力的检查就没有意义了（请跳过第4部分"回忆能力"检查）。

**表13-2 简易精神状态检查量表**

姓名：＿＿＿＿＿＿ 性别：＿＿＿＿＿＿ 年龄：＿＿＿＿＿＿ 文化程度：＿＿＿＿＿＿

评定时间：＿＿＿＿＿＿ 总分：＿＿＿＿＿＿

| 项目 | | | 记录 | 评分 | |
|---|---|---|---|---|---|
| Ⅰ定向力（10分） | 星期几 | | | 0 | 1 |
| | 几号 | | | 0 | 1 |
| | 几月 | | | 0 | 1 |
| | 什么季节 | | | 0 | 1 |
| | 哪一年 | | | 0 | 1 |
| | 省市 | | | 0 | 1 |
| | 区县 | | | 0 | 1 |
| | 街道或乡 | | | 0 | 1 |
| | 什么地方 | | | 0 | 1 |
| | 第几层楼 | | | 0 | 1 |
| Ⅱ记忆力（3分） | 皮球 | | | 0 | 1 |
| | 国旗 | | | 0 | 1 |
| | 树木 | | | 0 | 1 |
| Ⅲ注意力和计算力（5分） | 100–7 | | | 0 | 1 |
| | –7 | | | 0 | 1 |
| | –7 | | | 0 | 1 |
| | –7 | | | 0 | 1 |
| | –7 | | | 0 | 1 |
| Ⅳ回忆能力（3分） | 皮球 | | | 0 | 1 |
| | 国旗 | | | 0 | 1 |
| | 树木 | | | 0 | 1 |
| Ⅴ语言能力（9分） | 命名能力 | 手表 | | 0 | 1 |
| | | 铅笔 | | 0 | 1 |
| | 复述能力 | 四十四只石狮子 | | 0 | 1 |
| | 三步命令 | 右手拿纸 | | 0 | 1 |
| | | 两手对折 | | 0 | 1 |
| | | 放在大腿上 | | 0 | 1 |
| | 阅读能力 | 请闭上眼睛 | | 0 | 1 |
| | 书写能力 | 请写一句完整的话 | | 0 | 1 |
| | 结构能力 | | | 0 | 1 |
| 总分 | | | | | |

3. **注意力和计算力（最高5分）** 要求受试者从100开始减7、之后再减7，一直减5次（即93，86，79，72，65）。答对1题得1分。如果前次错了，但下一个答案是对的，也得1分。

4. **回忆能力（合计最高3分）** 让受试者再重复说一遍刚才那3个物品的名称，每正确重复1个得1分，最高3分。

**5. 语言能力（合计最高9分）**

（1）命名能力（0～2分） 拿出手表卡片给受试者看，要求说出这是什么？之后拿出铅笔问同样的问题。

（2）复述能力（0～1分） 要求受试者注意你说的话并重复一次，注意只允许重复一次。这句话是"四十四只石狮子"，只有正确、咬字清楚才计1分。

（3）三步命令（0～3分） 给受试者一张空白纸，要求受试者按指令去做，注意不要重复或示范，只有按正确顺序做的动作才算正确，每个正确动作计1分。

（4）阅读能力（0～1分） 拿出一张卡片（卡片上写有："请闭上眼睛"）给受试者看，要求受试者读出来，并按要求去做，只有确实闭上眼睛才计1分。

（5）书写能力（0～1分） 给受试者一张白纸，让受试者自发地写出一句完整的句子，句子必须有主语、动词，并有意义，注意不能给予任何提示，语法和标点的错误可以忽略。

（6）结构能力（0～1分） 在一张白纸上画有交叉的两个五边形，要求受试者照样准确地画出来。评分标准：五边形需画出5个清楚的角和5个边，同时，两个五边形交叉处形成菱形，线条的抖动和图形的旋转可以忽略。

**6. 结果判定** 量表中每项回答正确计1分，回答错误或不知道计0分，总分分值范围为0～30分。测验成绩与文化水平密切相关，正常界值划分标准为：文盲＞17分，小学＞20分，初中及以上＞24分。

## 四、蒙特利尔认知评估量表

### （一）概述

MoCA是针对轻度认知障碍老年人进行快速筛查的评定工具。评定的领域包括视空间与执行功能、命名、记忆力、注意力、语言、抽象、延迟回忆和定向力（表13-3）。

表13-3 蒙特利尔认知评估量表（MoCA）

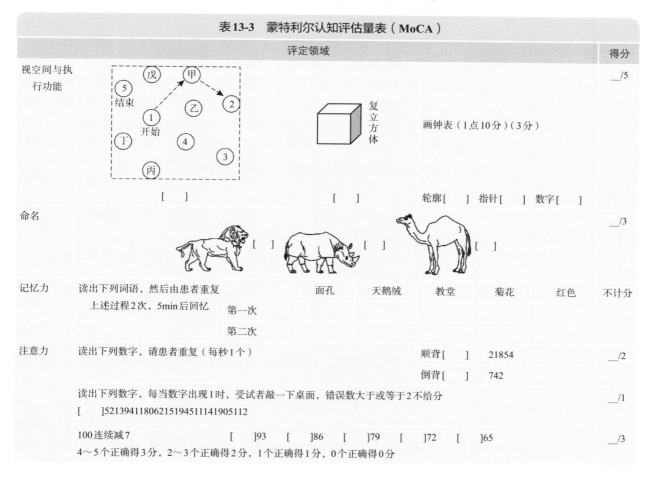

续表

| | 评定领域 | | | | | | | 得分 |
|---|---|---|---|---|---|---|---|---|
| 语言 | 重复: | "我只知道今天张亮是帮过忙的人"[ ] | | | | | | __/2 |
| | | "当狗在房间里的时候，猫总是藏在沙发下"[ ] | | | | | | |
| | 流畅性: | 在1min内尽可能多地说出动物的名字[ ]_____(N≥11名称) | | | | | | __/1 |
| 抽象 | 词语相似性: 香蕉—橘子=水果 | [ ]火车—自行车 | [ ]手表—尺子 | | | | | __/2 |
| 延迟回忆 | 没有提示: | | 面孔 [ ] | 天鹅绒 [ ] | 教堂 [ ] | 菊花 [ ] | 红色 [ ] | 只在没有提示的情况下给分 __/5 |
| | 选项 | 类别提示: | | | | | | |
| | | 多选提示: | | | | | | |
| 定向力 | [ ]星期 [ ]月份 [ ]年 [ ]日 [ ]地点 [ ]城市 | | | | | | | __/6 |
| 正常≥26/30 | | | | | | 总分_____/30 教育年限≤12年加1分 | | |

### （二）MoCA评估操作指导语及记分方法

**1. 视空间与执行功能（最高5分）**

（1）交替连线测验（0～1分）"我们有时会用'123……'或汉语的'甲乙丙……'来表示顺序。请您按照从数字到汉字并逐渐升高的顺序画一条连线。从这里开始指向数字1，从1连向甲，再连向2，并一直连下去到这里结束，指向汉字戊"。

（2）视结构技能（0～1分）"请您照着这幅图在下面的空白处再画一遍，并尽可能精确"。

（3）视结构技能（0～3分）"请画出一个钟表表盘。把数字标在正确位置上并请把指针标于1点10分的位置"，每正确1步得1分，最高3分。

**2. 命名（最高3分）** 自左向右指着图片问受试者："请您告诉我这个动物的名字"，每答对1个得1分，最高3分。

**3. 记忆力（不计分）** "这是一个记忆力测验。在下面的时间里我会给您读几个词，您要注意听，一定要记住，当我读完后，把您记住的词告诉我。回答时想到哪个就说哪个，不必按照我读的顺序"。把受试者回答正确的词在第一次的空栏中标出。当受试者回答出所有的词或再也回忆不起来时把这5个词再读一遍，并向受试者说明"我把这些词再读一遍，努力去记，并把您记住的词告诉我，包括您在第一次已经说过的词"。把受试者回答正确的词在第二次的空栏中标出。第二次结束后告诉受试者一会儿还要让他回忆这些词："在检查结束后我会让您把这些词再回忆一次"。

**4. 注意力（最高6分）**

（1）数字顺背广度（0～1分）"下面我说一些数字，您仔细听，但是当我说完时您就跟着照样背出来。按照每秒钟1个数字的速度读出这5个数字。"回答正确得1分。

（2）数字倒背广度（0～1分）"下面我再说一些数字，您仔细听，但是当我说完时您必须按照原数倒着背出来。按照每秒钟1个数字的速度读出这3个数字。"回答正确得1分。

（3）警觉性测试（0～1分）"下面我要读出一系列数字，请注意听，每当我读到1的时候，您就拍一下手。当我读其他的数字时不要拍手。"错误数大于或等于2个不得分。

（4）连续减7（0～3分）"现在请您做一道计算题，从100中减去一个7而后从得数中再减去一个7，一直往下减，直到我让您停下为止。"如果需要可以向受试者讲一遍。4～5个正确给3分，2～3个正确给2分，1个正确给1分，全部错误为0分。

**5. 语言（最高3分）**

（1）句子复述（0～2分）"现在我要对您说一句话，我说完后请您把我说的话尽可能原原本本地重复出来。我只知道今天张亮是来帮过忙的人。""现在我再说另一句话。我说完后请您也把它尽可能原原本本地重复出来：当狗在房间的时候，猫总是藏在沙发下。"每正确重复1句得1分，最高2分。

（2）词语流畅性（0～1分）"请您尽可能快、尽可能多地说出您所知道的动物的名称。时间是1min，请您想一想，准备好了吗？开始。"正确数≥11个得1分。

**6. 抽象（最高2分）** "请您说说橘子和香蕉在什么方面相类似？"如果受试者回答的是一种具体特征（如都有皮或都能吃等），那么只能再提示一次："请再换一种说法，他们在什么方面相类似？"如果受试者仍未给出准确回答（水果），则说："您说的没错，也可以说他们都是水果。"但不要给出其他任何解释或说明。在练习结束后。说："您再说说火车和自行车在什么方面相类似？"当受试者回答完毕后，再进行下一组词："您再说说手表和尺子在什么方面相类似？"不要给出其他任何说明或启发，每答对1个得1分，最高2分。

**7. 延迟回忆（最高5分）** "刚才我给您读了几个词让您记住，请您再尽量回忆一下，告诉我这些词都有什么？"每正确回忆一个得1分，最高5分。对未经提示而回忆正确的词，在下面的空栏处打钩（√）作标记。先进行分类提示，如果仍不能回忆起来，再进行多选提示。分类提示和多选提示均不计分。延迟回忆各词的分类提示和多选提示如表13-4所示。

**表13-4　延迟回忆各词的分类提示和多选提示**

| 词 | 分类提示 | 多选提示 | | |
|---|---|---|---|---|
| 1. 面孔 | 身体的一个部位 | 鼻子 | 手掌 | 面孔 |
| 2. 天鹅绒 | 一种纺织品 | 棉布 | 天鹅绒 | 的确良 |
| 3. 教堂 | 一种建筑物 | 医院 | 学校 | 教堂 |
| 4. 菊花 | 一种花 | 菊花 | 玫瑰花 | 向日葵 |
| 5. 红色 | 一种颜色 | 红色 | 蓝色 | 绿色 |

**8. 定向力（最高6分）** 请首先询问日期，再依次提问"您能告诉我我们在什么省市吗？什么地方？"每答对一题得1分，最高6分。日期多一天或少一天都算错误，不给分。

**9. 结果判定** 完成MoCA量表检查约需10min，总分30分，≥26分为认知功能正常。

# 第2节　记忆力训练

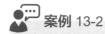

**案例13-2**

李奶奶，72岁，半年前开始出现健忘现象，总是找不到自己要用的东西。刚把手机放在客厅的书柜上，转头要打电话就忘记放到什么位置了，需要把客厅所有的地方都翻一遍才能找到。出门去菜市场买菜，可到了菜市场却忘记了要买什么东西。经过最近1个月的记忆训练及笔记本的使用，自觉记忆有所改善。

　　问题：1. 失智老年人记忆训练的内容是什么？
　　　　　2. 失智老年人记忆训练的方法有哪些？
　　　　　3. 失智老年人记忆训练的注意事项有哪些？

失智老年人的前期表现为记忆障碍。记忆障碍是指大脑降低或丧失对信息接收、存储和检索的能力。原因有痴呆、脑损伤、智力低下等。记忆障碍通常分为瞬时记忆障碍、短时记忆障碍、长时记忆障碍。

## 一、记忆力训练常用的方法

### （一）再认训练

再认训练，要求训练者即时记忆各种事物，包括实物、实物图形、简单几何图形及无意义图符等。

1. 让失智老年人在一定时间内对一组实物或图形进行观察。

2. 要求老年人根据记忆回答问题。

第一类问题：请老年人观看实物或图形，说出名称。

第二类问题：拿掉一个或几个实物或图形，请老年人说出缺少了什么。

第三类问题：要求失智老年人在另一组实物或图形中找出相同或不同之处。

一般来说，再认的材料越多，材料越相似，时间间隔越长，再认的难度就越大，出现的错误就越多。在设计再认训练时，应根据失智老年人的记忆力水平，激发老年人的兴趣，提高参与度。

### （二）再现训练

再现训练通常有三种形式，具体如下所述。

第一种是根据长时记忆完成的各种知识性问答游戏，如诗词填空、歇后语问答等。

第二种是凭即时记忆回忆出所给的实物、图形、词语等的游戏。

第三种是联结记忆游戏，可以有配对联想和符号替代等形式，强调材料的比较和联系。

## 二、记忆力训练的基本原则

1. 训练开始时，保持恒定重复的常规的环境，降低记忆难度。

2. 将外界环境中信息的量和呈现条件控制好，包括每次提供的信息量从少到多。信息内容由简单到复杂，信息重复的次数由多到少，多个信息呈现的间隔时间由长到短，随着功能进步，逐渐减少提示。

3. 在指导失智老年人运用再认法训练时，照护人员要让老年人明确记忆的任务，讲明哪些东西需要记，哪些东西不需要记，从而让老年人明确记忆的目的性。

4. 记忆力训练不能在失智老年人极度兴奋、疲劳或烦躁时进行。

## 三、记忆力训练操作

【目的】

1. 维持或增强失智老年人的再认能力。

2. 提升老年人自信心。

【评估】

1. 了解老年人失智情况，与老年人沟通交流。

2. 运用量表评估老年人的记忆力。

3. 评估老年人是否做好了记忆力训练准备。

【计划】

1. 环境准备 安静、整洁、明亮、空气良好，室内温度适宜，一般在 22～24℃。

2. 照护人员准备 着装整洁，洗手，戴口罩。

3. 老年人准备 能配合操作，了解操作目的。

4. 用物准备 水果卡片或者实物。

【实施】 操作流程见表 13-5。

表 13-5 记忆训练操作流程

| 操作流程 | 操作步骤 | 注意事项 |
| --- | --- | --- |
| 核对、解释 | （1）核对老年人信息<br>（2）向老年人解释操作目的及注意事项，取得老年人配合 | （1）操作前熟悉老年人的行为习惯，根据老年人认知程度、兴趣爱好、职业特征等制定老年人的训练方案 |

续表

| 操作流程 | 操作步骤 | 注意事项 |
|---|---|---|
| 摆放体位 | （3）老年人坐于床上或桌旁，面向照护人员 | （2）操作前评估老年人身体情况、情绪状态和意愿，无意愿时不可强迫 |
| 训练过程 | （4）照护人员依次向失智老年人呈现5张水果卡片，引导老年人识记，请老年人说出名称。对于老年人不认识的水果，告知其正确名称，并请老年人复述"奶奶，您看这个水果，是什么颜色的呢？它是什么形状？它的味道是咋样的？"（图13-2）<br>（5）老年人识记结束后，照护人员将5张卡片与其他水果卡片混在一起，放在老年人面前的桌子上。让老年人找出前面识记的5张水果卡片，照护人员全程引导并鼓励肯定<br>（6）照护人员根据失智老年人的记忆力水平，增加需要识记的卡片数量，提升训练难度<br>（7）如果失智老年人无法全部找到，照护人员可以找出正确的卡片，并和老年人分享，对老年人中途表现出的犹豫、迟疑或错误，不责备，不否认<br>（8）活动小结：工作人员带领老年人回顾当次活动内容和过程，给予老年人赞扬<br>（9）活动结束，工作人员协助老年人补水休息，提醒老年人下次活动时间及地点，并送老年人离开活动场所 | （3）训练过程中若老年人丧失兴趣，先中断，观察2～3min，如仍不配合可终止 |
| 整理 | （10）将训练物品收纳起来 | — |
| 洗手、记录 | （11）洗手<br>（12）记录老年人参与活动的表现、活动效果等 | （4）预防交叉感染<br>（5）便于评价 |

【评价】

1.老年人对训练产生兴趣。

2.老年人记忆力下降得到了延缓。

# 第3节 计算力训练

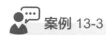 **案例 13-3**

赵奶奶，65岁，五年来曾患两次脑梗死，运动功能没有损伤。近三个月赵奶奶去超市多次出现买东西付错钱，并与收银员发生争吵的现象，而且最近赵奶奶的计算能力也明显下降，严重影响了赵奶奶的日常独立生活能力。

问题：1.赵奶奶发生了哪种认知障碍？

2.针对赵奶奶的问题，我们应采取什么训练方法进行训练？

计算力障碍，是指计算力减退，对以往能完成的简单计算失去计算能力。老年人发生计算力明显减退，与认知障碍有关。常进行计算力训练可以延缓计算能力的减退。

常用训练方法为使用老年人较熟悉和感兴趣的素材，如麻将、扑克，选取两张，让老年人计算两张素材的加法或者减法。

【目的】

1.提高失智老年人对数字和加减法符号的认识。

2.通过训练提高老年人的计算能力，提高日常独立生活能力。

【评估】

1.辨识老年人，与老年人沟通交流。

2.评估老年人的性别、年龄、病情、意识状态、合作程度，对计算力训练的认知程度。

3.评估老年人计算能力现状。

【计划】

**1. 环境准备** 整洁、安静、舒适、熟悉，时间为30～60min。

**2. 老年人准备** 能配合完成训练，了解操作目的。

**3. 照护人员准备** 着装整洁，洗手，戴口罩，熟悉训练内容、步骤和注意事项。

**4. 用物准备** 扑克牌若干、麻将牌若干、水杯1个、吸管1根。

【实施】 操作流程见表13-6。

**表13-6 计算力训练操作流程**

| 操作流程 | 操作步骤 | 注意事项 |
|---|---|---|
| 核对、解释 | （1）核对老年人信息<br>（2）向老年人解释操作目的及注意事项，取得老年人配合 | — |
| 沟通 | （3）提前与老年人和家属沟通当天所要训练的内容和目的，征得老年人的配合，如"奶奶好，今天我来陪您好吗？我们来玩一些有趣的游戏？" | （1）提前设计交流沟通的方式，以取得老年人的信任与配合<br>（2）评估老年人身体情况，了解老年人的计算能力 |
| 计算力训练（30～60min） | （4）协助老年人取坐位，面向照护人员（图13-2）<br>（5）通过交流引起老年人的兴趣，鼓励老年人参与到为他设计的训练项目中，达到训练提高老年人计算能力的目的<br>（6）将准备好的两张扑克或麻将牌摆在桌面上<br>（7）"奶奶，现在需要您帮我计算一下桌面上两张扑克（或麻将牌）点数加起来是多少"。在训练过程中要鼓励老年人，指导老年人一步一步地计算出正确结果，指导老年人找到计算的简便方法<br>（8）训练难度的设置从简单的开始，首先计算难度可设置在10以内的加减法，待到老年人计算能力不断提高后，再进一步加大计算的难度<br>（9）训练中要注意指导语的使用，如果老年人计算错误了，要注意说话的语气，不能打击到老年人训练的积极性。要多鼓励和夸奖老年人，提高老年人训练的热情<br>（10）训练结束后，询问老年人的训练感受，有助于下次改善训练方案 | （3）在训练中要注意观察老年人的情绪变化，适当地调节训练难度，循序渐进地提高患者的计算能力<br>（4）操作全过程要耐心、细致、注意安全<br>（5）体现尊重和人文关怀。注意保护隐私，避免老年人尴尬<br>（6）训练过程注意提醒老年人用杯子和吸管补充水分 |
| 整理 | （11）指导和陪同老年人把训练物品整理和收起，如"奶奶，我们一起来把桌子上的东西收拾一下吧。" | — |
| 洗手、记录 | （12）照护人员洗手<br>（13）记录老年人训练的成绩和情绪表现，为下次训练难度设定提供帮助 | （7）预防交叉感染<br>（8）便于评价 |

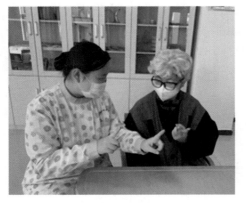

图13-2 计算力训练

【评价】

1. 训练过程老年人全程配合度较高，在整个训练过程中训练强度循序渐进，对计算能力训练起到了作用。

2. 照护人员可坚持每天陪同老年人做训练的小游戏，持之以恒的康复训练对失智老年人的认知功能障碍有暂缓发展的作用。

# 第4节 思维能力训练

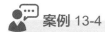 **案例 13-4**

> 高奶奶，85岁，近两年开始出现记忆力减退，最近三个月高奶奶经常说话说到一半就想不起来在说什么，经提示勉强进行谈话。而且最近高奶奶经常自己一个人呆坐，不愿意和别人交流，严重影响了高奶奶的日常交往能力。
>
> 问题：1. 针对高奶奶发生的思维障碍，我们应采取哪种训练方法进行训练？
>
> 　　　2. 应用什么样的训练方法实施训练？

思维能力障碍是指失智老年人由于在感知和记忆方面的衰退，在概念、逻辑推理和解决问题的能力上都有所减退，尤其是思维的敏捷度、流畅性、灵活性、独创性及创造性会有很大程度下降。

## 一、老年人思维减退的表现形式

**1. 思维迟钝、贫乏** 对有些事情联想困难，反应迟钝，语言缓慢，有些老年人不愿意学习，不想思考问题，导致词汇短缺，联想易间断，说话常突然中止。

**2. 思维奔逸** 如对青壮年时期的事情联想迅速，说话漫无边际，滔滔不绝。

**3. 强制性思维** 不自主地偶发毫无意义的联想，或者反复出现难以排除的思维联想。

**4. 逻辑障碍** 主要表现为对推理及概念的紊乱，思维过程繁杂曲折，内容缺乏逻辑联系。

## 二、思维能力训练方法

**1. 训练思维的独立性** 在思考过程中，要以客观事实来制约自己的思维、感情和兴趣，不轻易地因他人的影响而改变思维轨道。

**2. 训练思维的逻辑性** 思考问题时要坚持循序渐进的原则，敏锐地把握住思考的顺序，按照客观规律逐步深入。

**3. 训练思维的广博性** 只有知识渊博，才会思路敏捷，显示出超人的智慧。在此基础上，训练思维向纵横伸展，不断扩大观察和思索的范围。

**4. 训练思维的深刻性** 遇事沉着冷静，溯本求源，抓住问题的本质，把握发展变化的规律，对问题就能够看深看透。

**5. 训练思维的敏捷性、灵活性** 学会对事务迅速作出判断、决定，这不仅需要思维敏捷、果断，同时也需要灵活。

## 三、失智老年人思维能力训练

【目的】

1. 通过生活照片激发失智老年人对过去事件的回忆，并能叙述照片中的场景。

2. 通过训练提高老年人的思维能力，提高日常独立生活能力。

【评估】

1. 辨识老年人，与老年人沟通交流。

2. 评估老年人的性别、年龄、病情、意识状态、合作程度、对思维能力训练的认知程度。

3. 评估老年人思维能力现状。

【计划】

**1. 环境准备** 整洁、安静、舒适、熟悉，时间为 30～60min。

**2. 老年人准备** 能配合完成训练，了解操作目的。

**3. 照护人员准备** 着装整洁，洗手，戴口罩，熟悉训练内容、步骤和注意事项。

**4. 用物准备** 家庭相册、照片若干、水杯1个、吸管1根。

【实施】 操作流程见表13-7。

表13-7 失智老年人思维能力训练操作流程

| 操作流程 | 操作步骤 | 注意事项 |
| --- | --- | --- |
| 核对、解释 | （1）核对老年人信息<br>（2）向老年人解释操作目的及注意事项，取得老年人配合 | — |
| 沟通 | （3）提前与老年人沟通当天所要训练的内容和目的，征得老年人的配合，如"奶奶好，今天我来陪您好吗，我们来看照片讲故事？" | （1）提前设计交流沟通的方式，以取得老年人信任与配合<br>（2）评估老年人身体情况，了解老年人思维能力的状况 |
| 思维能力训练（30～60min） | （4）协助老年人取坐位，面向照护人员<br>（5）通过交流引起老年人看照片的兴趣，鼓励老年人参与到为他设计的训练项目中，达到训练提高老年人的思维能力的目的<br>（6）将准备好的家庭相册摆在桌面上，并翻开<br>（7）"奶奶，现在您能给我讲一下这张照片吗？照片是在什么时候照的，当时您的心情是什么样的？"在训练过程中要鼓励老年人，指导老年人一步一步地讲出照片中的故事<br>（8）训练难度的设置从简单的内容开始，首先难度设置为能讲出照片中的人物，到能讲出当时拍照片的心情，再到照片拍摄的背景故事<br>（9）训练中要注意指导语的使用，如果老年人讲错了，要注意说话的语气，不能打击到老年人训练的积极性。要多鼓励和夸奖老年人，提高老年人训练的热情<br>（10）训练结束后，询问老年人的训练感受，有助于下次改善训练方案<br>（11）如果老年人需要喝水，满足老年人需求 | （3）在训练中要注意观察老年人的情绪变化，适当地调节训练难度和频度，循序渐进地训练老年人的思维能力<br>（4）操作全过程要耐心、细致、注意安全，体现尊重和人文关怀。注意保护隐私，避免老年人尴尬<br>（5）训练过程注意提醒老年人用杯子和吸管补充水分 |
| 整理 | （12）指导和陪同老年人把相册整理收起来，如"奶奶，我们一起来把桌子上的相册收拾一下吧。" | （6）便于评价 |
| 洗手、记录 | （13）照护人员洗手<br>（14）记录老年人训练的成绩和情绪表现，为下次训练难度设定提供帮助 | （7）预防交叉感染<br>（8）便于评价 |

【评价】

1. 训练过程中老年人配合程度较高，提高了讲述照片故事的连贯性和逻辑性。

2. 照护人员可坚持每天陪同老年人做思维训练，持之以恒的康复训练对失智老年人的思维障碍有暂缓发展的作用。

# 第5节 家务劳动训练

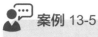案例 13-5

　　邱奶奶，88岁，退休，独居。刚退休时，身体健康，经常参加社区活动，爱整洁。3年前，出现性格和行为异常，经常会手上抓着钥匙却四处寻找钥匙，衣服也经常随处乱放，做完饭忘了关煤气。随着病情发展，老年人性格有了很大的变化，不爱说话，不爱出门，半夜起床看电视，容易发脾气。有时下楼散步后，不认识自己家的房子，将多年的邻居看作外国人士，让邻居哭笑不得。

　　问题：1. 邱奶奶的主要健康问题有哪些？

　　　　　2. 针对邱奶奶的问题，应用什么样的生活功能训练方法实施训练？

家务劳动训练，是指人们在家中独立生活所需的比较复杂的重要活动能力，其中包含使用环境中物品和设备的能力，如准备和烹饪食物、环境清扫、洗衣服等。

## 一、家务劳动常用训练方法

**1. 任务分解法** 照护人员可以采取任务分解法，把一项任务按照顺序分解为几个步骤，每一步骤都给老年人一个简单明确的提示，来帮助老年人尽可能地完成他们仍有能力做的事情。任务分解法可以用在穿脱衣、做简单的家务等方面。

**2. 逆向协助法** 对于中度及以上病程的失智老年人，为了让老年人有更多的成就感，照护人员在训练老年人从事一些重复性的活动时，可以先将活动内容分解。照护人员先从旁协助老年人完成前面的步骤，然后训练老年人自己来完成最后一步，比较容易让老年人感觉到自己是最终的任务完成者，成就感较强。到了下一次训练时，照护人员可以从倒数第二个动作开始训练，以次类推。

**3. 提示与身体示范** 当失智老年人忘记如何做一些事情时，如果照护人员能够给一些口头提示和身体示范，老年人也能够根据提示和模仿，完成这些事情。

## 二、家务劳动训练

【目的】

1.提高失智老年人对家务劳动，如折叠衣服的认识。

2.通过训练提高老年人的家务劳动能力，提高其日常独立生活能力。

【评估】

1.辨识老年人，与老年人沟通交流。

2.评估老年人的性别、年龄、病情、意识状态、合作程度，对家务劳动的认知程度。

3.评估老年人家务劳动能力现状。

【计划】

**1.环境准备** 整洁、安静、舒适、熟悉，时间为30min。

**2.老年人准备** 情绪稳定，能配合完成训练，了解操作目的。

**3.照护人员准备** 着装整洁，洗手，戴口罩，熟悉沟通技巧、训练内容、步骤和注意事项。

**4.用物准备** 裤子、T恤衫、收纳筐。

【实施】 操作流程见表13-8。

**表13-8 家务劳动训练操作流程**

| 操作流程 | 操作步骤 | 注意事项 |
| --- | --- | --- |
| 核对、解释 | （1）核对老年人信息<br>（2）向老年人解释操作目的及注意事项，取得老年人配合 | — |
| 沟通 | （3）提前与老年人沟通当天所要训练的内容和目的，征得老年人的配合，如"奶奶好，今天我来陪您好吗，我们来做一些家务活儿。" | （1）提前设计交流沟通的方式，以取得老年人信任与配合<br>（2）评估老年人身体情况，了解老年人家务劳动能力的状况 |
| 计算力的训练（30~60min） | （4）协助老年人取坐位，面向照护人员<br>（5）通过交流引起老年人的兴趣，鼓励老年人参与到为他设计的训练项目中，达到训练提高老年人的目的。照护人员给老年人展示带来的衣服："奶奶，您看，这是我今天要整理的衣服。您愿意帮我一起整理吗？"得到老年人的肯定，并表示感谢<br>（6）照护人员给老年人示范叠T恤衫，并用口头语言和身体语言鼓励老年人自己完成 | （3）在训练中注意观察老年人的情绪变化，适当地调节训练难度，循序渐进地提高患者的家务劳动能力<br>（4）操作全过程要耐心、细致、注意安全，体现尊重和人文关怀，避免老年人尴尬 |

右上角：续表

| 操作流程 | 操作步骤 | 注意事项 |
|---|---|---|
| 计算力的训练（30～60min） | （7）"奶奶，我做一下，您做一下，可以吗？"<br>（8）"第一步，左边的袖子折到前面，非常好。"<br>（9）"第二步，再把右边的袖子也折到前面。对，奶奶，您做得真棒。"<br>（10）"第三步，用两只手握住领口，向下折叠。对的，奶奶。"<br>（11）"最后一步，左右对折。奶奶，是觉得有点难吗？我再给您示范一次。没关系，您再试一下。对，您自己可以做好的。非常好，衣服我们俩就都叠好了。我们把它们放进收纳筐里。"<br>（12）照护人员继续给老年人示范叠裤子，并鼓励老年人自己完成。<br>（13）衣服整理完毕，照护人员肯定了奶奶的表现，"奶奶，您看这些衣服收拾得多整齐啊。我要感谢您帮我这么大忙呢。您先休息一会儿吧。我去送衣服，然后再来接您去吃饭。" | |
| 整理、洗手、记录 | （14）"奶奶，我们一起来把桌子上的东西收拾一下吧"。指导和陪同老年人整理用物<br>（15）照护人员洗手，记录每次老年人训练的成绩和情绪的表现，为下次训练难度的设定提供帮助 | （5）预防交叉感染<br>（6）便于评价 |

【评价】

1. 家务劳动训练过程老年人全程配合度较高，照护人员每天坚持陪同老年人进行训练。在整个训练过程中训练强度循序渐进。

2. 持之以恒的家务劳动训练对失智老年人的认知功能障碍有延缓发展的作用。

# 第6节　指导失智老年人参与音乐疗法活动

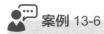 **案例** 13-6

　　李奶奶，80岁，某大学退休教授，早年丧偶，喜欢听音乐与绘画，平时会参加社区的演唱活动。3个月前摔伤，导致股骨颈骨折，入住养老机构。近来李奶奶经常忘记刚发生的事情，情绪易低落，有时会出现找不到回房间路的情况，经医生诊断李奶奶患有轻度失智。请运用歌曲歌唱法、歌曲再造法设计音乐疗法活动。

　　问题：1. 实施音乐疗法活动的目的和意义是什么？

　　　　　2. 怎样实施音乐疗法活动？

　　　　　3. 进行音乐疗法活动的注意事项有哪些？

　　音乐疗法即音乐治疗，是通过音乐进行的心理治疗，具有以音乐提高身心健康、培养人格、促进康复等功能。

　　音乐是放松精神、祛病延年的一剂良药。当人们处在优美的音乐环境之中，可以改善神经系统、心血管系统、内分泌系统和消化系统的功能，促使人体分泌一种有利于身体健康的活性物质，可以调节体内血管的流量和神经传导。优美的旋律能提高大脑皮质的兴奋性，可以改善人们的情绪，激发人们的感情，振奋人们的精神。

　　音乐疗法分为以下几种。

　　**1. 歌曲法**　是通过音乐治疗师实施歌曲歌唱、诗歌朗诵及歌曲再造活动，促进治疗对象身心获得康复机会的音乐治疗方法。

　　**2. 歌曲歌唱法**　是通过使音乐治疗对象聆听适合的音乐并跟随歌唱，促进其身心获得康复的方法。歌曲歌唱法可根据音乐治疗对象身心状况等情况，实施简单的音符发声训练。

　　**3. 歌曲再造法**　是通过使音乐治疗对象聆听歌曲，实施歌曲的讨论和再创造体验，促进老年人身心获得康复的方法。

**4. 歌曲朗诵法** 是通过配乐引导治疗对象进行歌词或诗歌朗诵，促进音乐治疗对象身心康复的方法。

【目的】

1. 放松精神，缓解用餐、洗澡、入睡时的抵抗情绪。

2. 引起失智老年人美好的回忆，缓解紧张、焦虑、忧郁、恐惧心理。

3. 提高失智老年人记忆力、判断力、注意力、社会适应能力。

【评估】

1. 了解老年人失智情况，与老年人沟通交流。

2. 评估老年人的兴趣爱好。

3. 评估老年人是否做好音乐活动准备。

【计划】

**1. 环境准备** 选择比较安静、宽敞、明亮的适宜进行音乐活动的活动室，室内温度适宜，一般在22～24℃。

**2. 照护人员准备** 着装整洁，洗手。

**3. 老年人准备** 能配合操作，了解操作目的。

**4. 活动时间** 活动时间选择9：00～11：00或15：00～17：00时段。每次活动开展控制在40～60min为宜。

**5. 用物准备** 音乐活动使用的器具，如歌曲光盘、音响、沙锤、三角铁、桌子、椅子。

【实施】 操作流程见表13-9。

**表13-9 指导失智老年人参与音乐疗法活动操作流程**

| 操作流程 | 操作步骤 | 注意事项 |
| --- | --- | --- |
| 沟通 | （1）向老年人说明活动内容、目的、方式、效果及注意事项，取得老年人配合 | （1）老年人着合适的服装 |
| 训练过程（听音乐进行舞蹈15～20min） | （2）听音乐进行舞蹈（15～20min）：播放老年人已经熟悉的曲目，促使老年人对曲目的旋律、节奏等方面的回顾。音乐聆听结束后询问老年人还记不记得该首曲目<br>（3）选择舞蹈进行的方式：可以根据情况讲解舞蹈的具体动作，可跟随音乐的节奏拍打身体的相应部位等<br>（4）引导老年人进行联想，如在向往的美景里舞蹈，身体的每一个部位都在放松<br>（5）帮助老年人回忆舞蹈步骤，提高记忆力，舒缓情绪，也能够进一步开展有效的讨论与交流等。 | （2）询问老年人刚刚舞蹈的感受，了解老年人的情绪状态，检验活动开展的有效性，以便于制订下一步的活动计划<br>（3）活动设计要遵循科学性、个性化、安全性、循序渐进的原则 |
| 训练过程（器乐即兴演奏15～20min） | （6）获得老年人的同意，同老年人一起合奏熟悉的曲目，引导老年人进行乐器选择，如沙锤、串铃、木琴、非洲鼓等<br>（7）在合奏中，为了能够演奏的旋律较为悦耳，教会老年人自然调整乐器的使用，使其和背景曲目的节奏相符，这是一个能够提高注意力、思维能力、社会适应等方面能力的过程 | （4）如果在演奏期间，老年人情绪紧张、急躁等，要暂停合奏，询问原因并进行情绪管理，待情绪稳定并征得同意后再进行<br>（5）活动实施依据老年人的行为、情绪表现可进行活动内容调整 |
| 总结预约 | （8）总结与预约下次活动："奶奶，今天的演奏效果特别好。有这样的演奏效果主要还是因为您在其中起了更大的作用"<br>（9）"我们明天还在上午9：30开始好吗？" | — |
| 整理 | （10）同老年人一起将乐器等物品收纳起来<br>（11）提醒和协助老年人洗手。送老年人回房间<br>（12）记录老年人参与活动的表现 | （6）使用的工具要及时清洁。每次使用前要确保能正常使用<br>（7）音乐治疗师要进行良好的记录，便于进行整体的训练效果分析与制订可持续的活动计划 |

【评价】

1. 通过参与一段时间的音乐、舞蹈与即兴器乐活动，老年人记忆力、注意力、思维能力、定向力得到训练。

2. 通过音乐讨论，情绪得到一定程度的宣泄。

3. 参加集体音乐治疗活动，可以提高社会参与能力。

## 自 测 题

**单项选择题**

1. 与失智老年人沟通时应
   A. 不要离老年人太近
   B. 一边看手机一边回答老年人问题
   C. 老年人重复提问时不用理会
   D. 态度要温和
   E. 要远离老年人以防受到伤害

2. 下列描述错误的是
   A. "刚说的话或事情，转身就忘"属于短时记忆障碍
   B. "叫错亲友的名字，认错字"属于长时记忆障碍
   C. 再认的材料越多，材料越相似，时间间隔越长，再认的难度就越大
   D. 根据长时记忆完成的各种知识性问答游戏，属于再认
   E. 再认训练是向失智老年人呈现5张动物卡片，并带领老年人从20张卡片中寻找出来

3. 可用于记忆容量的评估方法是
   A. 日常记忆问卷 　　 B. 记忆成套测验
   C. 韦氏记忆测验 　　 D. 记忆力广度测验
   E. 蒙特利尔评估量表

4. 下列哪一项不是老年人记忆功能受损的表现
   A. 有"提笔忘字""话在嘴边说不出"的情况，需要别人提示
   B. 淡漠，对什么事都提不起兴趣
   C. 刚说的话或事情，转身就忘
   D. 忘记了自己的有关的一些重要信息，如生日、地址等
   E. 有命名困难，如把手机说成是能通话的东西

5. 针对器乐即兴演奏法的组织实施，以下选项错误的是
   A. 对于身体能力无障碍的老年人，活动结束后要争取老年人共同收拾所用的物品
   B. 身体偏瘫的老年人是无法参加即兴演奏音乐活动的

   C. 老年人可以选择自己喜欢的乐器
   D. 活动开展要充分考虑老年人的需求，可以根据情况终止活动
   E. 为养老机构老年人进行音乐疗法，需要征询家属的意见

6. 对于音乐舞蹈疗法的活动设计与组织，以下说法正确的是
   A. 身体偏瘫的老年人不能参加音乐舞蹈疗法活动
   B. 失智老年人不能参加即兴音乐舞蹈疗法活动
   C. 音乐舞蹈疗法开展时，音乐治疗师可以对较难的动作进行讲解
   D. 音乐舞蹈疗法活动的设计符合一般老年人身心特点即可
   E. 对于不喜欢唱歌的老年人，也要让他配合进行

7. 下列哪项是对计算力的训练方案
   A. 地图作业 　　 B. 顺序作业
   C. 扑克点数求和 　　 D. 猜测作业
   E. 叠衣服作业

8. 下列哪项训练内容是提高失智老年人计算力的代偿能力
   A. 在老年人熟悉的环境里，在最明显的地方摆上日历、钟表，让老年人能一眼就注意到
   B. 通过使用老年人感兴趣的素材（如扑克），训练患者计算扑克的点数求和
   C. 让老年人养成随时看时间的习惯
   D. 陪同失智老年人每到一个陌生的地方就向其介绍周围环境及其特征性，减少陌生感
   E. 让老年人讲述老照片的故事

9. 下列不是生活能力训练方法的是
   A. 任务分解法 　　 B. 逆向协助法
   C. 示范法 　　 D. 替代服务
   E. 演示法

（吴黎明）

临终关怀是向临终患者及其家属提供的一种全面的照料，包括生理、心理、社会等方面，使临终患者生命得到尊重，症状得到控制，生命质量得到提高，家属的身心健康得到维护和增强，使患者在临终时能够无痛苦、安宁、舒适地走完人生的最后旅程。临终照料是对已失去治愈希望的患者在生命即将结束时所实施的一种积极的综合护理，是临终关怀的重要组成部分。我国将临终关怀、舒缓医疗、姑息治疗等统称为安宁疗护，是指为疾病终末期或老年患者在临终前提供身体、心理、精神等方面的照料和人文关怀等服务，控制痛苦和不适症状，提高生命质量，帮助患者舒适、安详、有尊严地离世。随着社会的进步和卫生事业的发展，临终照护和预防、医疗一起成为当代卫生保健系统的三大基本组成部分。在我国人口老龄化日益加剧的社会大背景下，探索老年人生命末期生理、心理、社会等方面的需求及临终照护技术，具有深刻的社会现实意义。

# 第 1 节　临终老年人心理慰藉

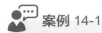 案例 14-1

赵爷爷，78 岁。与家人聚餐后 1h 突然呕出大量暗红色血液，伴有头晕、乏力、恶心，急诊入院。既往有肝硬化病史 30 年，入院检查初步确诊为肝癌晚期伴多点转移。得知病情后，赵爷爷常常训斥、谩骂家属，对住院环境和医院制度多番挑剔，借此发泄对疾病的恐惧与排斥情绪。

　　问题：1. 赵爷爷的表现是心理反应的哪一期？

　　　　　2. 如何为赵爷爷提供恰当的心理慰藉？

大部分临终老年人会出现不同程度的心理问题，如恐惧、焦虑、孤独、不舍、失去尊严、遗憾悔恨、对家人的牵挂等。照护人员要给予高度重视和充分理解，以同理心关爱临终老年人，使其获得舒适和安宁。

## 一、临终老年人的心理变化及照护

临终老年人接近死亡时会产生复杂的心理反应和行为表现，具有一定程度的普遍性。美国心理学家库伯勒-罗斯（Kubler Ross）通过观察数百位临终患者，总结出从获知病情到死亡的整个过程中，临终患者通常经历五个心理发展阶段，即否认期、愤怒期、协议期、忧郁期和接受期。

### （一）否认期（denial）

**1. 心理表现**　老年人在得知自己患了不治之症时，第一反应是"否认"，常常认为"不可能，一定是搞错了，不会是我"。老年人拒绝接受残酷事实，怀着侥幸心理，四处求医，希望证实之前的诊断是错误的。否认期的老年人无法接受医护人员对其病情的任何解释，也无法处理疾病相关问题，不能做出任何理性决定；甚至有的老年人直到死亡前一刻仍在乐观地谈论疾病痊愈后的计划。这种否认反应是一种心理防御机制，是为了暂时逃避患不治之症的残酷现实，让自己有更多时间来调整自己、面对死亡。否认期持续时间一般不长，但也有老年人持续否认反应直至死亡。

**2. 照护措施**　老年人的否认心理隐含着内心的希望，因此照护人员要结合老年人对死亡的态度、性格、人生观来综合考虑照护措施。

（1）照护人员要态度真诚，既不轻易揭露老年人的心理防御机制，也不要欺骗老年人。照护人员应给予关心和支持，维持老年人适当的希望，耐心倾听诉说，坦诚回答问询。尤其注意照护人员要与老年人家属保持言语一致。

（2）经常陪伴在老年人身边，注意运用非语言交流，尽量满足其心理需求，让老年人时刻感受到照护人员及其家属的关怀，充分感觉到自己未被抛弃。

（3）照护人员要运用语言沟通技巧，在交谈过程中因势利导，循循善诱，正确、适度地实施死亡教育，使老年人逐步面对现实。

### （二）愤怒期（anger）

**1. 心理表现**　临终老年人真正认识到自己的病情和预后时，常常会产生愤怒、怨恨和嫉妒等心理反应，常常会想"为什么是我得绝症？这太不公平了！"老年人常常变得不合作或难以接近，会将愤怒的情绪发泄到身边的照护人员和家属身上，或者对医院的制度、环境、治疗或照护等方面表示不满，情绪无法控制，甚至恶言相向。

**2. 照护措施**

（1）照护人员应充分认识到老年人的愤怒是发自内心的恐惧与绝望，适度的情绪宣泄是对其有益的。因此，要尽量为老年人提供发泄的环境，允许其表达愤怒；照护人员应给予充分的理解和体谅，加以心理疏导和安慰。如老年人发泄的语言是抱怨性的，照护人员可用沉默来削弱其愤怒程度。

（2）密切观察老年人的情绪，尽量陪伴，认真倾听其内心感受，注意预防自伤、伤他等意外事件的发生。

（3）做好家属的思想工作，给予老年人充分的同情、理解、宽容和关爱。

### （三）协议期（bargaining）

**1. 心理表现**　一段时间的心理适应后，老年人开始接受临终的事实。老年人变得平静、和善，对自己的病情抱有希望；积极配合治疗，想方设法延长生命。有些老年人将许愿或做善事作为交换条件，有些老年人会对以前做过的错事表示忏悔："请让我好起来吧，我一定会……"。实际上此期的心理反应是一种延缓死亡的祈求，是人的生命本能和生存欲望的体现。协议期的持续时间一般很短，也不如前两期表现明显。

**2. 照护措施**　老年人接受现实时，就开始期望争取一些时间来实现自己的愿望。这一阶段，老年人特别配合治疗和护理，对其自身是有益处的。

（1）照护人员应主动给予老年人指导和关怀，加强生活照护服务，尽可能满足合理需求，设法减轻其不适症状，加强安全防护。

（2）照护人员未必能观察到老年人的协议行为。在交谈中要鼓励老年人说出自己的内心感受，尊重其信仰；积极引导和教育老年人，减轻其心理压力，在尽力延长生存时间的同时提高其生命质量。

### （四）忧郁期（depression）

**1. 心理表现**　临终老年人积极配合治疗，但病情恶化，日渐衰弱；开始意识到无法阻止死亡来临。身体功能的丧失、频繁的治疗、沉重的经济负担等，都会促使老年人产生深深的失落感，"好，那就是我吧"。通常表现为情绪低落、消沉、悲伤、郁郁寡欢、万念俱灰，甚至会产生轻生的想法。希望与亲朋好友见面、交代后事，希望得到陪伴和照顾。忧郁期的持续时间可能较长。

**2. 照护措施**　临终老年人的抑郁和沮丧反应是正常的，是通向"接纳死亡"境界的必经过程。

（1）照护人员应多给予老年人同情与照顾、鼓励与支持，多多陪伴，允许其用不同方式宣泄情感，如忧伤、哭泣等。密切观察老年人反应，注意安全，预防自杀。

（2）争取社会支持，安排亲朋好友见面、探望，鼓励家属多陪伴老年人。

（3）创造安静、舒适的环境，协助和鼓励老年人保持自我形象与尊严。

## （五）接受期（acceptance）

**1. 心理表现**　人对死亡已有所准备，表现得平静、安详，对外界反应淡漠，喜欢独处。"好吧，既然这样，那我就面对吧"。老年人接受即将死亡的事实，常处于疲倦、虚弱、嗜睡或昏迷状态。

**2. 照护措施**　接纳死亡是临终老年人心理发展过程中对自我的超越，是生命最后阶段的成长。少数临终老年人能理智地正视死亡，表现出平静、自然的状态，不愿意增加家人和社会的负担。

（1）保持适度的陪伴和支持，辅以握手、触摸、拥抱、凝视等非语言沟通方式，但不过多打扰老年人。尊重临终老年人的信仰，帮助其实现未完成的愿望。

（2）加强生活照护，提高老年人临终前的生活质量。

（3）创造安静、舒适的环境，减少外界干扰，使临终老年人能平静、安详、有尊严地离去。

库伯勒·罗斯的五个心理反应阶段，因教育背景、人生观、价值观、社会地位、疾病种类、病程长短、年龄及性格等不同而不同。并不是所有临终老年人都经历以上五个阶段，有的经历了五个阶段但顺序不同，甚至有的会停留在某一阶段直至死亡。中国学者黄天中等提出，在否定期之前中国老年人和家属之间存在明显的相互隐瞒、故意回避、避免谈论死亡的阶段，称为忌讳期。这与中国的传统习俗、文化历史等有关。

## 二、临终老年人常见的心理问题及照护

临终老年人的心理问题多取决于其人格特点、信仰、教育及相关的传统观念，同时也与其在疾病状态所体验到的痛苦或不适程度、照护人员及其家属的关心程度，以及以前的生活状况、生活满意度等密切相关。

### （一）临终老年人的心理特征

临终老年人大多会经历否认、愤怒、协议、忧郁、接受五个心理反应。除此之外，临终老年人还有其个性化的心理特征。

**1. 心理障碍加重**　老年人进入临终阶段，其心理变化因人而异。照护人员要细心观察，方能做到因人施护。临终老年人可能出现暴躁、孤僻、抑郁、脆弱、依赖性强、自我调节和控制能力降低等心理表现。心情好时，愿意与他人交流；心情不好时则沉默不语、拒绝沟通。有的老年人言语消极，口头上看淡生死，希望尽早结束生命；但当病情反复、生命受到威胁时，又表现出极强的求生欲望。有的老年人则遇到不顺心的事就大发脾气，不能很好地配合治疗、照护，甚至擅自拔掉医疗设备；而事后又追悔莫及、再三道歉。随着病情的恶化，老年人身心日益衰竭，精神和肉体上忍受着双重折磨，这时的心理以忧郁、绝望为主。

**2. 挂念亲人，忧虑后事**　老年人临终前会挂念配偶的生活、后辈的工作与学业，考虑财产分配，安排家庭事务。多数老年人会关心自己的后事，如遗体处理、埋葬方式、是否捐献遗体或器官等。

### （二）临终老年人的心理照护

照护人员充分理解临终老年人的心理状态，满足其身体、心理、社会和精神的需求，使其在安静、舒适的环境中以平和的心态告别人生。

**1. 适度触摸**　照护人员在操作或陪伴过程中，根据实际情况，可轻轻抚摸老年人的手、胳膊、额头或背部等，注意动作轻柔。适度触摸可减轻临终老年人的孤独、恐惧感，增加其安全感，是大部分临终老年人愿意接受的心理慰藉方法。

**2. 沟通交流**　耐心倾听临终老年人的诉说，使其感到被理解、被支持。对于无法进行语言沟通或有听力障碍的临终老年人，要通过表情、眼神、手势等非语言沟通方式表达理解和关怀，利用熟练的照护技术来取得信任和配合。通过诚恳的沟通交流，照护人员可及时了解临终老年人真实的想法和最

后的愿望，努力满足其各种需求，尊重其权利，减轻其焦虑、抑郁和恐惧，使临终老年人没有遗憾地离开人世。

**3. 舒适照护** 提供温馨、安静、舒适的环境，建立良好的护患关系。尽量增加临终老年人与家属的相处时间，指导家属参与临终照护活动，营造良好的家庭氛围，使临终老年人感到安慰。

**4. 死亡教育** 尊重临终老年人的民族习俗和宗教信仰，根据其社会文化背景、心理性格特点等，客观公正地评价临终老年人对待疾病与死亡的态度。选择恰当时机，谨慎委婉地与临终老年人及其家属共同探讨生死问题，有针对性地进行精神安慰和心理疏导，帮助其从对死亡的恐惧与不安中解脱出来，以平和的心态面对死亡。照护人员应与家属建立信任、合作关系，做好家属的心理疏导，告知临终老年人的病情进展情况，让家属参与到治疗决策和临终照护活动中来，这对面临丧亲之痛的家属也是一种安慰。

# 第 2 节　临终老年人家属沟通

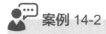 案例 14-2

　　胡爷爷，86 岁，入院前 2 个月出现腰部疼痛伴有进行性消瘦，确诊为"前列腺癌伴骨转移"。胡爷爷精神状态差，呈痛苦面容，四肢及阴囊严重水肿，夜间躁动不安，睡眠状态差。遵医嘱口服盐酸羟考酮缓释片 10mg，每 12h 一次，疼痛评分控制在 2 分。老伴王奶奶 88 岁，育有一子，已退休。

　　问题：照护人员应该如何与胡爷爷的老伴和儿子进行有效沟通？

在老年人进入临终状态和离世以后，临终老年人家属所受到的痛苦折磨，以及由此带来的健康问题越来越受到人们的重视。通过与临终老年人家属的有效沟通，照护人员可以帮助其正确认识疾病与死亡，缓解内心痛苦并平稳度过悲伤期。

## 一、沟通与有效沟通

### （一）沟通

沟通是人与人之间、人与群体或组织间进行思想与感情信息的传递和反馈的过程。信息发送者遵循一系列规则，凭借一定媒介将信息发送给信息接收者，并通过反馈以达到互相理解的过程。

人际沟通是人际信息的交流和传递，是人与人之间传递信息、沟通思想、交流情感的过程。照护团队与临终老年人及其家属进行有效沟通，是实施临终照护的基础和关键。

良好的人际沟通，可以获取他人的思想、情感、信息，对于建立和谐的照护环境、发展良性信任关系、满足临终老年人及家属的要求、提升临终照护服务质量，具有非常重要的意义。

### （二）有效沟通

有效沟通是指信息接收者获得的信息与信息发送者要表达的信息一致。有效沟通以准确清晰、反馈修正为特征，以及时、充分和不失真为标准。美国著名公共关系学家卡特里普（Cutlip）和森特（Centre）共同提出了有效沟通的"7C"原则。

**1. 可信赖性（credibility）** 沟通者之间要建立相互信任关系。

**2. 一致性（context）** 又称情境架构，指信息传播必须与物质的、社会的、心理的、时间的环境等相协调。

**3. 内容的可接受性（content）** 传播内容必须对信息接收者有意义，必须能够引起他们的兴趣，满足他们的需要。

**4. 表达的明确性（clarity）** 信息的表达形式应该简洁明了，易被人接受，所用语言应该是沟通双方共同认可的。

**5. 渠道的多样性（channels）** 应针对性地运用传播媒介，以达到有效传播信息的作用。

**6. 持续性与连贯性（continuity and consistency）** 沟通是一个没有终点的过程，要达到渗透的目的，必须对信息进行重复；要在重复中不断补充新的内容，这是一个持续、连贯的过程。

**7. 接收能力的差异性（capability of audience）** 沟通必须考虑信息接收者能力的差异，包括注意能力、理解能力、接受能力和行为能力，采取不同沟通方式和策略使其易于理解和接受。

面对临终老年人家属这一特殊群体，照护人员要灵活运用语言和非语言方式进行有效沟通，取得信任，获得全面、准确的信息，制定个体化临终照护措施，满足临终老年人及家属的需求。

## 二、与临终老年人家属沟通的内容与策略

### （一）沟通内容

**1. 告知老年人病情** 家属迫切需要了解临终老年人的病情及相关信息。照护人员应该理解家属的心情，主动、耐心地介绍临终老年人的病情、治疗与照护措施及预后，使家属做好充分准备，缓解悲伤、焦虑情绪，做好后续计划与安排。

**2. 舒缓悲伤情绪** 临终老年人病情恶化时，家属常因担忧、焦虑、恐惧等不良情绪而表现出急躁、无助、手足无措，此时照护人员应该沉着、冷静、耐心、细致地做好解释工作，随时汇报临终老年人的病情变化，适时给予家属安慰与关爱，取得信任。鼓励家属将内心痛苦和真实想法如实表达出来，必要时可以提供适当的场所让家属发泄并给予恰当安抚，以舒缓其悲伤情绪。

**3. 满足合理需求** 照护人员应协助家属满足对临终老年人的生理、心理、社会和精神等全面、合理的临终照护需求，提高家属对临终照护工作的满意度。

**4. 做好告别准备** 家属在得知老年人即将离世时会感觉茫然、不知所措，或者不相信，或者情绪激动。照护人员应该提醒家属通知亲朋好友及时赶来告别，以免留下终身遗憾；指导家属做好必要的准备，如遗照、遗嘱、寿衣、对临终老年人有重要意义的物品等。

**5. 进行温暖道别** 照护人员应创造安静、舒适的环境，方便家属与临终老年人做最后告别。鼓励家属心中有爱，就要勇敢表达出来，给予临终老年人真诚、温暖的道谢、道歉、道爱、道别（即四道人生），大胆地说出谢谢你、对不起、我爱你、再见，感恩临终老年人为家庭的辛劳付出和对子女的无私养育，使临终老年人与家属都不留遗憾，让临终老年人安宁幸福地走完自己的人生。

### （二）沟通策略

照护人员在与家属沟通交流的过程中，要注意尽量缓解其心理压力，减少其心理创伤，利用恰当的沟通策略协助其度过悲伤时期。

**1. 用同理心沟通** 照护人员要学会换位思考，置身于临终老年人家属所处的位置，有效运用面部表情、身体姿势、语音语调等沟通方式让家属感受到尊重、理解、关爱、支持和帮助。

**2. 建立信任关系** 照护人员要主动问询家属的想法、需求和愿望，进行深层次的沟通交流，分享彼此的感觉、判断和建议，得到家属的肯定和信赖，共同决策临终照护计划。

**3. 给予安慰支持** 临终老年人家属内心悲伤、痛苦，照护人员应该主动关心、安慰，及时沟通支持。照护人员应该创造机会让家属表达感受，接受并协助其发泄负面的情绪。针对家属的顾虑、担忧、悲伤和其他心理需求，照护团队应给予恰当地的支持和帮助。

**4. 协助达成心愿** 照护人员应帮助家属正视现实，珍惜临终老年人的有限时光，尽可能多地陪伴、守护老年人。照护人员应顺从临终老年人的意愿，尽力达成其最后的愿望。家属给予临终老年人的亲情支持，是任何人、任何情感都不能替代的，照护人员要指导家属对临终老年人进行生活照护，如喂食、擦身、按摩等。即使临终老年人进入昏睡状态，家属的陪伴、触摸，都会让临终老年人感受到来自家人的关爱与支持。

知情同意权，指患者有权知道自己的病情，并对医务人员要采取的医疗照护措施进行决定，包括了解权、被告知权、选择权、拒绝权和同意权等。知情同意实质是患者向医疗机构及医务人员进行的医疗服务授权委托的行为。

《医疗机构管理条例》第三十二条规定，医务人员在诊疗活动中应当向患者说明病情和医疗措施。需要实施手术、特殊检查、特殊治疗的，医务人员应当及时向患者说明医疗风险、替代医疗方案等情况，并取得其明确同意；不能或者不宜向患者说明的，应当向患者的近亲属说明，并取得其明确同意。《中华人民共和国侵权责任法》第五十五条规定，医务人员在诊疗活动中应当向患者说明病情和医疗措施。

知情同意书以事前签署最佳。如患者本人不能签署的，可由其近亲属签署。如来不及签署需口头先行告知的，建议采取录音、录像方式留存或在两名以上无利害关系人的见证下告知。

# 第3节 安宁疗护

当老年人的死亡不可避免地来临时，治疗的根本目的不再是治愈疾病、延长寿命，而是提高生命质量，期望临终老年人能够安宁、平静、无痛苦、有尊严地走完人生的最后阶段，使生命保持尽可能的舒适和意义，这种追求生命广度与深度的方式即安宁疗护（palliative care）。近年来，安宁疗护在我国有了长足的发展，逐渐成为社会医疗卫生保健体系的重要组成部分。

## 一、安宁疗护的概念和理念

### （一）安宁疗护的概念

2016年，WHO对安宁疗护的定义为：安宁疗护是通过早期识别、积极评估、治疗疼痛和其他不适症状，包括身体、心理和精神方面的问题，来预防和缓解身心痛苦，从而提高不可治愈疾病患者及其家属的生活质量的一种有效方式。

2017年，我国国家卫生和计划生育委员会发布的《安宁疗护实践指南》指出，安宁疗护的实践以临终患者和家属为中心，以多学科协作模式进行，主要内容包括疼痛及其他症状控制，舒适照护，心理、精神及社会支持等。

### （二）安宁疗护的"五全"理念

**1. 全人照护** 综合考虑临终老年人的所处环境、希望、恐惧、信仰等因素，以提高生命质量和减轻痛苦为首要目标，对其进行身体、心理、社会、精神的整体照护。

**2. 全家照护** 老年人面临死亡，对其家属来说也是一场灾难。安宁疗护需要对临终老年人及其家属提供全面照护，帮助家属学习照护技巧，缓解临终老年人的痛苦；同时，针对家属进行有效的心理支持与哀伤辅导。

**3. 全程照护** 从接受临终疗护开始到老年人死亡，以及之后家属的哀伤辅导，全程对临终老年人及其家属进行专业照护，提高其生活质量，最大限度地减轻或避免后遗症的发生。

**4. 全队协作** 由经验丰富的医疗专家、护理专家、照护人员、药剂师、营养师、心理师、康复师、社会工作者、志愿者等多学科团队分工协作，共同照护临终老年人及其家属。

**5. 全社区参与** 现阶段，安宁疗护已经发展为社区照护服务的一部分，需要全社区共同参与。建立社会化的安宁疗护体系，临终老年人不仅在医疗机构可以获得安宁疗护，返回社会后在社区和家庭同样可以得到不间断的临终照护。

安宁疗护的宗旨是尊重生命的尊严，尊重老年人的权利，提升临终老年人的生命质量，使其能无痛苦地、安详地自然死亡。

## 二、老年人安宁疗护的发展与现状

### （一）安宁疗护的发展

现代意义上的安宁疗护起始于英国。1967年，英国女医生西西里·桑德斯博士（D.C. Saunders）在伦敦创建了世界上第一所临终关怀医院——圣克里斯多弗临终关怀医院，被称为"点燃了世界临终关怀的灯塔"。此后，美国、加拿大、日本、澳大利亚及南非等许多国家相继开始开展临终关怀工作；至2015年，全球有136个国家或地区建立了安宁疗护机构，20多个国家或地区将安宁疗护纳入医疗保障体系。

我国的安宁疗护起步较晚。1988年，天津医科大学成立了第一家临终关怀研究中心；同年10月，上海成立了我国第一家临终关怀医院——南汇护理院；1992年，北京松堂关怀医院成立，专门接收临终患者；1998年，在李嘉诚先生的捐助下，汕头大学医学院附属第一医院建立了我国第一家宁养医院，从而开始了我国安宁疗护服务的推动工作。2006年4月，中国生命关怀协会成立，标志着安宁疗护有了全国性行业管理的社会团体。2012年，上海市开展安宁疗护项目试点，率先在城市社区卫生服务中心设立安宁疗护病房。2015年，中国老年保健医学研究会缓和医疗分会与中国生命关怀协会人文护理分会相继成立，标志着我国安宁疗护事业进入新的发展时期。2016年4月，全国政协第49次双周协商座谈会主题为"推进安宁疗护工作"。2017年和2019年，我国分两批推进各地安宁疗护试点工作，安宁疗护事业呈现出良好的发展态势。截至2020年底，全国设立安宁疗护科的医院有510个；上海市已实现所有社区卫生服务中心全部提供病房或居家安宁疗护服务，并向综合性医院、专科医院、护理院、社会办医疗机构等不断延伸，形成不同层级机构各具特点的多元化安宁疗护服务供给。截至2021年底，北京市开展安宁疗护服务的医疗机构共有95家，安宁疗护床位较2016年增加了28%；2022年10月，北京市卫健委介绍，计划2025年实现安宁疗护服务社区全覆盖。

### （二）我国老年人安宁疗护发展中存在的问题

受传统孝道思想、经济条件、宣传力度等因素的影响，我国老年人安宁疗护事业发展很不平衡，现在仍面临很多问题。

**1. 安宁疗护的社会认知度低** 无论是老年人及其家属，还是医养照护人员，对安宁疗护理论都没有形成全面、系统的认知。对于患有不可治愈疾病的老年人，很多家属错误地认为选择安宁疗护即为放弃治疗，担心受到谴责，往往会选择拼尽全力进行治疗和抢救；医养照护人员因为担心承担责任，通常迫于家属压力而想方设法用最先进的药物、设备和救护技术试图去挽救临终老年人的生命，而这些救护措施让临终老年人丧失尊严、徒增痛苦又毫无意义，对医疗资源也造成了极大的浪费。

**2. 安宁疗护服务供给不足** 有调查发现，90%以上城乡社区临终老年人及家属愿意接受社区安宁疗护服务，但是我国安宁疗护试点和专业机构主要集中于北京、上海等大城市，且数量较少，远远不能满足社会需求。我国现阶段安宁疗护服务多针对恶性肿瘤晚期的患者，这与我国心脑血管疾病、慢性呼吸系统疾病的高患病率现状相矛盾。各地安宁疗护机构尚未形成有机整体，全国范围内缺乏统一、可操作的服务规范，关于资金扶助、服务机构等级设置与管理等问题均无法律依据，这些都直接或间接导致我国日益增加的安宁疗护需求得不到满足。

**3. 安宁疗护教育普及度不足** 安宁疗护工作需要一支训练有素的多学科团队来完成。我国安宁疗护服务机构的从业人员缺乏积极、持续的专业教育，且数量严重缺乏，综合素质有待于提高，不能充分做到情报共享和有效合作，使安宁疗护事业的发展受到限制。

**4. 安宁疗护政策资金支持不足** 安宁疗护的发展需要政府和社会各界的大力支持。我国医疗卫生资源有限，现阶段安宁疗护机构还不属于慈善范围，相关政策和资金支持相对较少，安宁疗护机构需要依靠向服务对象收取费用来维持运转，这就导致低收入的临终老年人望而却步，进而影响了安宁疗护事业的发展。

---

🔗 链 接　生前预嘱

生前预嘱（living will）是指人们事先、在健康或意识清醒时签署的，说明在不可治愈的伤病末期或临终时要或不要哪种医疗护理的指示文件。2013 年 6 月，在"选择与尊严"公益网站的基础上，北京生前预嘱推广协会（LWPA）成立，该协会建立了生前预嘱注册中心。作为中国大陆第一个推广尊严死的公益网站，它推出了适合中国国情的生前预嘱文本《我的五个愿望》。通过填写《我的五个愿望》，预先明晰临终时将面对的五个问题："我要或不要什么医疗服务""我希望使用或不使用生命支持治疗""我希望别人怎么对待我""我想让我的家人和朋友知道什么""我希望谁帮助我"，使人们在临终时依然能遵循自己的意愿，保持死亡时的尊严。

---

### 三、老年人安宁疗护的意义

一方面，随着我国人口老龄化的不断加剧和人口预期寿命的延长，死亡人口中老年人所占比重不断增加；因为家庭小型化和空巢化等现象加剧，临终照护的家庭资源日渐匮乏，我国老年人的临终照护问题越来越严重。另一方面，随着我国经济的快速发展，社会对优化临终老年人生命质量的需求越来越强烈。因此，发展老年人安宁疗护事业，对个人、家庭、社会都具有重要意义。

**1. 提高临终老年人的生存质量**　安宁疗护充分尊重临终老年人的决定，在止痛、减症的基础上为其提供心理上的关怀，缓解其内心恐惧，维护其尊严，提高其生命末期的质量，使临终老年人平静、安宁、舒适地抵达人生终点。

**2. 解决临终老年人的家庭照护困难**　安宁疗护将照护临终老年人的家庭责任转移到社会中，不仅满足了临终老年人自身的需要，同时也解决了家属的照护困难。

**3. 优化社会医疗卫生资源**　安宁疗护要求专业人员通过熟练的业务和良好的服务来控制临终老年人的症状，可以减少大量的、甚至巨额的医疗费用。建立安宁疗护专门机构，不仅可以解决目前大多数医院利用率不足、资源闲置浪费的问题，还可以综合利用现有医护人员和仪器设备。

**4. 体现人道主义精神**　安宁疗护教会人们坚持唯物主义世界观，正视死亡，承认死亡是人生不可或缺的一部分。临终老年人的安宁疗护代替医疗卫生资源的无谓消耗，可以保证卫生服务的公平性和可及性，从根本意义上体现了真正的人道主义精神。

### 四、老年人安宁疗护的服务内容

#### （一）躯体照护

对临终老年人进行不适症状的管理与控制，促进其舒适是安宁疗护的基础。躯体照护需要由经验丰富的多学科团队对临终老年人的现有身体功能状态、病情发展、疼痛不适、治疗方式及其副作用进行持续、全面地评估，遵循最佳研究证据，结合临终老年人的性格特点，制定最合理的个体化照护计划，包括药物治疗、行为治疗及补充性干预措施等，以促进临终老年人的身体舒适。

#### （二）心理关怀

照护人员不仅要关心临终老年人症状控制情况，还要关心其心理、精神、情绪上的忧郁、悲伤和绝望。注意倾听与沟通，通过心理支持与人文关怀，关注临终老年人的个性化需求。现阶段，常用的心理照护技术有尊严疗法和人生回顾计划。

**1. 尊严疗法**　生命的尊严是安宁疗护的哲学基础与核心价值观。当老年人患有各种疾病或处于临终状态时，尊严的相关问题不容忽视。尊严疗法（dignity therapy，DT）是加拿大Manitoba姑息治疗研究中心主任Chochinov教授创立的新型治疗方法。

（1）概念 尊严疗法是一种新型、简洁、短程的心理干预方法，通过个性化定制心理干预措施，缓解临终老年人的生理、社会、心理的困扰，从而减轻其悲伤情绪，减少痛苦，提高生命价值感，降低精神和心理负担，从而提升生命末期的生存质量，增强尊严感。通常由经过专门培训的医养照护人员、心理治疗师或精神学家，采用访谈形式，或者使用电话、电子邮件等方式来进行。

（2）访谈内容

1）访谈前：评估临终老年人的尊严基线水平，介绍尊严疗法，协助其阅读访谈提纲并进行独立思考。根据临终老年人的具体情况和阅读反馈，安排访谈时间。访谈时确保有独立、安静的空间和充足的时间（每次约1h），确保临终老年人舒适，访谈期间不被打扰。

2）访谈时：在征得临终老年人同意的前提下进行录音访谈。参照访谈提纲，可根据临终老年人的情况进行合理调整。访谈提纲通常包括9个问题：①您觉得什么时候的生活最有意义？②您有一些事想让家人了解或者记住吗？是什么事情？③在生活中您担任过什么重要角色（如家庭、工作或社会角色）？为什么认为这些角色是最重要的？在这些角色中您收获了什么？④您这一生最大的成就是什么？最令您自豪的事情是什么？⑤您有哪些事情需要告诉您爱的人？或者您还有哪些事情想和他们说一说？⑥您对爱的人有什么期望或者有什么梦想吗？⑦您在生活中有哪些宝贵的人生经验或建议想要告诉家人（包括子女、配偶、父母或其他人）？⑧您对家人还有需要特别叮嘱的话吗？⑨您还有其他需要补充的内容吗？

3）访谈后：记录者用2～3天时间将录音转录并整理为条理清晰的叙事文本，指导临终老年人阅读并修正其中有歧义或错误的地方。记录者再次修订整理成文本，正式交给临终老年人，并收集其对尊严疗法及文本信息的评价。修订整理时需要注意：①删除文本信息中的俗语和不相关的人与事等。②针对访谈提纲的9个问题按照时间顺序进行整理。③根据临终老年人意愿，将文本与亲人共享，或在临终老年人辞世后交给所希望交付的人。标记出可能对此文本的接收者造成重大伤害的内容，与临终老年人进行深入讨论。④从文本中找出一段或一句合适的话作为结尾，作为对临终老年人想要表达内容的总结，如生活是美好的，我希望家人永远幸福健康等。

（3）访谈核心

1）给临终老年人提供敞开心扉、表达内心感受的机会。

2）在人生最后有限的时间里，让临终老年人回顾自己的一生，将精神财富留给自己爱的人，充分感受到生命的价值。

3）临终老年人感受到来自家庭和社会的关爱，增强生存意愿，有尊严地度过余生。

**2. 人生回顾计划**

（1）概念 人生回顾计划是一种通过回顾、评价和重新整理一生的经历，使临终老年人人生历程中一些未被解决的矛盾得以剖析、重整，从而发现新的生命意义的心理、精神干预措施。

（2）访谈内容

1）人生回顾访谈包括未成年生活、成年生活和患病（致死疾病）经历三个模块。每个模块都针对临终老年人不同时期的主要人生主题，每个主题设有相应的引导性问题，以促进临终老年人回顾、评价、整合自己的人生经历。

2）根据临终老年人的个人喜好，将人生回顾访谈的内容中主要人生事件和感悟进行选择性记录，并将其所喜欢的照片、图片贴在对应的页面上。

（3）注意事项

1）在人生回顾过程中，有些主题如死亡、困境等，可能引起临终老年人的负面情绪，应根据其反应和回顾经历，选择合适的时机进行讨论。

2）人生回顾计划为临终老年人提供了回顾一生经历的机会，促进其解决过去的心理矛盾和冲突，全面接纳自己、接纳生活，进行自我整合，达到身心灵的和谐统一。

### （三）社会支持

由照护团队与临终老年人及其家属来共同合作，提供社会支持。包括给临终老年人提供舒适的环境，关心临终老年人家庭、生活、经济状况并充分利用社会支持资源，尽量让临终老年人按照自己意愿度过生命最后时光。

### （四）家属照护

从老年人接受临终照护开始，照护团队需对其家属进行全面评估，包括有无情绪困扰、对疾病的认知、家庭沟通状况等方面，并给予相应的专业指导。老年人离世后1个月、3个月和6个月，分别有医养照护人员或社会工作者对其家属进行电话随访并做好记录，对需要支持并愿意接受哀伤辅导的家属进行每月1次的小组辅导，对需要进一步专业支持的家属提供相应资源。

## 五、老年人安宁疗护的服务模式

传统的安宁疗护模式包括医院照护、居家照护与日间照护，其照护方式为院内病房、小组团队或独立机构等。

### （一）安宁疗护医院服务模式

**1. 独立安宁疗护医院服务模式**　英国的安宁疗护服务多数为这种模式。独立的安宁疗护医院，其硬件设施像家庭一样温馨舒适，房间如同家庭一般有卧室、会客室、安静的祈祷室、美容室等。优美的庭院设计让临终老年人可以享受到生活的品质。该模式的缺点是成本高。

**2. 医院安宁疗护病房服务模式**　在综合性医院中划出一个病房单元作为安宁疗护病房。该模式的优点是可操作性强，可利用现成的病房设备、现有的专业人员。缺点是受限于原有的硬件设备，不一定能满足临终老年人的特殊需要，工作人员受限于所在医院的管理体制，有时难以达到安宁疗护的特殊要求，如床位数和工作人员编制等。

**3. 医院安宁疗护小组服务模式**　在综合性医院中设立安宁疗护小组，协助照护散住在医院各个病区的临终老年人，包括安宁疗护专业会诊、咨询、暂时集中照护等，以满足临终老年人的特殊需求。该模式的缺点是安宁疗护小组只有在病区医护人员的主动问询时才能提供协助。

### （二）安宁疗护延伸服务模式

**1. 居家疗护**　对有家人照护且能回家的临终老年人来说，在急性症状稳定以后，可转为居家安宁疗护，既可大幅降低住院成本，且更贴近临终老年人的需求。居家疗护需要至少一位家人能全程陪伴在临终老年人身旁，安宁疗护团队定期随访，使临终老年人能安心住在家中，在自己最熟悉、安心的环境中度过人生最后的时光。

**2. 日间疗护**　有些临终老年人家属需要白天上班，安宁疗护机构可早上接临终老年人到日间照护中心接受安宁疗护，傍晚将其送家休息，家属下班后可以与其共进晚餐，照顾就寝。

**3. 门诊疗护**　适用于能通勤的临终老年人，由门诊提供专业安宁疗护服务。临终老年人可在接受专业安宁团队咨询和照护的同时，享受到舒适的居家环境。

**4. 社区疗护**　我国的临终老年人若无条件限制，多数期待在熟悉的家中、在家人陪伴下离世。所以，我国需要政策的积极引导与支持，积极推进社区安宁疗护服务模式。

🔗 **链接**　安宁疗护需要考虑的伦理法律问题

1. 医务人员充分履行告知义务，尊重临终老年人的自主选择权。告知义务包括告知的内容和方式。对于临终老年人的告知，要寻找恰当的时机，把握好沟通尺度。

2.临终老年人的治疗、照护计划，需要医患双方共同决定。医务人员应准确提供临终老年人的病情信息和医疗照护技术情况；临终老年人及其家属应该在完全知情的情况自主选择治疗方案和照护计划。放弃治疗或者坚持治疗，首先应该以临终老年人的意愿为准。只有在临终老年人处于永久性昏迷、植物人或脑死亡等状态下，无法做出意愿表达且无生前预嘱时，家属才有权代为决定。

# 第4节 清洁遗体

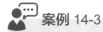 **案例 14-3**

李爷爷，89岁，因多器官功能衰竭出现心跳、呼吸停止，瞳孔散大固定，对光反射消失，无吞咽、角膜反射，脑电波平坦。经医务人员全力抢救无效，宣告死亡。李爷爷的家人们悲痛不已，不知所措。

问题：1.如何清洁遗体？有哪些注意事项？
2.如何进行遗体整容？

做好遗体清洁工作，是老年人临终照护的最后步骤，既是对逝者人格的尊重，也是对逝者家属的心理安慰，体现了人道主义精神和崇高的职业道德。遗体清洁应在确认老年人死亡、医生开具死亡诊断书后尽快进行，以防遗体僵硬。

【目的】
1.使遗体清洁、五官端详、四肢舒展、完整无渗液，维持良好的外观，易于辨认。
2.尊重已逝老年人，安慰家属，减轻哀痛。

【评估】
1.已逝老年人的医疗诊断、抢救过程、死亡时间、死亡原因。
2.遗体清洁程度、体表有无伤口和引流管，是否有传染性疾病。
3.已逝老年人的遗愿、民族及宗教信仰，家属的态度、情绪及合作程度。

【计划】
**1.照护人员准备** 衣帽整洁，洗手，戴口罩、手套。再次核对死亡诊断书和死亡时间。
**2.用物准备** 治疗盘内备衣裤、尸单、遗体识别卡（表14-1）3张、大头针数枚、血管钳、未脱脂棉球、绷带、剪刀、梳子、松节油。按需要准备清洁用物，有伤口的准备换药用物，必要时备隔离衣和手套。另备免洗手消毒液、医用垃圾桶。（有宗教信仰要求的遗体处理方式应尊重逝者及其家庭的要求）
**3.环境准备** 单独房间或用床旁围帘、屏风遮挡，安静、肃穆。

### 表14-1 遗体识别卡

| | | | | | |
|---|---|---|---|---|---|
| 床号：_____ | 姓名：_____ | 年龄：_____ | 性别：_____ | 病室/居室：_____ | 住院号：_____ |
| 籍贯：_____ | | | 诊断：_____ | | |
| 住址：_____ | | | | | |
| 死亡时间：_____年 _____月 _____日 _____时 _____分 | | | | | |
| 照护人员签名：_____ | | | _____机构/医院 | | |

【实施】 操作流程见表14-2。

表14-2 清洁遗体操作流程

| 操作流程 | 操作步骤 | 注意事项 |
| --- | --- | --- |
| 备齐用物 | （1）填写死亡通知单2张，分别送给医疗科和老年人家属；填写遗体识别卡3张备用<br>（2）洗手、戴口罩，备齐用物携至床旁，用屏风或围帘遮挡，保护逝者隐私 | （1）由医生开出死亡诊断书，并征得家属同意后，方能进行遗体照护<br>（2）物品要齐全，注意维护逝者隐私，减少对他人的影响 |
| 劝慰家属 | （3）劝慰家属节哀顺变，请其暂时离开，或者共同参与进行遗体照护 | （3）劝慰家属时，应具有同情心和爱心，语言、动作要体现对逝者及其家属的关爱<br>（4）若家属不在，应通知其尽快来办理后事 |
| 撤去治疗 | （4）戴手套<br>（5）撤去一切治疗护理用物，包括输液管、氧气管、引流管等；移除呼吸机、除颤仪等抢救仪器 | （5）防止遗体受压引起皮肤破损；有伤口者更换敷料<br>（6）有引流管者应拔除后缝合伤口或用蝶形胶布封闭，再用纱布遮盖包扎 |
| 安置体位 | （6）将床放平，使遗体仰卧，头下垫枕头，双臂放在身体两侧，呈自然姿势<br>（7）留一层大单遮盖遗体 | （7）防止面部淤血变色，保护逝者隐私 |
| 整理遗容 | （8）清洁面部。若有义齿可代为装上；协助闭上眼、口；眼睑不能闭合者，可用毛巾热敷或于上眼睑下垫少许棉花；嘴不能闭合者，轻揉下颌，用四头带或绷带托起下颌 | （8）口眼闭合可维持遗体外观，符合社会习俗；装上义齿可使面部显得丰满，避免脸型改变 |
| 填塞孔道 | （9）用血管钳将未脱脂棉球填塞于口、鼻、耳、阴道、肛门等孔道 | （9）注意棉花不可外露；传染病逝者应用消毒液浸泡的棉球填塞各孔道 |
| 清洁遗体 | （10）脱去衣裤，依次擦洗上肢、胸部、腹部、背部、臀部以及下肢；用松节油擦净胶布痕迹 | （10）保持遗体清洁、无渗液，维持良好外观；传染病逝者按照消毒隔离原则使用消毒液擦拭遗体 |
| 包裹遗体 | （11）为逝者穿上清洁衣裤，梳理头发；将第一张遗体识别卡系在逝者右手腕部<br>（12）用尸单包裹遗体，在胸部、腰部、踝部用绷带固定，将第二张遗体识别卡系在遗体腰前的尸单上 | （11）便于遗体的运送与识别<br>（12）传染病逝者用消毒液浸泡的尸单包裹遗体后，装入不透水的尸袋中，并作传染标识 |
| 运送遗体 | （13）将遗体移至平车上，盖上大单，运送至太平间或殡仪馆，置于停尸屉内，放第三张遗体识别卡于停尸屉外；取回大单，与床上其他用物一起处理 | （13）便于遗体认领 |
| 整理文书 | （14）摘手套、洗手、摘口罩后，整理病历，办理出院手续 | （14）在体温单上记录死亡时间，注销各种执行单 |
| 整理遗物 | （15）整理遗物交给家属 | （15）若家属不在，应由两人共同清点，列出遗物清单，交给主管领导保管；传染病逝者的遗物，应按照消毒隔离原则进行彻底消毒后再做处理 |
| 整理用物 | （16）整理、清洁、消毒逝者用过的一切物品，整理床单位 | （16）非传染病逝者按一般出院方法处理，传染病逝者按传染病终末消毒处理 |

【评价】

1. 包裹好的遗体清洁完整、外观良好，便于辨认。

2. 照护人员操作正确、规范，三张遗体识别卡放置正确。

3. 照护人员态度严肃、认真，家属满意。

# 第5节　遗嘱、遗物处理原则及法律规范

 案例14-4

海爷爷，89岁，因多器官功能衰竭入住某医养结合护理院。入院第二天，海爷爷因病情危重去世。照护人员整理好遗物后交给家属。家属表示不要了。照护人员自行将遗物按照医疗垃圾处理了，但没有记录。去世后第三天，家属找到护理院，要求赔偿海爷爷的义齿。

问题：照护人员应该赔偿海爷爷的义齿吗？

进行临终照护时，遗嘱的见证与公证，遗物的整理、清点及后期保存都很重要，认真对待遗嘱、遗物是对老年人生命的尊重。

## 一、遗嘱处理原则及法律规范

### （一）遗嘱处理的原则

当照护人员作为临终老年人去世前遗嘱的见证人时，必须明确以下程序：

1. 应有2～3个见证人参与。

2. 见证人必须亲自听到或者看到临终老年人立遗嘱的过程，并准确记录遗嘱的内容。

3. 见证人应当场签名，证明遗嘱是该老年人的意愿。

4. 遗嘱应有公证机关的公证。

### （二）遗嘱处理的法律规范

1. 照护人员在作为见证人时应确保临终老年人的遗嘱是在其完全清醒、有良好的判断力和决策能力的情况下所立的。

2. 应对临终老年人当时的身心状况等加以及时、详细、准确地记录，以确保以后发生争端时，对其法律价值做出合理公正的判断。

3. 如果照护人员本人是遗嘱的受益者，应在老年人立遗嘱时回避，也不能作为见证人，否则会产生法律和道德上的争端。

## 二、遗物处理原则及法律规范

### （一）遗物处理的原则

1. 遗物要经两名照护人员清点后再交给家属。

2. 贵重物品由家属直接保管。

3. 若为传染病老年人，应将遗物单独放置，按照消毒隔离原则进行处理后再交给家属。

### （二）遗物处理的法律规范

**1. 遗物处理的时间** 最好在家属在场的情况下进行。若家属不在，则两名照护人员同时清点遗物、书写遗物清单并签字，将遗物和清单交给主管领导保管。

**2. 清点遗物** 先将遗物整理归类，再分别清点记录。

（1）衣物类 清洁已逝老年人衣物，叠放整齐；污染衣物要单独打包，并做好标记。

（2）书籍类 码放整齐，放入专门纸箱内，并做好标记。

（3）贵重物品类 遗嘱、钱财、首饰等贵重物品应直接由家属整理。若家属不在场，则由两名照护人员整理后清点、记录，将遗物和清单暂时交给主管领导保管。

**3. 登记签名** 两名照护人员清点、记录已逝老年人遗物的名称、数量，签全名后交给家属；家属核对无误后签全名领取遗物，遗物清单请家属拍照留存。

### （三）整理遗物的要求

1. 遗物需要两名照护人员同时在场清点，若家属不在场则先行整理遗物、记录清单，并交由主管领导妥善保管。

2. 遗物处理要认真负责，易损物品要轻拿轻放。

3. 遗物清单要准确全面，有两名照护人员分别签全名，共同负责。

4. 遗物清单至少保存一年。

# 第6节 居丧照护

对于老年人而言，死亡是生命过程的结束，也是痛苦的终止。对于家属而言，亲人去世是人生最大的哀伤之一，往往会出现各种各样的情感和心理反应。居丧照护即通过对居丧者进行哀伤辅导，帮助其有效地应对丧失和悲伤，最大限度地降低由悲伤带来的负面心理反应。

## 一、概述

### （一）概念与意义

**1. 居丧（mourning）** 是指自愿的行为表达和仪式，是被社会认可的、对丧失亲人的反应。在不同的社会和宗教团体中，居丧有不同的仪式和持续时间。

**2. 居丧反应** 即对逝去亲人的悲伤反应。与逝者关系越亲密，产生的悲伤反应越严重。老年人若是突然死亡或意外死亡，则亲人的悲伤反应最严重。

**3. 居丧照护（bereavement care）** 是指照护人员运用医学、护理学、人文知识和心理学技术等向居丧者提供哀伤辅导及支持性照护服务，协助其在合理时间内产生正常的哀伤并监控完成哀伤的过程。

居丧照护通常从老年人进入濒死期开始，其目的是帮助居丧者面对和接受亲人逝去的事实，有效应对失去和悲伤，降低负性心理反应，健康、顺利地度过居丧期，恢复或者重建新的生活模式。

### （二）居丧照护程序

由照护人员和社会工作者、志愿者等组成居丧照护小组，按照居丧照护程序帮助居丧者顺利度过整个哀伤过程，争取早日回归正常的生活与工作。

**1. 评估与诊断**

（1）评估居丧者家庭状况与个人情况　家庭情况包括家庭关系、经济状况、文化背景、宗教信仰等状况；老年人生前在家庭中的地位、老年人逝去对家庭的影响等；居丧者的个人情况包括悲伤的情绪反应、认知与行为表现等。

（2）评估居丧者心理调节的影响因素　人在不同的丧亲中，所引发的哀伤反应强度有很大差别。主要影响因素有4个。

1）与逝者的关系。与逝去老年人的关系程度和居丧者的哀伤程度是直接关联的，如依赖程度、亲密程度及与老年人存在安全的、冲突的还是爱恨交织的关系等。有资料报道，在近期内逝去配偶的老年人因过度哀伤而导致死亡的人数是一般老年人死亡人数的7倍。

2）逝者的死亡形式。太突然的、非自然的、意外的、超出亲人预期的死亡，使居丧者对丧失没有心理准备，会增加哀伤的强度和持续时间。

3）居丧者的个体承受力。居丧者的人格特征、社会支持力量、宗教信仰、之前所经历的丧失与哀伤体验等都会对居丧者的哀伤反应强度带来不同的影响。

4）居丧者的社会文化环境。居丧者所处的社会文化背景不同，价值观、风俗习惯、宗教信仰等不同也会对居丧者的哀伤反应产生不同程度的影响。

（3）居丧者常见的照护问题

1）抑郁：与亲人逝去感到悲伤、无助有关。

2）睡眠型态紊乱：与身体不适、过度悲伤、不良情绪反应等有关。

3）不舒适：与身体不适、心绪不宁等有关。

4）功能失调性悲伤：与自我评价过低、拒绝接受老年人已逝的事实有关。

**2. 计划与实施**　根据评估收集到的资料，确定居丧者主要现存的和潜在的照护问题，制定居丧照护的目标和计划。与居丧者建立良好的信任关系，适当谈论老年人去世时的情况，强化死亡的真实感受，引发居丧者正常的悲伤反应，告知其悲伤、抑郁情绪是正常反应；鼓励居丧者宣泄悲伤情绪，协助其接受老年人逝去的事实。

帮助居丧者与老年人的关系进行重新定位。通过给逝者写信、翻阅逝者照片、讲述过去的故事等途径让居丧者充分表达对逝者的思念或情感。协助居丧者度过逝者生日、忌日等特殊的日子，如可以去扫墓，在墓前进行特定的告别仪式等。协助居丧者逐渐减轻对逝者的依恋，鼓励其充分利用有效的外部社会资源，重新开始新的生活，建立新的依恋关系。对居丧者进行日常生活指导，教会居丧者一些自我放松技术和自我催眠技术，改善其生活质量。

**3. 评价**　通过到家探视或电话回访，评价居丧者的情感状态，确认其是否摆脱了悲伤情绪、进入新的生活模式，是否以积极的心态来面对未来生活。回访内容可填写哀伤辅导追踪记录并进行评价和反馈。

## 二、居丧者的哀伤反应

哀伤（bereavement）是指人在失去所爱或所依恋的对象时所面临的境况。哀伤既是一个状态，也是一个过程，其中包含了悲伤和哀悼的反应。悲伤（grief）是因失去亲人或朋友所造成的"自我"丧失，而产生的一种自然情感反应。对于老年居丧者而言，配偶亡故常会导致其悲痛欲绝、不知所措，可能会引发包括抑郁症在内的各种精神疾病，加重原有的躯体疾病，甚至导致死亡。

### （一）悲伤的过程

心理学家派克斯（Parkes）提出人的悲伤反应一般要经历4个阶段。

**1. 震惊、麻木**　在得知亲人去世的消息后，居丧者的反应主要是震惊和麻木，尤其是突发的或意料之外的亲人去世，有人甚至麻木到仿佛什么事情都没有发生一样；常常还存在非现实感，不能完全接受亲人已逝的事实。这是情感休克的表现。居丧者可能无法安静，就像在寻找逝去的亲人。这个阶段可持续数小时至一周。

**2. 悲痛、渴望**　麻木之后是悲痛。居丧者常常渴望能再见到逝去的亲人，反复思考亲人去世前的事情，好像这样做可以发现到底是哪里出了错，就可以纠正过来。有时候居丧者会感觉逝去的亲人就在自己身边，能看到亲人的身影，或听到亲人的声音。

**3. 冷漠、颓丧**　悲痛之后变得冷漠。居丧者对周围的事物和人漠不关心，感觉颓废沮丧、人生空虚、毫无意义，找不到自己存在的价值。

**4. 恢复**　随着时间的推移，居丧者的悲伤减弱到可以接受的程度，逐渐认识到人的生老病死是不可能抗拒的自然规律，认可对逝者最好的思念就是保重身体，努力放弃不现实的希望，开启新的生活。最终理智战胜悲伤的情感，身体和心理逐渐恢复常态。

派克斯的研究表明，居丧者所经历的4个阶段循序渐进，没有明显界限；整个悲伤过程大约需要1年的时间。但每个居丧者的悲伤表现和经历时间会有所不同。有人经历悲伤的时间会长一些，甚至永远不会停止。但是这种触景生情、怀念亲人而出现的悲伤感，逐渐融进了很多令人快乐的思念，可以作为居丧者新生活的一部分。

### （二）悲伤的分类

悲伤的表现方式有正常悲伤和功能失调性悲伤两种。正常悲伤是人类情绪的正常表达，对保持心理健康是有益的。

**1. 正常悲伤**　又称自然悲伤，指居丧者常见的感觉、认知和行为。美国哈佛大学医学院精神科教授沃尔登（Worden）从四个方面论述了正常悲伤的表现。

（1）生理反应　失眠、胸痛、腹痛、饥饿感、呼吸短促、肌肉衰弱等。

（2）情感反应　抑郁、孤独、愤怒、焦虑、恐慌、罪恶感、怀念、解脱、麻木等。

（3）认知反应　表现为否认、困惑，感觉逝者仍然活着，甚至出现相关幻觉。

（4）行为反应　睡眠障碍、哭泣、食欲下降、社会退缩、避免提起逝者、担心失去对逝者的记忆等。

**2. 功能失调性悲伤** 是一种复杂的内心情绪体验，可见于3%～25%的居丧者。

（1）长期的悲伤 居丧者的悲伤延续一年以上，难以找到终止悲伤情绪的方法，逐渐形成慢性抑郁或亚抑郁状态，表现为自我评价过低或愧疚感，拒绝接受亲人去世的事实，不合理地长期保存遗体或遗物等，无法恢复正常的生活。

（2）延迟的悲伤 居丧期未发生悲伤；因其他诱发悲伤的生活事件或悲伤过程中自我心理防御丧失，导致后期出现抑郁、酗酒、惊恐发作、社会适应不良、自残甚至自杀行为，或出现慢性愤怒和敌对、扭曲人际关系等，导致居丧者迟迟无法恢复正常的社会交往。

（3）过度的悲伤 居丧者悲伤反应强烈，甚至出现非理性的行为，如持续噩梦、渎职行为、惊恐发作或自杀想法等。

（4）掩饰的悲伤 居丧者的悲伤尚不能被公开地接受，未能以外显行为表达其悲伤情绪，造成适应不良、生理疾病或精神症状，如逝者为罪犯等。

功能失调性悲伤的居丧者会把逝者理想化，沉迷于对逝者的怀念中，注意力无法集中，影响正常的生活与工作，甚至导致心理疾病。

### 三、居丧者的照护

居丧照护是在临终老年人去世前后向其家属提供的社会支持服务，如老年人进入濒死期后协助其家属做好后事准备，老年人去世后协助办理丧葬事宜并做好哀伤辅导，后期协助居丧者重建新的生活模式。

#### （一）居丧照护内容

1. 关爱照护临终老年人，使其亲属的心理得到安慰。

2. 帮助亲属对临终老年人的病情进展及预后有正确的认知，做好充分的心理准备，从而积极配合照护人员，完成对老年人的临终照护。

3. 指导亲属参与临终照护，为临终老年人尽一点心、做一些事，减少丧失亲人后的愧疚和遗憾感。

4. 给予亲属心理上的支持，与其建立相互合作与扶持的系统，减轻亲属的孤独无助感。

5. 照护人员协助亲属组织、完成葬礼，共同料理后事，使逝者善终，使家属宽慰。

（1）肯定老年人在社会中的影响和地位，使其体面、有尊严地离开。

（2）将亲朋好友聚在一起，向居丧者表达关怀与爱护，提供帮助与支持。

（3）帮助居丧者接受亲人已逝的现实，给予其表达悲伤的机会。

6. 深入了解居丧者的实际困难，积极提供切实可行的支持与帮助，协助其及时恢复日常作息，建立新的人际关系，适应新的生活模式。

7. 进行哀伤照护，对居丧者加强陪伴，引导其哭泣、表达愤怒和罪恶感，聆听其内心的悲伤、愤怒与痛苦，帮助其正确面对现实，同时适当地澄清其非理性、不切实际的想法。

#### （二）哀伤照护目标

哀伤照护能促进居丧者正确、及时地宣泄悲伤情绪，缓解身心痛苦，避免出现功能失调性悲伤，健康地度过居丧期。沃尔登（Worden）提出哀伤照护的目标有以下4个方面。

**1. 接受丧亲的现实** 居丧者必须面对亲人已逝的现实，只有真正面对痛苦、接受丧失，才能获得力量迎接自己未来的生活。

**2. 协助处理悲伤情绪** 引发居丧者的哀伤情绪，协助其处理现存的和潜在的情绪，如愤怒、内疚、焦虑、无助、悲伤等。情绪宜疏不宜堵，允许自己悲伤、愤怒和内疚，适时宣泄。

**3. 重新适应新生活** 协助居丧者克服亲人去世后适应新生活过程中的障碍，如日常角色适应、自身新角色适应中的障碍。

**4. 与逝者建立联结** 老年人虽然离去，但会持续存在于居丧者的意识中。协助居丧者通过介绍逝者、讲过去故事、悼念或纪念仪式、冥想、给逝者写信等方式与逝者建立联结，以减轻哀伤痛苦。

### （三）哀伤照护方法

**1. 共情与倾听** 共情是哀伤照护的基础。照护人员要用共情的态度来倾听居丧者，包容其哀伤情绪。居丧者可将自己的哀伤娓娓道来，同时体验照护人员所感受的悲伤。因此，共情与倾听即照护人员提供了一个神圣的空间，居丧者以一种安全的方式来体验亲人去世的哀伤之情，自我探索哀伤的本质和对应哀伤的方法。

**2. 引导想象** 通过意向引导练习，指导居丧者与逝者取得联系，消除悲伤与疑虑，促进情绪的转变。居丧者以舒适的姿势坐好或躺好，深呼吸、充分放松，想象自己在一个美好的地方，感受美丽的景色；会注意到一束光穿过身体的每一部分，那是挚爱逝者的光辉，从一个富有治愈力量的地方而来，希望你知道逝者一切都好，希望你可以照顾好自己，能生活得很好。

**3. 写回忆录** 鼓励居丧者写回忆录或记忆片段，如逝者的特别之处、可爱之处、爱好特长、嗜好美食等，并能与亲朋好友分享这些记忆，以怀念逝者。这个方法不可用于刚刚丧亲的居丧者。

**4. 体验哀伤** 通过治疗性书写信件、日志、故事等，指导居丧者在安静环境中再次触碰哀伤之情并表达出来，也可以大声读出来，帮助其体验、宣泄和释放哀伤，进而调动居丧者的自愈能力。

**5. 使用逝者纪念品** 居丧者使用逝者留下的纪念物品，聆听逝者录音或观看其视频，回忆与逝者一起度过的美好时光，重温过去的美好回忆，开启新生活。

## 四、对丧偶老年人的照护

配偶亡故，丧偶老年人常常悲痛欲绝，可能引发抑郁症在内的各种精神疾病，加重原有躯体疾病，甚至导致死亡。丧偶老年人的心理反应通常也经历麻木、内疚、怀念、恢复4个阶段。在所有丧偶老年人中内疚或多或少都会存在，有些甚至认为是自己的原因造成了配偶的离世。怀念通常出现在强烈的悲哀情绪之后，丧偶老年人脑海中反复出现已故配偶的身影，并感受到丧失配偶之后深深的孤独感，通常持续数周或数年。

丧偶老年人的悲伤反应因人而异，其程度、方式和持续时间一般受其心理承受力、夫妻关系等的影响。但家人、朋友、照护人员的劝慰和辅导可以帮助丧偶老年人更快地走出悲伤，恢复正常生活。照护人员对丧偶老年人的照护措施包括以下几方面。

**1. 安慰与支持** 照护人员应该协助丧偶老年人正确认识悲伤，明白悲伤与痛苦不是衡量夫妻关系的指标；正常的悲伤反应会随着时间的推移而淡化，这并不意味着对已逝配偶的背叛。坚持安慰，使丧偶老年人感到被支持与关注，进而增强战胜悲伤和孤独的信心。同时帮助丧偶老年人处理后事、料理家务、提醒起居、充分休息，保证其悲伤期间的身体健康。

**2. 诱导发泄** 居丧照护不是消除悲伤，而是协助丧偶老年人在承受丧失配偶痛苦的同时，能够更加坚强地生活下去。告知丧偶老年人哭泣是一种很自然的情感表现，是一种很好地释放内心悲伤的方法。引导并允许丧偶老年人痛哭、诉说与回忆，鼓励丧偶老年人说出自己的内疚感和引起内疚感的原因、事件等，并帮助其分析，学会原谅与放过自己，避免过度自责。

**3. 转移注意力** 丧偶老年人易睹物思人，可帮助其把已故配偶的遗物暂时收藏起来。鼓励丧偶老年人多与子孙聊天，与亲朋好友小聚；建议丧偶老年人培养一些力所能及的业余爱好，或做一些有利于他人的事情，以转移注意力，有效减轻丧偶老年人的悲伤情绪。

**4. 建立新的生活模式** 配偶过世后，原有的生活方式和规律被打破了。要帮助丧偶老年人调整生活方式，使之与子女、亲友重新建立和谐的依恋关系，使其感受到家庭的温暖和关怀，以补偿丧偶后的心理失落感。大量事实证明，做好丧偶老年人的再婚工作，对社会、家庭和丧偶老年人的健康长寿都是有益的，应该从法律上给予保护，从道义上给予支持。

## 自 测 题

**单项选择题**

1. 临终老年人最早出现的心理反应阶段是
   A. 否认期
   B. 愤怒期
   C. 协议期
   D. 忧郁期
   E. 接受期

2. 王爷爷，69岁，诊断为肝癌住院治疗。近日病情日趋恶化，王爷爷出现悲哀、情绪低落，要求见一些亲朋好友，并急于交代后事，此时患者心理反应属于
   A. 否认期
   B. 愤怒期
   C. 协议期
   D. 忧郁期
   E. 接受期

3. 与临终老年人家属沟通的内容不包括
   A. 舒缓家属悲伤情绪
   B. 隐瞒临终老年人病情
   C. 满足家属合理要求
   D. 做好临终告别准备
   E. 协助临终老年人与家属道谢、道歉、道爱、道别

4. 与临终老年人家属沟通的策略错误的是
   A. 建立信赖关系
   B. 换位思考，加强理解
   C. 指导家属多克制情绪
   D. 给予家属安慰和支持
   E. 协助家属正视现实，达成心愿

5. 世界上第一个现代临终关怀机构是
   A. 美国新港临终关怀院
   B. 西欧修道院
   C. 加拿大姑息护理协会
   D. 英国圣克里斯多弗临终关怀医院
   E. 天津临终关怀研究中心

6. 对临终老年人进行安宁疗护的意义不包括
   A. 提高临终老年人的生存质量
   B. 解决临终老年人的家庭照护负担
   C. 缓解人口老龄化带来的社会压力
   D. 优化医疗卫生资源
   E. 体现人道主义精神

7. 进行遗体照护时，下列做法错误的是
   A. 撤去治疗用物
   B. 填好遗体识别卡
   C. 放平遗体去枕仰卧
   D. 擦净遗体，填塞孔道
   E. 穿上衣裤，用尸单包裹遗体

8. 以下哪一点符合临终老年人的心理特征
   A. 心理障碍加重
   B. 害怕
   C. 懦弱
   D. 恐惧
   E. 解脱

9. 丧偶老年人的心理状态不包括
   A. 麻木
   B. 内疚
   C. 怀念
   D. 放弃
   E. 恢复

10. 对临终老年人进行心理照护，不包括
    A. 适度触摸
    B. 沟通交流
    C. 舒适照护
    D. 死亡教育
    E. 观察病情

11. 对临终老年人的心理照护，错误的是
    A. 对否认反应要加以矫正
    B. 允许适度发泄愤怒
    C. 鼓励说出内心的感受
    D. 鼓励家属多陪伴
    E. 可用握手、触摸等方式恰当表达关怀

12. 进行清洁遗体的时机是
    A. 确认老年人临床死亡后
    B. 医生开具死亡诊断书后
    C. 家属收到死亡通知并认可后
    D. 确认老年人生物学死亡后
    E. 老年人死亡后24h内

13. 关于遗嘱处理，错误的是
    A. 有2人参与
    B. 见证人签全名
    C. 看到或见到遗嘱书写过程
    D. 准确记录遗嘱内容
    E. 公证与否均可以

14. 遗物的处理方法，错误的是
    A. 两名照护人员整理、清点
    B. 遗物归类整理，列出清单
    C. 遗物和清单可直接交给家属
    D. 遗物清单请家属拍照留存
    E. 遗物清单至少保存一年

15. 临终老年人家属的悲伤表现不包括
    A. 生理反应
    B. 情感反应
    C. 社会反应
    D. 认知反应
    E. 行为反应

（董云青）

# 参 考 文 献

陈羽双，杨斯钰，张叶霞，等，2021. 老年人慢性疼痛管理的最佳证据总结. 中华现代护理杂志，27（7）：922-929.

陈玉兰，朱粉花，王冬琼，2021. 细节管理在老年留置普通硅胶胃管患者鼻饲饮食中的应用. 中国老年保健医学，19（1）：140-141.

老年慢性非癌痛诊疗共识编写专家组，2016. 老年慢性非癌痛药物治疗中国专家共识. 中国疼痛医学杂志，2016，22（5）：321-325

李梦洁，朱宏伟，2020. 吞咽器官功能训练在老年吞咽障碍患者吞咽功能改善中的应用. 中华现代护理杂志，6（8）：1064-1068

梁德贞，严舒婷，罗坚，2017. Bobath 握手与双桥运动翻身法在偏瘫患肢中的应用. 中国医药指南，15（13）：3，5

廖喜琳，刘武，周琦，2020. 护理综合实训指导. 西安：西安交通大学出版社

谭美青，杨根来，2020. 养老护理员（基础知识）. 北京：中国劳动社会保障出版社

田莉，2019. 言语治疗技术. 3 版. 北京：人民卫生出版社

屠其雷，宋朝功，熊宝林，2021. 老年康复适宜技术. 北京：北京理工大学出版社

万桂芳，张庆苏，2019. 康复治疗师临床工作指南：吞咽障碍康复治疗技术. 北京：人民卫生出版社

王社芬，黄玉荣，2019. 基础照护知识与技能. 北京：中国科学技术出版社

王左生，马金，2020. 言语治疗技术. 3 版. 北京：人民卫生出版社

谢培豪，王芳，2019. 实用老年照护技术. 北京：科学出版社

辛胜利，霍春暖，屠其雷，2020. 养老护理员（初级）. 北京：中国劳动社会保障出版社

杨莘，程云，2019. 老年专科护理. 北京：人民卫生出版社

中国营养学会，2021. 中国居民膳食指南科学研究报告. 北京：人民卫生出版社

# 自测题选择题参考答案

**第1章**

1. A  2. E  3. B  4. A  5. B  6. C  7. B  8. C

**第2章**

1. A  2. C  3. E  4. C  5. B  6. D  7. C  8. E  9. C  10. E  11. A  12. B

**第3章**

1. A  2. D  3. C  4. B  5. D  6. D  7. B  8. A  9. D  10. C

**第4章**

1. B  2. D  3. A  4. B  5. D  6. D  7. C  8. A  9. D  10. B

**第5章**

1. C  2. D  3. D  4. E  5. C  6. D  7. B  8. E  9. C  10. E  11. E  12. D  13. D  14. B  15. D

**第6章**

1. E  2. E  3. B  4. A  5. B  6. D  7. C  8. A  9. B  10. B  11. E  12. B

**第7章**

1. B  2. A  3. A  4. D  5. B  6. D  7. C  8. E  9. B

**第8章**

1. E  2. A  3. C

**第9章**

1. E  2. A  3. C  4. C  5. A  6. C  7. B  8. E  9. C  10. E  11. D  12. B  13. B

**第10章**

1. D  2. C  3. D  4. C  5. B  6. A  7. C  8. D  9. C  10. A  11. B  12. C  13. A  14. B  15. A
16. C  17. D  18. C  19. A  20. D  21. C  22. A  23. A  24. C  25. C

**第11章**

1. C  2. E  3. D  4. A  5. B  6. C  7. E  8. C  9. E  10. B  11. A  12. A  13. B

**第12章**

1. B  2. C  3. E  4. A  5. E  6. E  7. E  8. C  9. C  10. A

**第13章**

1. D  2. D  3. D  4. B  5. B  6. C  7. C  8. B  9. D

**第14章**

1. A  2. D  3. B  4. C  5. D  6. C  7. C  8. A  9. D  10. E  11. A  12. B  13. E  14. C  15. C